Laser

Fundamentos, Diagnóstico e Tratamento

Thieme Revinter

Laser

Fundamentos, Diagnóstico e Tratamento

Segunda Edição

João Alberto Holanda de Freitas
Doutor em Medicina pela Universidade Estadual de Campinas (Unicamp)
Livre-Docente em Oftalmologia pela Pontifícia Universidade Católica de São Paulo (PUC-SP)
Médico da Holanda Oftalmologia – Campinas, SP
Médico do Centro Boldrini – Campinas, SP

Dimitrios George Bozinis
Professor do Instituto de Física Gleb Wataghin da Universidade Estadual de Campinas (Unicamp)
Ph.D. University of Southern California
Especialização em Aplicações do Laser em Medicina

Carlos Guillermo Arce
Oftalmologista Diretor, Clínica de Olhos de Sousas, Campinas, SP
Oftalmologista dos Setores de Córnea, Lentes de Contato, e Tecnologia, Hospital Oftalmológico e Banco de Olhos de Sorocaba, SP
Consultor, Ziemer Ophthalmic Systems AG, Port, Suíça
Consultor, Heidelberg Engineering GmbH, Heidelberg, Alemanha

Thieme
Rio de Janeiro • Stuttgart • New York • Delhi

Dados Internacionais de Catalogação na Publicação (CIP)
(eDOC BRASIL, Belo Horizonte/MG)

F866l

Freitas, João Alberto Holanda de.
Laser: fundamentos, diagnóstico e tratamento/João Alberto Holanda de Freitas, Dimitrios George Bozinis, Carlos Guillermo Arce. – 2.ed. – Rio de Janeiro, RJ: Thieme Revinter, 2024.

21 x 28 cm
Inclui bibliografia.
ISBN 978-65-5572-287-1
eISBN 978-65-5572-288-8

1. Lasers em oftalmologia. 2. Oftalmologia. I. Bozinis, Dimitrios George. II. Arce, Carlos Guillermo. III. Título.

CDD: 617.7

Elaborado por Maurício Amormino Júnior – CRB6/2422

Contato com os autores::
João Alberto Holanda de Freitas
jahfcohf@gmail.com

Dimitrios George Bozinis
dbozinis@gmail.com

Carlos Guillermo Arce
carlos@arce.med.br

Thieme Revinter Publicações Ltda.
Rua do Matoso, 170
Rio de Janeiro, RJ
CEP 20270-135, Brasil
http://www.ThiemeRevinter.com.br

Thieme USA
http://www.thieme.com

Design de Capa: © Thieme

Impresso no Brasil por Forma Certa Gráfica Digital Ltda.
5 4 3 2 1
ISBN 978-65-5572-287-1

Também disponível como eBook:
eISBN 978-65-5572-288-8

PREFÁCIO

LASERS EM OFTALMOLOGIA

Os *lasers* (acrônimo de ***Light Amplification by Stimulated Emission of Radiation***) são utilizados em várias áreas da Medicina e em outros campos da ciência/tecnologia, como a precisão em medidas e diversas aplicações industriais.

Os *lasers* foram utilizados pela primeira vez na Medicina para o tratamento de doenças da retina, por meio da fotocoagulação que anteriormente era realizada com o dispositivo de arco de xenônio, desenvolvido por Meyer-Schwickerath e que produzia queimaduras muito intensas na retina e epitélio pigmentado.

A interação entre a luz monocromática e outras radiações eletromagnéticas de diferentes comprimentos de onda com os tecidos oculares permitiu o desenvolvimento de variados tipos de *lasers* que hoje são utilizados não somente em doenças vítreo-retinianas, mas também em outras áreas da oftalmologia, como glaucoma, catarata, capsulotomias, cirurgias terapêuticas e refrativas da córnea, vias lacrimais, oculoplastia, tratamento de tumores etc.

Além de terem permitido as intervenções menos invasivas e mais eficazes, dispositivos com base nas propriedades dos *lasers* são amplamente utilizados na nossa especialidade, como nas biometrias ópticas, tomografias de coerência óptica, aberrometrias etc., aumentando a precisão diagnóstica em benefício dos pacientes.

A indústria apresenta a cada ano novos *lasers* e sistemas de liberação que minimizam os danos tissulares e tornam os tratamentos mais rápidos e precisos, com tecnologias que podem reduzir o custo das máquinas e aumentar sua durabilidade.

Os autores são o físico e prof. Dimitrios Bozinis, que ensina a todos nós como são gerados os diversos tipos de *lasers* usados na nossa especialidade, e o prof. João Alberto Holanda de Freitas, um dos pioneiros na utilização de *lasers* para fotocoagulação na Oftalmologia Brasileira, que reuniu colegas de reconhecida capacidade profissional em suas áreas de atuação.

Eles trazem uma excelente obra com o que existe de mais atual em utilização das tecnologias a *laser* na Oftalmologia, sendo útil para os colegas que desejam se manter atualizados para poder oferecer aos pacientes todos os recursos possíveis para o diagnóstico e tratamento das diferentes doenças oculares.

A Sociedade Brasileira de Oftalmologia, no ano de seu centenário, agradece que os autores tenham escolhido o XXI Congresso Internacional da SBO para o lançamento desta importante obra.

Prof. Dr. Mário M. S. Motta
Presidente da Sociedade Brasileira de Oftalmologia (SBO)

APRESENTAÇÃO

Quando publicamos Laser em Oftalmologia em 1996, o *laser* era usado largamente para tratar doenças do fundo de olho, especialmente a retinopatia diabética, e, a partir do seu uso, as pessoas deixaram de ficar cegas pela diabetes. No último capítulo, usamos já em alguns casos o tratamento de doenças da córnea. A Oftalmologia foi a primeira especialidade médica a se beneficiar com este recurso terapêutico. Neste novo trabalho, o Professor Dimitrios Bozinis, físico docente da Unicamp, vai nos explicar toda bioengenharia geradora das diversas modalidades de *laser*. Atualmente, o *laser* é indispensável no tratamento de outras enfermidades: doenças da córnea, cirurgia de miopia e de astigmatismo, diversas formas de glaucoma, cirurgia do ceratocone, cirurgia de catarata, plástica ocular, tratamento de tumores intraocular e retinopatia da prematuridade, entre outras. O *laser* é muito utilizado para diagnóstico, especialmente nas doenças do fundo de olho, como a degeneração macular relacionada com a idade (DMRI), pois estas máquinas com uso de *laser* conseguem fazer o diagnóstico preciso desta doença, hoje, a maior causa de cegueira no mundo. O *laser* é indispensável na cirurgia vítreo-retiniana durante a vitrectomia. É, também, muito importante na profilaxia do descolamento. Este novo trabalho vai descortinar muitas alternativas modernas já amplamente consagradas pela comunidade oftalmológica mundial.

João Alberto Holanda de Freitas

AGRADECIMENTOS

Aos nossos mestres, o reconhecimento e a gratidão.
Aos nossos familiares, pela tolerância, paciência e apoio constantes.

João Alberto Holanda de Freitas
Dimitrios George Bozinis
Carlos Guillermo Arce

OUTRAS OBRAS DO AUTOR (JAHF)

1. Descolamento da retina. 1ª edição – Editora Brusco & CIA. LTDA SP (1977)
2. Descolamento da retina. 2ª edição – Editora Colina – Rio (1985)
3. Oftalmologia Básica – Editora Colina (1990)
4. Atlas de Cirurgia Ocular – Norma S. Jaffe – Editora Manole (1993) – (Tradução)
5. Manual de Cirurgia de Catarata – Robert M. Sinskey e Jay V. Patel – Editora Riomed – (1993) – (Tradução)
6. Vitrectomia – Editora Riomed (1994)
7. Atlas Colorido de Clínica Oftalmológica – Spalton – Editora Manole (1995) – (Tradução)
8. Manual de Iniciação a aplicação ND–Yag Laser
9. Atlas de Complicações na Cirurgia Ocular – Theodore Krupin e Allan R. Kolker – Editora Manole (1997) – (Tradução)
10. Laser em Oftalmologia – Editora REVINTER (1998)
11. Oftalmologia Clínica – Uma abordagem Sistemática – Jack J. Kanski – Editora Revinter (2000) – (Tradução). 1° edição.
12. O Fundo do Olho – Métodos de Exames Achados Típicos. Arno Nover (Tradução) Editora Guanabara
13. Atlas de Mácula – Editora Riomed/Revinter (2002)
14. Trauma Ocular – Editora Revinter (2004)
15. Oftalmologia Clínica – Uma abordagem Sistemática – Jack J. Kanski – Editora Revinter/Riomed (2004) – (Tradução) – 4° edição
16. Manual de Saúde Ocular em Doença Falciforme (2009) – Editora MS (Ministério da Saúde)
17. O Patativa que Eu Conheci – (Folclore) – Editora Komedi, Campinas (2010)
18. Família Oftalmológica Brasileira – Editora Colorset (2017)

COLABORADORES

ALEJANDRO LAVAQUE
Jefe del Servicio de Vitreo y Retina en el Centro de Especialidades Oftalmológicas – San Miguel de Tucumán – Argentina

ALEXANDRE CAMPANA RODRIGUES
Membro do Corpo Clínico da Holanda Oftalmologia e do Instituto Médico Oftalmológico, SP

ANDRÉ LUÍS AYRES DA FONSECA
Mestre em Ciências Médicas da Universidade Estadual de Campinas (Unicamp)
Chefe do Setor de Retina e Vitreo do Hospital da Pontifícia Universidade Católica de Campinas (PUC-Campinas)
Fellowship em Retina Clínica e Cirúrgica e Uveítes pela Unicamp
Residência em Oftalmologia pelo Hospital da PUC-Campinas

CARLA LORENA SURCO Y.
Médico-Residente do Hospital del Ojo, Santa Cruz – Bolívia

CARLOS AGÜERO
Jefe del Departamento de Imágenes en el Centro de Especialidades Oftalmológicas – San Miguel de Tucumán, Argentina

CARLOS W. ARZABE
Jefe del Servicio Vítreo, Retina y Catarata
Jefe Residencia en Oftalmología – Hospital del Ojo "Walter Arzabe," Santa Cruz – Bolívia

DÉBORA DE OLIVEIRA LOMBA
Médica Voluntária do Setor de Oftalmologia do Centro Infantil Boldrini, SP
Especialização em Ultrassom Ocular com Imersão em Oncologia Ocular pela Universidade de São Paulo (USP)
Especialização em Plástica Ocular pelo Hospital dos Servidores do Estado de São Paulo (IAMSPE)
Médica Assistente do setor de Plástica Ocular e Oncologia Ocular do Instituto Jundiaiense Luiz Braille

DURVAL MORAES DE CARVALHO JÚNIOR
Presidente da Associação Brasileira de Catarata e Cirurgia Refrativa
Departamento de Catarata do Centro Brasileiro da Visão
Diretor da Oculare Centro Oftalmológico Jundiaí

DURVAL MORAES DE CARVALHO
Departamento de Catarata do Centro Brasileiro da Visão

EDUARDO PAULINO
Diretor do Instituto de Olhos Eduardo Paulino
Coordenador da Residência Mec de Oftalmologia no IOEP
Titular da Academia de Medicina de São Paulo

ELIAS DONATO
Oftalmologista, Clínica Ocular Medical Center, Belo Horizonte, Minas Gerais, Brasil

FERNANDO NUNES DA SILVA
Oftalmologista, Clínica de Olhos de Sousas, SP
Residência e *Fellowship* de Córnea, Fundação Banco de Olhos de Goiás, GO

GABRIELA CHAVES HOEHR
Médica do Setor de Oftalmologia do Centro Infantil Boldrini, SP
Especialização em Plástica Ocular pelo Banco de Olhos de Sorocaba (BOS)
Médica Assistente do Setor de Plástica Ocular e Oftalmopediatria da Faculdade de Medicina e Odontologia de São Leopoldo Mandic, SP
Médica Assistente do Setor de Plástica Ocular e Retinopatia da Prematuridade da Irmandade da Santa Casa de Misericórdia de Limeira (ISCML)

GEZIEL GÓMEZ C.
Médico Oftalmólogo do Hospital del Ojo – Santa Cruz – Bolívia

HEANES TROGLIO PFLUCK
Médico Oftalmologista da Clínica Holanda Oftalmologia
Fellow em Córnea, Doenças Externas e Cirurgia Refrativa no BOS
Médico Orientador no Serviço de Córnea e Catarata no BOS
Médico Orientador no Serviço de Córnea da Fundação Dr. João Penido Burnier
Preceptor da Residência Médica em Oftalmologia da UFFS – Passo Fundo, RS

HEITOR PANETTA
Médico Assistente do Setor de Retina e Vítreo do Hospital das Clínicas da Universidade Estadual de Campinas (Unicamp)
Fellowship em Retina Clínica e Cirúrgica no *Fellowship* em Retina Clínica e Cirúrgica pela Unicamp
Residência em Oftalmologia pela Unicamp

HENRIQUE BALARIN
Diretor Clínico do Instituto de Olhos de Rio Claro
Cirurgião da Excelens – Oftalmologia Cirúrgica de Campinas

HENRYQUE L. AMARAL
Especialista em Oftalmologia pelo CBO e AMB
Observership Bascom Palmer Eye Institute
Fellowship em Segmento Anterior pelo Cincinnati Eye Institute
Membro da ASCRS, ESCRS E BRASCRS

HERYBERTO S. ALVIM
Residência em Oftalmologia pelo Hospital São Geraldo da Universidade Federal de Minas Gerais (UFMG)
Especialização em Oculoplástica pelo Hospital São Heraldo da UFMG
Fellowship em Oculoplástica pelo Wills Eye Hospital – Thomas Jefferson University

ISABELLA CARNIO PAULINO HABIB
Oftalmologista do Instituto de Olhos Eduardo Paulino

JULIANA ALMODIM
Oftalmologista da Provisão Hospital de Olhos de Maringá, PR

KELMA MACEDO POHLMANN SIMÕES
Médica Oftalmologista
Setor de Retina e Vítreo, Departamento de Oftalmologia, Universidade Federal do Estado do Rio de Janeiro (UNIRIO)

LEONARDO VERRI PAULINO
Membro do Corpo Clínico do Instituto de Olhos Eduardo Paulino
Professor de Oftalmologia da Universidade de Ribeirão Preto (UNAERP)
Mestrado pela Universidade Federal de São Paulo (Unifesp)
Especialista em Seguimento Anterior pela Faculdade de Medicina do ABC (FMABC)

LUÍS EDUARDO MATEUS DUARTE
Membro da Clínica de Olhos Holanda de Freitas (COHF)
Especialista em Retina e Vítreo pela Universidade Estadual de Campinas (Unicamp)

MARCELLA BITTENCOURT DE FARIA CHAVES
Título de Especialista em Oftalmologia pelo Conselho Brasileiro de Oftalmologia (CBO) e Associação Médica Brasileira (AMB)
Fellow em Plástica Ocular pelo Instituto de Estudos e Pesquisa do Centro Oftalmológico de Minas Gerais
Coordenadora do Departamento de Plástica Ocular do Centro Oftalmológico de Minas Gerais

MARIELA GROSSI DONATO
Residente de Oftalmologia, Instituto de Olhos Ciências Médicas, MG

MARINA ALVARES DE CAMPOS CORDEIRO
Oftalmologista, Clínica Ocular Medical Center, MG

MÁRIO MARTINS DOS SANTOS MOTTA
Professor Titular de Oftalmologia
Setor de Retina e Vítreo, Departamento de Oftalmologia, Universidade Federal do Estado do Rio de Janeiro (UNIRIO)
Presidente da Sociedade Brasileira de Oftalmologia (SBO)

MARISTELA AMARAL PALAZZI
Chefe do Setor de Oftalmologia do Centro Infantil Boldrini, SP
Especialização em Oncologia Ocular pelo New York Hospital – Cornell Medical Center, EUA
Especialização em Retina e Vítreo, Plástica Ocular e Ultrassom Ocular pela Universidade Federal de São Paulo (Unifesp)
Doutora em Oftalmologia pela Unifesp
Membro da Sociedade Brasileira de Oncologia Ocular (SBOO)

MATHEUS MARTINS DE ANDRADE
Oftalmologista da Clínica Ocular Medical Center, MG

MATHEUS VIEIRA MARQUES
Especialização em Oftalmologia pelo Hospital Oftalmológico Santa Beatriz, RJ
Clerkship no Banco de Olhos de Sorocaba
Fellowship em Catarata no Centro Brasileiro da Visão
Membro da American Society of Cataract and Refractive Surgery (ASCR) e da Associação Brasileira de Catarata e Cirurgia Refrativa (BRASCRS)

MAURÍCIO ABUJAMRA NASCIMENTO
Doutor em Ciências Médicas pela Universidade Estadual de Campinas (Unicamp)

NILSON C. MOLINA F.
Médico-Residente no Hospital del Ojo em Santa Cruz – Bolívia

RENATA ZALTRON NEUMANN
Médica Oftalmologista pela Universidade de Ribeirão Preto
Fellow 2 em Segmento Anterior pela Universidade de Ribeirão Preto

ROBERTO PINTO COELHO
Doutor Oftalmologia pela Universidade de São Paulo (USP)
Médico do Departamento de Oftalmologia do Hospital das Clínicas da Faculdade de Medicina USP
Professor de Oftalmologia da Universidade de Ribeirão Preto (UNAERP)
Atua nas Áreas de Cirurgia de Catarata, Córnea e Refrativa, Ribeirão Preto, SP

VANESSA DE MELO GIACHETTO
Médica Oftalmologista pela Universidade de Ribeirão Preto
Fellow 1 Segmento Anterior pela Universidade de Ribeirão Preto

VICTOR CVINTAL
Oftalmologista do Instituto de Oftalmologia Tadeu Cvintal, SP

SUMÁRIO

Laser

Fundamentos, Diagnóstico e Tratamento

Thieme Revinter

CAPÍTULO 1

RECENTES AVANÇOS DO *LASER* NA OFTALMOLOGIA

Dimitrios G. Bozinis

BREVE HISTÓRICO E A FÍSICA DO *LASER*

Entre as grandes realizações do século XX, o LASER é considerado um marco e uma façanha tecnológica da maior relevância. Ele se tornou um poderoso instrumento que viabilizou inúmeros processos antes impossíveis de implementar, e melhorou ou simplificou com precisão, rapidez e elegância tarefas de difícil acesso, como, por exemplo, detectar, rastrear e observar satélites em órbita, em andamento na Figura 1-1.

Na progressão do pensamento humano, a geração de novos conhecimentos se baseia no volume de conhecimento existente na sua época. Os romanos postulavam que *natura non facit saltus,* ou a natureza não dá saltos, em outras palavras, a geração de novos conhecimentos é proporcional ao volume de conhecimentos existentes em cada instante. Se resumíssemos em forma matemática, conhecimento × tempo, isto nos levaria a uma curva de crescimento exponencial. De fato, isto é o que acontece, conforme a Figura 1-2.

No caso do *laser*, Einstein publicou, em 1916, um trabalho que estabeleceu a base teórica do que viria a ser, anos depois, o *laser* e sua construção física.[1] A partir da construção do primeiro aparelho de *laser* por Theodore Maiman, em 1960,[2] houve uma evolução exponencial tanto na geração de novos tipos de *laser* como das aplicações dele que abrangem todos os setores da ciência e da pesquisa, sendo que esta abrangência continua crescendo todos os dias.

Sabe-se que o acrônimo LASER significa radiação de luz amplificada (por meio de) emissão estimulada. Existe um processo natural de absorção (excitação) e de emissão (de excitação) espontânea de energia quando uma molécula é irradiada por uma fonte externa e, em seguida, devolve ou reemite a mesma quantidade de energia que recebeu. Existem, porém, certos materiais para os quais a reemissão da energia absorvida não acontece de maneira espontânea, se não, precisa de um "estímulo" externo, no caso, de um fóton ou partícula de luz para completar o processo de absorção e emissão da energia recebida, conforme Figura 1-3. Este processo é conhecido como inversão de população. Os materiais conhecidos como meios ativos podem ser gasosos como He-Ne, argônio, criptônio, CO_2 etc., sólidos como cristais de rubi, Nd:YAG, diodo semicondutor ou líquidos, como soluções de corantes de rodamina etc. De fato, o primeiro *laser* foi construído usando como meio ativo a mistura de gases hélio e neônio. Cada *laser* possui caraterísticas próprias como cor, potência etc., porém, todos os *lasers* obedecem à mesma estrutura básica: meio ativo, ressonador óptico ou cavidade composta por dois espelhos e a fonte de energia externa.

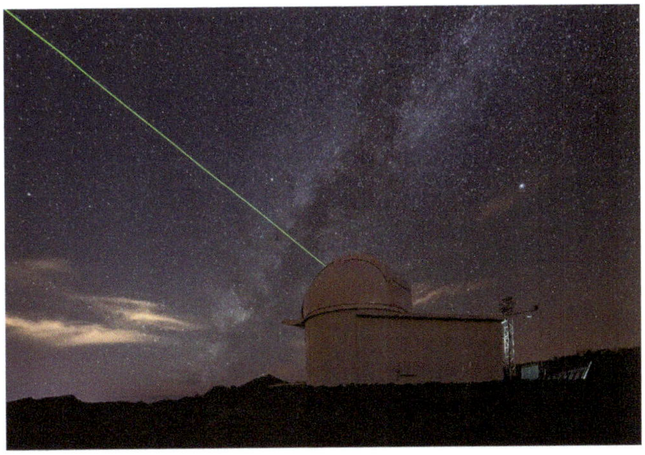

Fig. 1-1. Um *laser* na estação de telescópios em Tenerife, Espanha, detecta, rastreia e observa satélites em órbita. (Reproduzida com autorização de © European Space Agency – ESA; 2022.)[1]

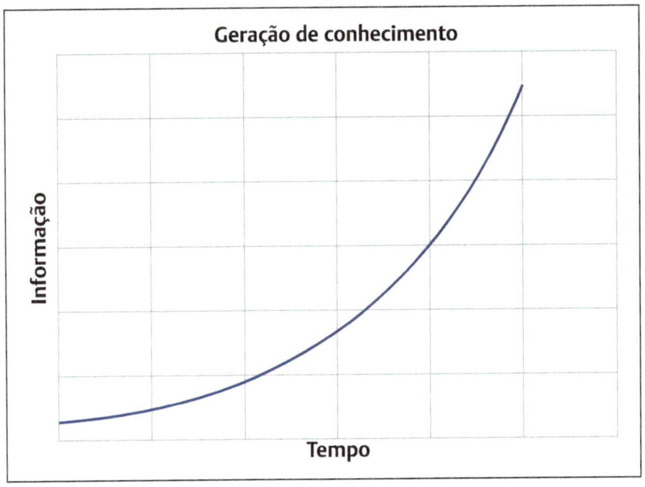

Fig. 1-2. A taxa de crescimento do conhecimento ou da informação em função do tempo dI/dt é proporcional ao volume de informação I que existe em cada momento. $I = I_0 e^{at} + C$.

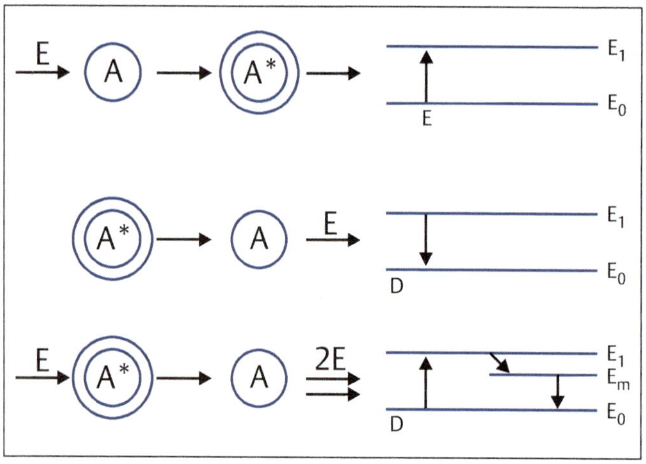

Fig. 1-3. Processo de absorção (excitação), $\Delta E = E_1 - E_0$, e emissão (de-excitação) de um átomo ou molécula. No terceiro caso acontece a emissão estimulada (radiação *laser*) pela ação de um fóton externo cuja energia é $\Delta E = E_m - E_0$.[4]

CARATERÍSTICAS DOS COMPONENTES DO *LASER*

Os espelhos do *laser* são posicionados cada um nos extremos da cavidade e perfeitamente paralelos entre si. Um dos espelhos reflete teoricamente 100% da luz incidente e o outro é semitransparente. É necessário observar que a construção do *laser* somente foi possível porque na época já havia tecnologia para produzir espelhos de altíssima qualidade, o que pode ser visto na Figura 1-4. A taxa de reflexão total atinge 99,8% e sua superfície é totalmente plana e isenta de impurezas. O mesmo critério se aplica ao meio ativo, seja gás, sólido ou líquido; todos são de altíssima pureza e qualidade. A energia externa ou energia de excitação pode ser luminosa, por exemplo: uma lâmpada de *flash* que incide sobre o meio ativo para gerar o processo excitação/de excitação descrito acima.

A importância do *laser* se deve a algumas propriedades que o diferenciam da luz comum ou luz em geral. Estas propriedades são inerentes ao modo da sua geração. Com a palavra luz nos referimos a todo o espectro de radiação luminosa seja infravermelha, visível, ultravioleta etc. Por ser um processo ondulatório, a luz é definida por meio do seu comprimento de onda e/ou frequência, ilustrado na Figura 1-5.

A distância física entre dois máximos ou picos mede seu comprimento de onda "λ" e o número de oscilações ou ciclos Hz por segundo ou sua frequência "f". A luz visível é o conjunto de radiações ou cores cujo comprimento de onda varia entre λ = 700 nm vermelho e azul λ = 400 nm (1 nm, nanômetro = 1/1.000.000.000 metros) e frequência f = 4 10^{14} e 8 10^{14} Hz, aproximadamente.

A luz do *laser* é monocromática e coerente. Enquanto as cores do espectro da luz comum é uma somatória de cores próximo à cor dominante, por exemplo, verde, amarelo etc., a luz do *laser* é "pura ou monocromática", cujo comprimento de onda é muito bem definido, conforme visto na Figura 1-6. O termo coerência se refere à propriedade da luz quando cada partícula ou fóton que compõe o feixe é emitido em uma única direção sempre na mesma fase entre si. No caso de uma lâmpada incandescente, por exemplo, cada fóton é emitido de modo independente e sem relação com os outros e, normalmente, com grande divergência angular, mostrado na Figura 1-7.

A coerência é uma propriedade fundamental que torna possível concentrar ou focalizar o feixe do *laser* inteiro em uma área muito pequena ou um *spot*, portanto, gerando uma potência muito alta ou mesmo altíssima cujo brilho é semelhante ao brilho na superfície do sol. O caráter de monocromaticidade será aproveitado na absorção seletiva quando desejamos atingir um ponto específico, por exemplo, a retina do olho, depois de atravessar um meio para o qual o *laser* é transparente, como a córnea e o humor aquoso do olho. Esta propriedade é fundamental na escolha do *laser* para uma operação específica.

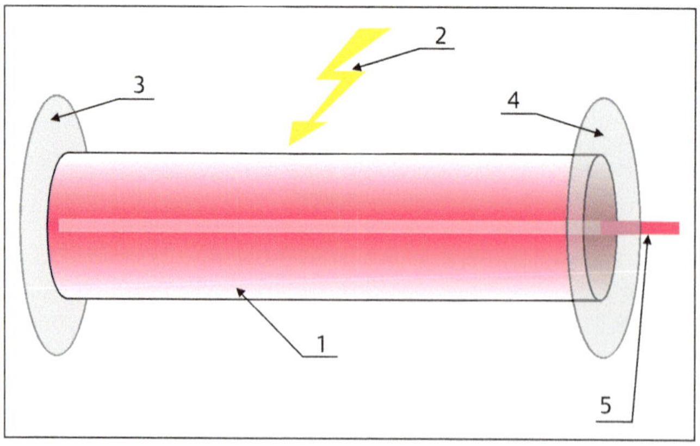

Fig. 1-4. Estrutura básica do *laser*. O material ou meio ativo 1 dá o nome ao *laser*, He-Ne, gás carbônico, argônio, exímero etc. O sistema é alimentado por meio de uma fonte de energia externa 1 que logo será convertida na radiação "*laser*". O espelho posterior 3 reflete a totalidade da luz incidente, enquanto o espelho 4 é semitransparente, permitindo o "vazamento" de uma fracção da luz incidente que efetivamente é a radiação da luz *laser* 5. (Reproduzida com permissão de: Wikipedia; 2006).[5]

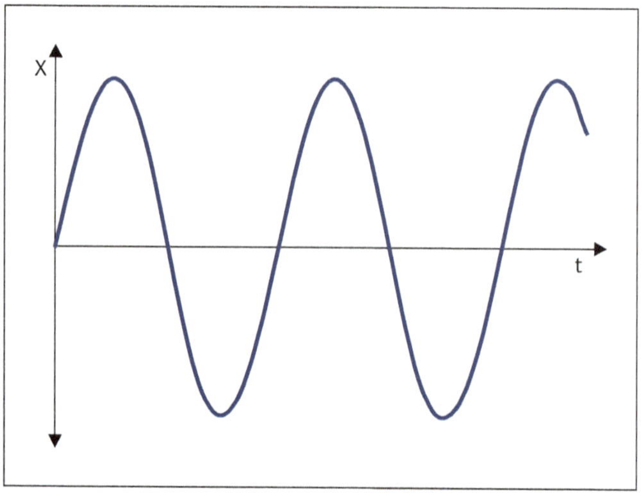

Fig. 1-5. Propagação da radiação *laser* em função do tempo. O gráfico registra o comportamento do campo elétrico associado ao feixe luminoso.

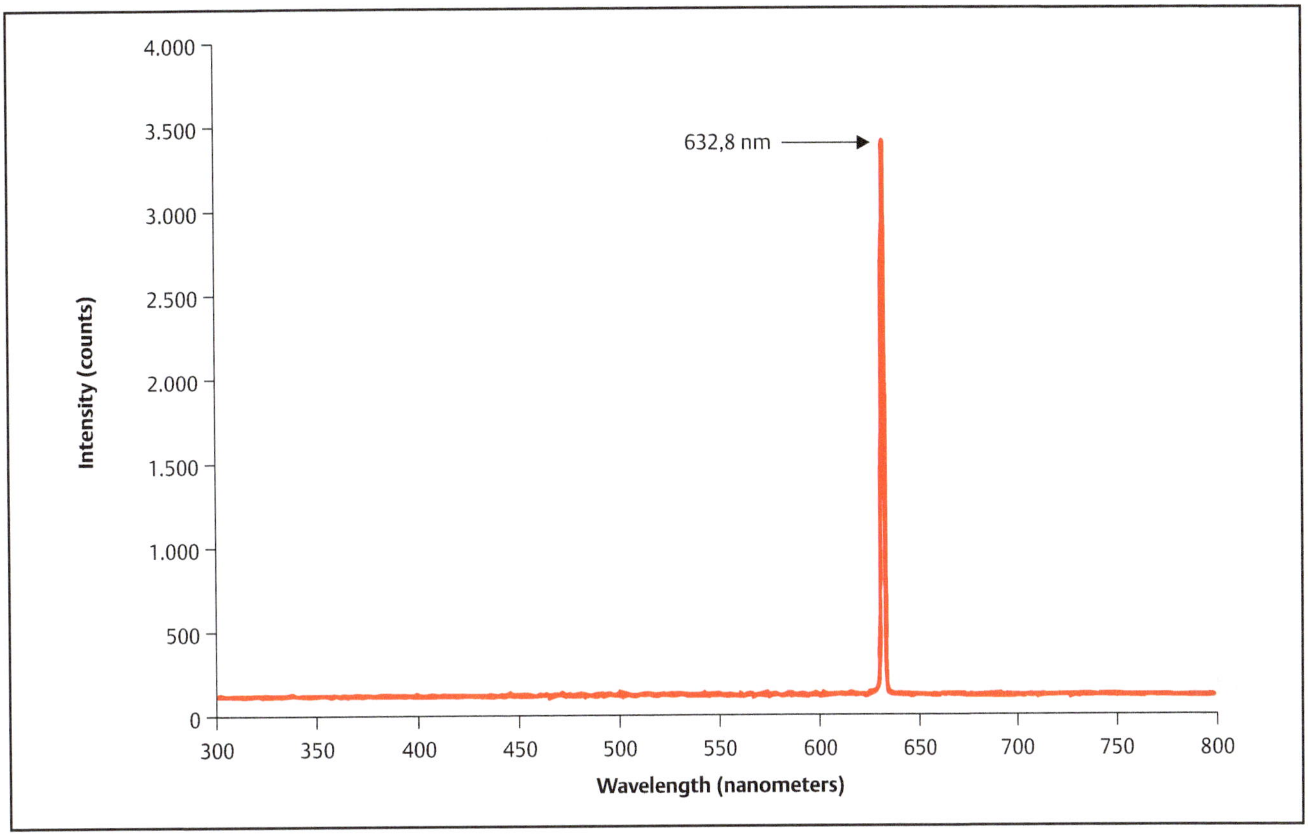

Fig. 1-6. *Laser* de He-Ne com emissão monocromática ou linha do *laser* de λ = 632,8 nm. (Reproduzida com permissão Wikipedia; 2006).[6]

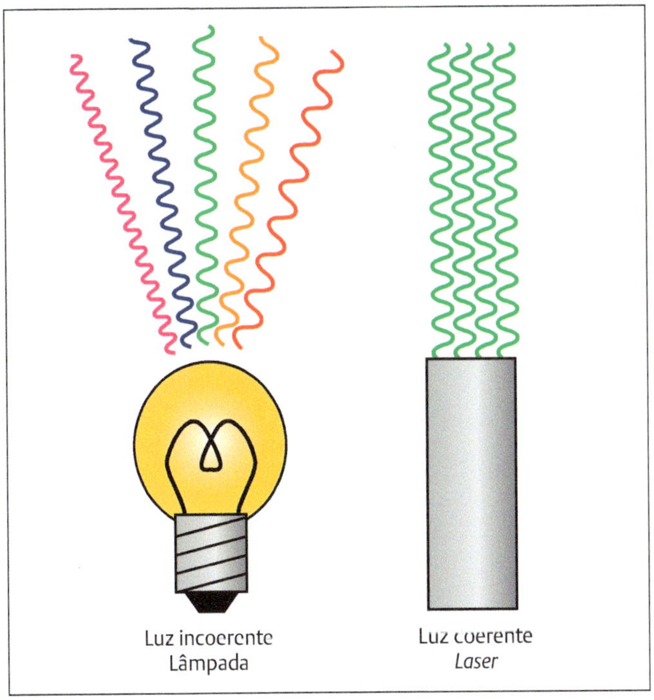

Fig. 1-7. Representação gráfica do conceito de emissão de luz incoerente e coerente.

INTERAÇÃO *LASER* × MATÉRIA

A Figura 1-8 é um resumo da absorção da luz por diversos tipos de meios em função do comprimento de onda da luz.O arco-íris ou luz visível está posicionado no seu devido lugar que corresponde ao intervalo entre a cor azul λ = 400 nm a λ = 700 nm vermelho. O gráfico é resultado de pesquisa que mede a absorção de alguns meios importantes na interação com a luz. É importante notar que a água é transparente para a cor azul e começa a se tornar menos transparente nas faixas de ultravioleta e infravermelho. Ainda, é importante observar que a água se torna cada vez mais opaca para luz infravermelha. Em outras palavras, se o efeito desejado é aquecer a água ou tecido rico em água, devemos usar um *laser* infravermelho como, por exemplo, o *laser* de gás carbônico com comprimento de onda λ = 10,6 µm.

No caso dos outros meios, melanina, HbO_2 e Hb, o gráfico registra uma acentuada absorção para estes tecidos para luz ou *laser* do espectro visível. A melanina absorve mais a cor azul e menos as cores vermelhas. Entretanto, a Hb e a HbO_2 possuem altos índices de absorção à cor azul e se tornam mais transparentes às cores vermelhas e infravermelhas. O estudo prévio da curva de absorção é fundamental na escolha do *laser* quando pretendemos transferir energia ao tecido (absorção) ou não. O *laser* de gás argônio, por exemplo, foi usado para aquecer vasos da retina sem causar efeitos colaterais na sua passagem pela córnea e humor aquoso do olho.

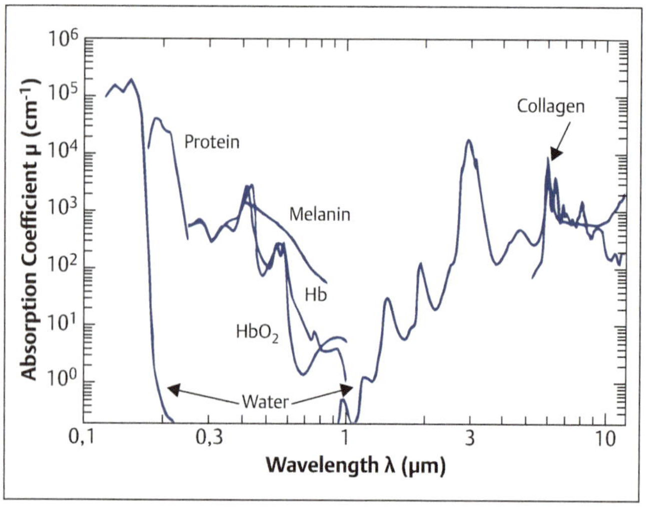

Fig. 1-8. Espectro de absorção de vários meios em função da cor ou comprimento de onda da luz até 10 µm. Destaque para a Melanina, HbO_2, Hb e água. (Reproduzida com permissão de Vogel A, Venugopalan V; 2003.)[7]

MODOS DE OPERAÇÃO DO *LASER*

Dependendo da sua construção, o *laser* pode operar de várias maneiras. O *laser* pode emitir radiação em modo contínuo, ou em modo pulsado. Desde que o *laser* de emissão contínua foi utilizado pela primeira vez na fotocoagulação da retina, em 1961,[8] a evolução tecnológica nos permitiu introduzir e fazer uso de *lasers* de maior complexidade, abrindo um enorme leque de aplicações entre eles na oftalmologia. Além do *laser* de emissão contínua podemos fazer uso de *lasers* pulsados de duração de até alguns femtossegundos. O Quadro 1-1 apresenta uma comparação.

Podemos resumir os efeitos de interação do *laser* com a matéria em quatro categorias: **reflexão, transmissão, espalhamento e absorção.** A emissão pode ser em pulsos individuais ou paquetes sucessivos de pulsos. A escolha de cada modalidade de emissão depende da aplicação à qual se destina o *laser* e pode ser observada na Figura 1-9.

A potência instantânea que cada pulso entrega ao seu alvo é função da sua energia e do tempo de duração do mesmo. Em outras palavras:[1]

$$\text{Potência}(W) = \frac{\text{Energia (J)}}{\text{Tempo (s)}}$$

Para efeito de comparação, na Figura 1-10 há um mapa da potência instantânea emitida por um *laser* pulsado cuja energia total é de 1 joule.[9]

Quadro 1-1. Medidas do Tempo em Segundos e suas Frações Ilustrativas

1 ou mais segundos	1 s	T = 1 s
1 ms (1/1.000 s) ou,	1 ms	T = 10^{-3} s -mili
1 µs (1/1.000.000 s) ou,	1 µs	T = 10^{-6} s - micro
1 ns (1/1.000.000.000 s)	1 ns	T = 10^{-9} s - nano
1 ps (1/1.000.000.000.000 s)	1 ps	T = 10^{-12} s -pico
1 fs (1/1.000.000.000.000.000 s)	1 fs	T = 10^{-15} s - femto

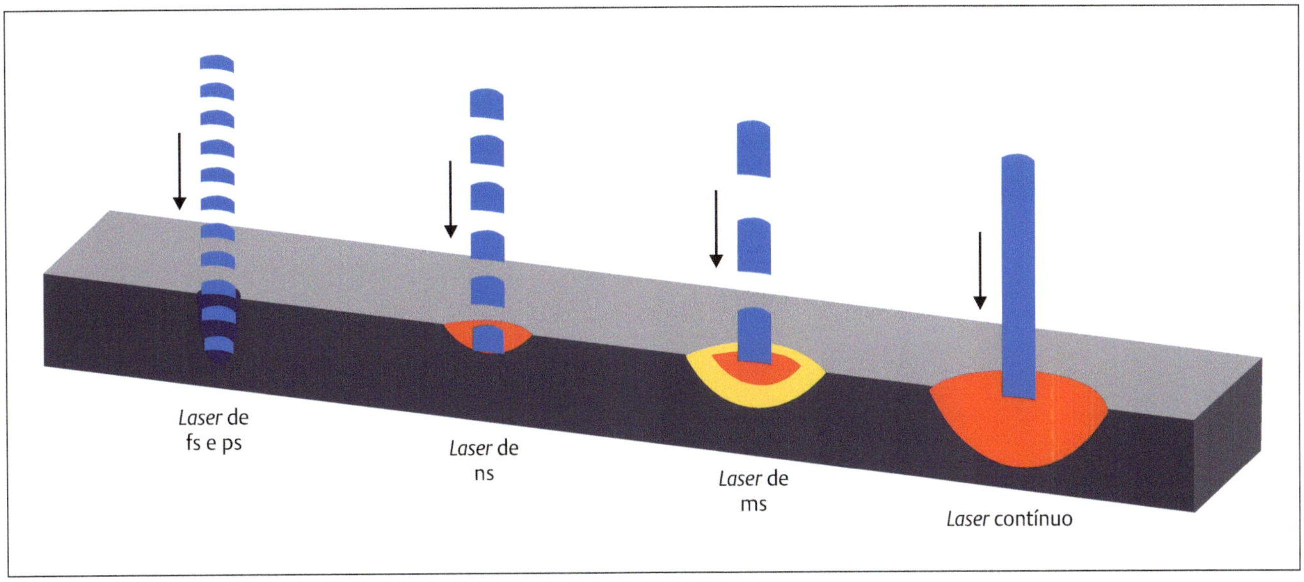

Fig. 1-9. O *laser* interage com o material de forma diferente. O *laser* contínuo impacta uma área do tamanho do feixe, o *laser* de ms além do impacto gera uma área de aquecimento em torno ao ponto de impacto que pode ser benéfico ou não. O *laser* de ns produz um dano menor e bem nítido e, finalmente, o *laser* de ps ou fs provoca uma cratera de menor tamanho, porém, mais preciso e mais profundo e sem dano térmico.

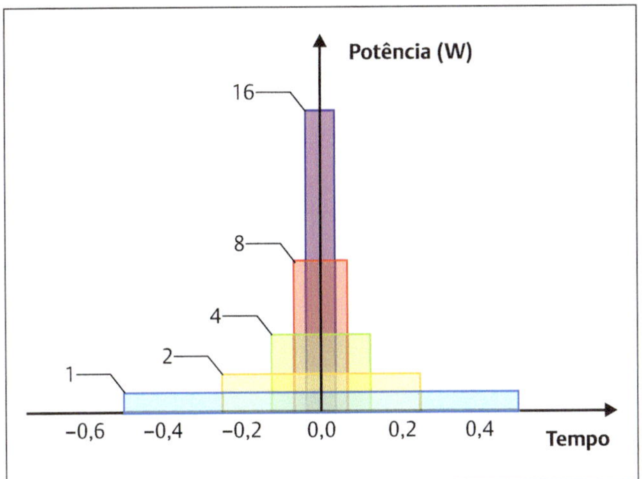

1 joule/1 s	1 W
1 joule/1 ms	1.000 W
1 joule/1 µs	1.000.000 W
1 joule/1 ns	1.000.000.000 W
1 joule/1 ps	1.000.000.000.000 W
1 joule/1 fs	1.000.000.000.000.000 W

Fig. 1-10. Potência de 1 watt (1 joule/segundo) e a potência instantânea para pulsos de duração cada vez menor mantendo a energia de 1 joule constante.

A potência instantânea de um *laser* de fs é semelhante à energia encontrada no sol.

O feixe do *laser* ideal não tem divergência angular. As Figuras 1-11 e 1-12 ilustram a distribuição espacial ideal da energia do *laser*. Este perfil é conhecido como função de Gauss cuja expressão matemática é $\sim e^{-ax^2}$. Na prática, o feixe de fato possui uma divergência angular que é caraterística do tipo e da própria construção do *laser*. Na maioria dos casos, o feixe é concentrado ou focado por meio de um sistema ótico que normalmente é uma lente ou sistema de lentes, conforme visto na Figura 1-13.

Os efeitos do *laser* quando interage com a matéria são manipulados conforme o tipo de resultado que se pretende atingir. Como mostra a Figura 1-14, ao variar o tempo de duração do pulso do *laser* é possível reduzir os efeitos indesejáveis como o aquecimento no local da incidência do *laser*.

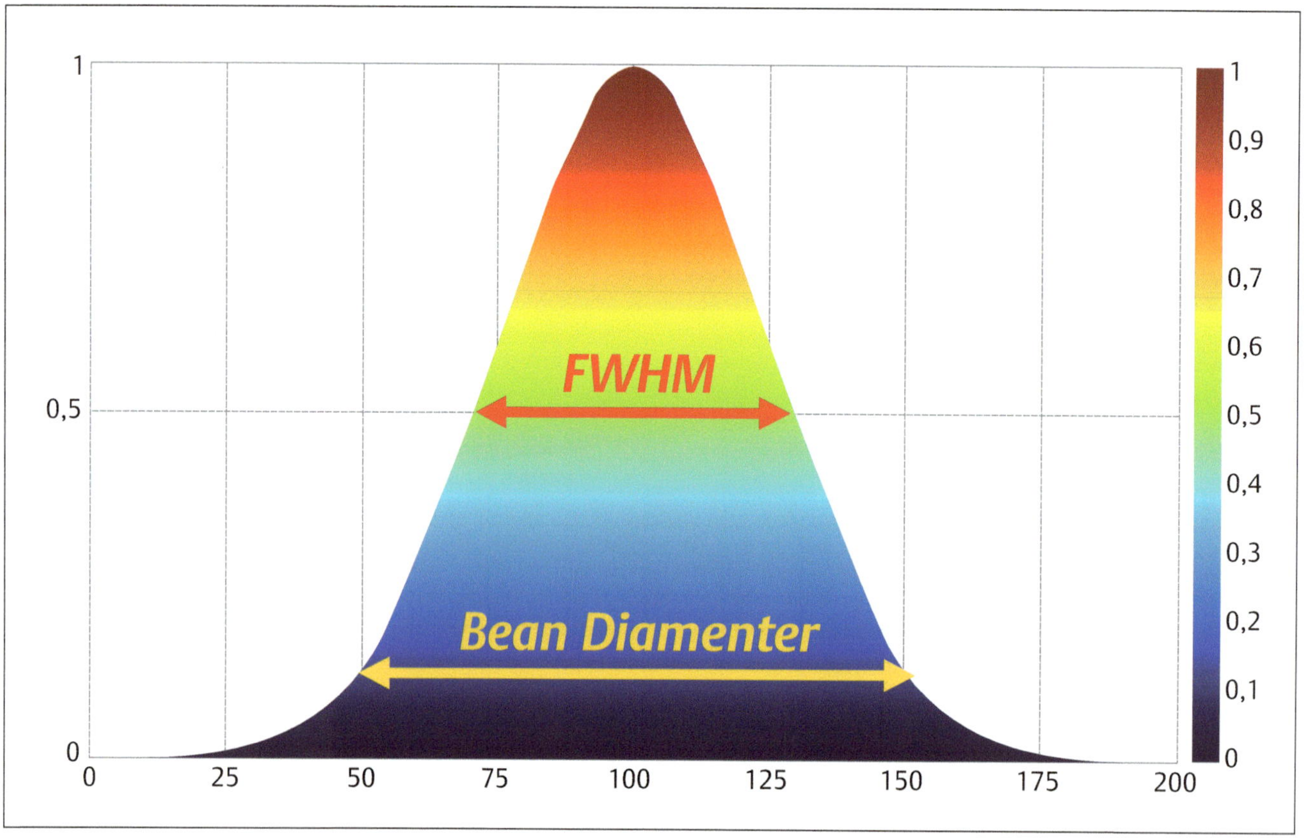

Fig. 1-11. Perfil espacial Gaussiano de um feixe de *laser* ideal. O tamanho do *spot* é igual à largura do feixe na metade da altura máxima (FWHM).[10]

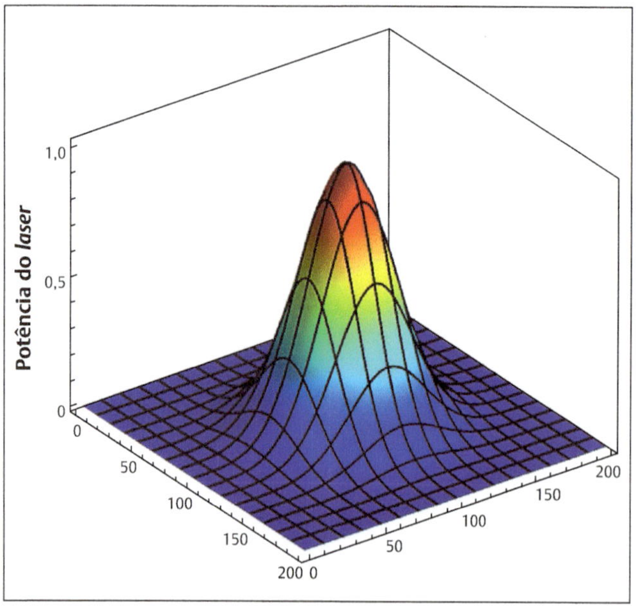

Fig. 1-12. Representação tridimensional do perfil (ideal) Gaussiano de um feixe de *laser*.

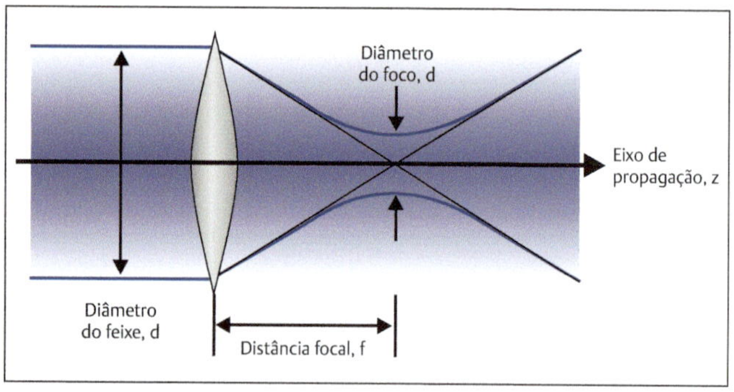

Fig. 1-13. Esquema típico da focalização do *laser* e dos parâmetros principais.

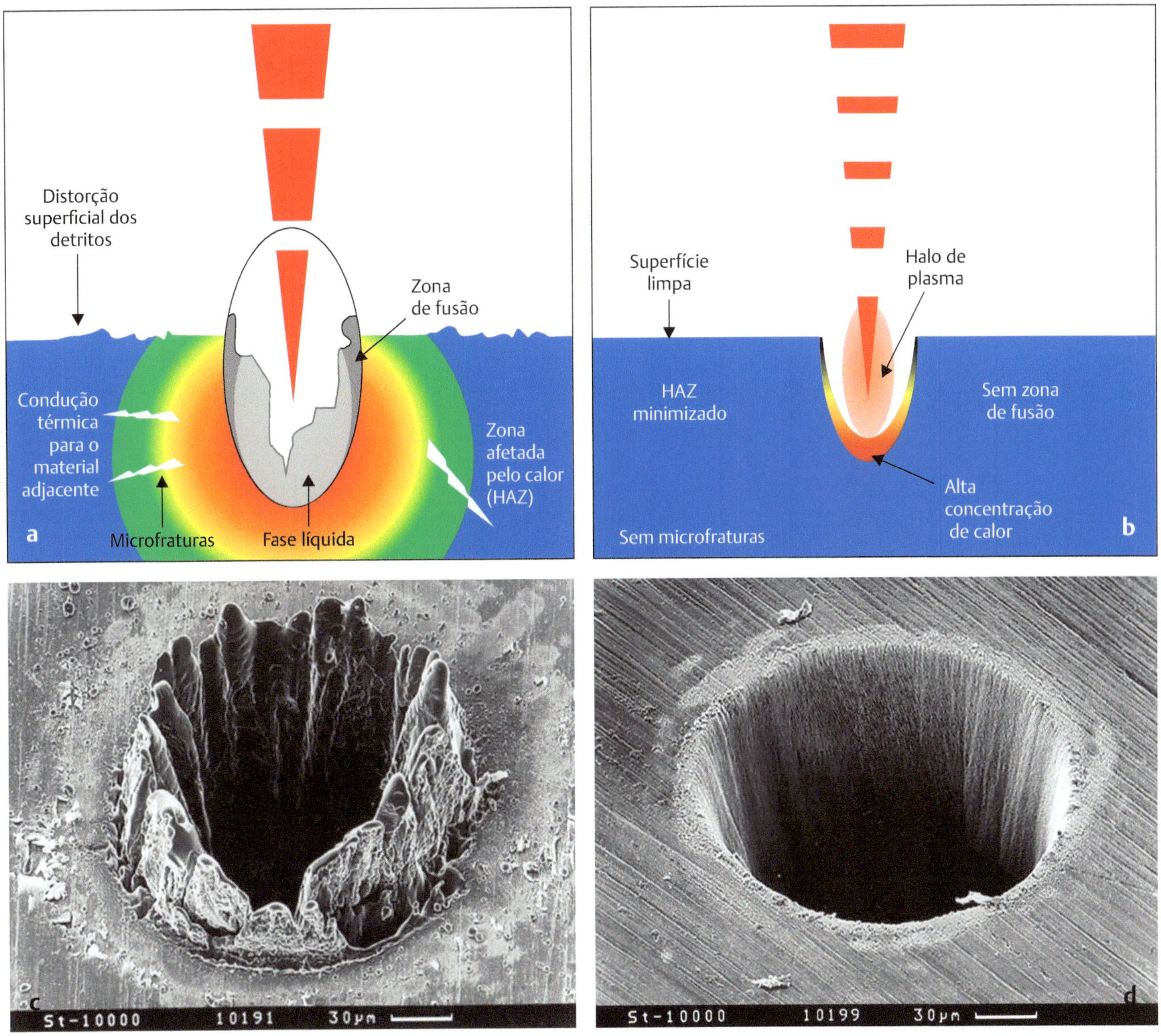

Fig. 1-14. (a,b) Esquema da interação do *laser* com materiais sob diferentes durações de pulso: (**a**) pulso de longa duração de ns, e (**b**) pulso de curta duração de fs.[10] (c,d) Imagens de furos com ablação a *laser* sobre uma folha de aço de 100 μm de espessura: (**c**) *laser* de nanossegundos de λ = 780 nm, pulso de duração de 3,3 ns e potência de 0,5 J/cm² e (**d**) *laser* de fs de λ = 780 nm, pulso de 200 fs e potência de 0,5 J/cm². (Reprodizida com permissão de Chichkov BN et al., 1996.)[11]

RESUMO DOS DIVERSOS TIPOS DE *LASER*

A tecnologia do *laser* continua descobrindo novos materiais *laser* com novas formas de uso. O Quadro 1-2 apresenta um resumo dos *lasers* mais frequentes para uma extensa lista de aplicações.

Com o uso de certos materiais conhecidos como não lineares, por exemplo: cristal de KTP, $KTiOPO_4$, b-BaB_2O_4, ilustrado na Figura 1-15, é possível gerar novas linhas de *laser* com comprimento de onda metade, λ/2 ou λ/3... onde λ é o comprimento de onda do *laser* original. Usando como fonte o *laser* de Nd:YAG, λ=1.064 nm e ao incidir sobre o cristal não linear de KTP é possível gerar um novo feixe com λ/2 ou λ = 532 nm luz verde. Usando o mesmo processo na sequência podemos gerar um novo feixe de *laser* com λ/3 = 355 nm, luz ultravioleta. A partir de um *laser* infravermelho, Nd:YAG geramos outros na faixa do visível e ultravioleta. A eficiência de cada etapa é baixa, isto é, na mistura de cores apenas uma pequena parte é efetivamente convertida. Mesmo assim, o fato é amplamente usado na ciência e laboratórios de pesquisa.

MODO DE TRANSMISSÃO DO *LASER*

Os *lasers* com comprimento de onda dentro ou perto da luz visível são transmitidos por meio de espelhos e/ou fibra ótica. O feixe é desviado, refletido e focalizado por meio de espelhos e sistemas de lentes. A matéria-prima da fibra ótica é o SiO_2, óxido de silício conhecido como quartzo em sua forma cristalina (Fig. 1-16).Pelo fato de que a fibra ótica é usada extensamente na transmissão de dados na telefonia, a indústria do *laser* aproveitou a ampla disponibilidade da fibra ótica na integração dos seus sistemas, sempre que o comprimento de onda do *laser* é compatível com o espectro de transmissão do quartzo fundido. Neste caso, por exemplo, o *laser* de gás

Quadro 1-2. Tipos dos *Lasers* mais Frequentes e suas Caraterísticas Físicas Prinicipais

Tipo de *laser*	Comprimento de onda	Duração típica do pulso do *laser*	Interação
CO_2	9,2-10,8 μm	CW* ou ms pulsado	Térmica
Er:YAG	2,94 μm	100 ns – 250 μs	Térmica + mecânica
Er:YSGG	2,78 μm	100 ns – 250 μm	Térmica + mecânica
Ho:YAG	2,12 μm	100 ns – 250 μs	Térmica + mecânica
Nd:YAG	1.064 nm (λ/2 = 532 nm)	100 os – CW	Plasma + Térmica + mec
Nd:YLF	1.053 nm (λ/2 = 526 nm)	1 os – CW	Plasma + Térmica + mec
Ti:Sapphire	700-1.000 nm	60 fs – ps	Plasma
Diodo	635-1.550 nm	~ns – CW	Térmica + Fotoquímica
Alexandrita	720-800 nm	50 ns – 100 μm	Térmica
Rubi	694 nm	1 – 250 μm	Térmica
Criptônio	531, 568, 647 nm	CW ou ms pulsado	Térmica
HeNe	633 nm	CW	Imagem
Argônio	488, 514 nm	CW ou pulsado	Térmica
ArF eximer	193 nm	3 – 20 ns	Fotoabla

CW: Emissão em onda contínua.

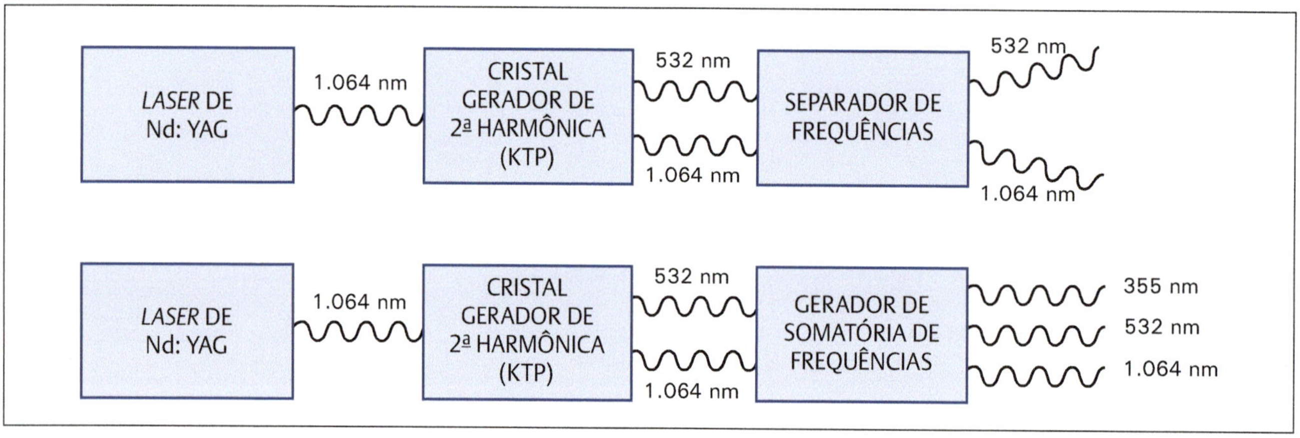

Fig. 1-15. Processo de geração de Segunda e Terceira Harmônica *Laser* em Oftalmologia.[4]

carbônico, CO_2 com λ = 10,4 μm, não pode ser transmitido usando a mesma fibra ótica. Neste último caso a transmissão do *laser* é implementada por meio de um sistema de espelhos.

A invenção da fibra ótica simplificou enormemente a transmissão da luz de *laser*. Na telefonia, por exemplo, são transmitidos sinais a milhares de quilômetros de distância sem degradação da qualidade do sinal, conforme a Figura 1-17. É comum instalar uma rede residencial de internet via fibra ótica. Esta é uma das poucas vezes que a natureza foi tão generosa. A matéria-prima é o quartzo fundido a partir do SiO_2, material abundante e barato. A transmissão via fibra ótica é imune a campos elétricos externos, como por exemplo, no caso da usina de Itaipu, onde a transmissão de dados internamente é feita por meio de fibra ótica justamente para evitar a influência do campo elétrico presente. O mesmo acontece com os equipamentos médicos que precisam transportar a luz do laser a lugares de difícil acesso sem perda significativa de potência.

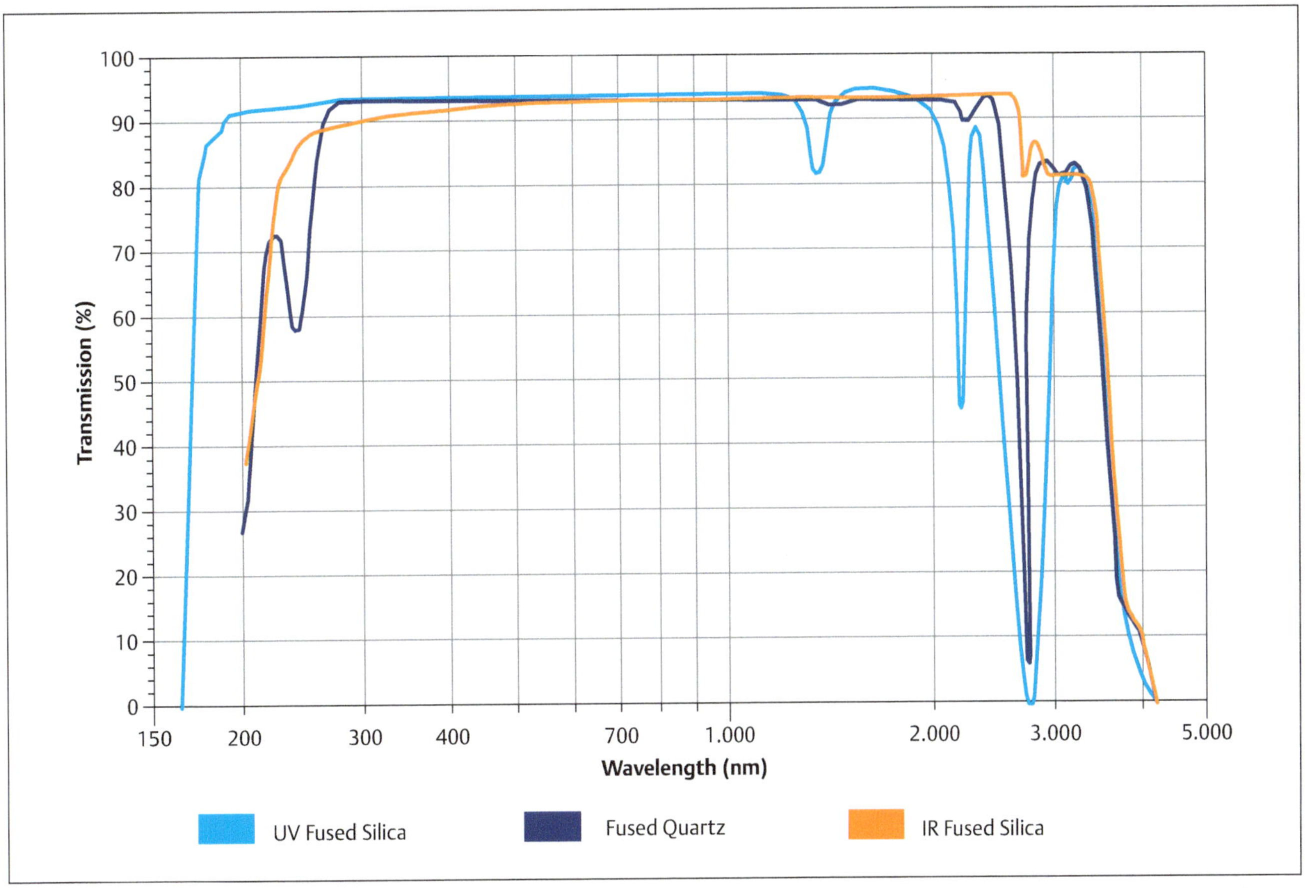

Fig. 1-16. Curva de transmissão do quartzo e sílica fundido. É claramente transparente ao longo do espectro visível da luz com considerável transparência no infravermelho e ultravioleta próximo. (Reproduzida com permissão de Fused Silica Fused Quartz Chart: Esco Optics, Inc.)[12]

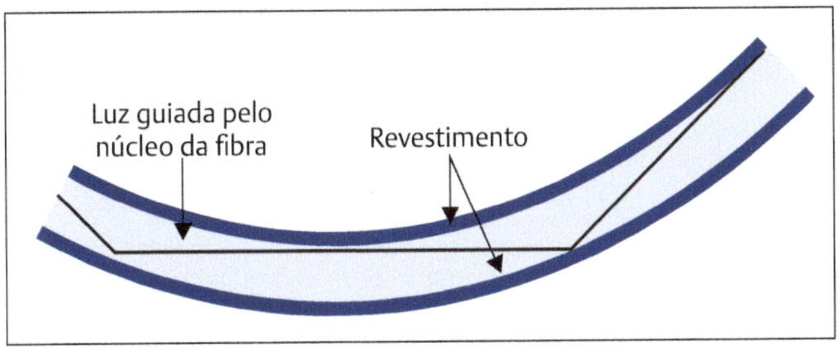

Fig. 1-17. Ilustração do princípio de reflexão interna total usado na transmissão da luz guiada pelo núcleo da fibra ótica.[4]

DEFINIÇÃO DO TAMANHO DO FOCO, "SPOT", DO *LASER*

Normalmente, para atingir o resultado final, o *laser* é focado por meio de sistemas de lentes. O tamanho do *spot* "d" é função da distância focal "f" da lente focalizadora e proporcional ao comprimento de onda do *laser* "λ" ilustrado na Figura 1-13.

$$d = \frac{4\lambda f M^2}{\pi D}$$

onde,

- d = diâmetro do *spot* (em mícrons);
- λ = comprimento de onda (mícrons);
- f = distância focal da lente focalizadora (cm);
- D = diâmetro do feixe do *laser* em cm;
- M^2 = uma constante cujo valor máximo é 1.

O resultado de interesse indica que o menor tamanho possível do spot é proporcional ao comprimento de onda λ Quanto menor λ menor será o ponto focal ou o *spot* do *laser*. Lembrando que λ é inversamente proporcional à frequência da radiação do *laser* $\lambda \sim 1/f$, portanto, a radiação ultravioleta produzirá *spots* menores que a luz infravermelha.

Sabemos que, experimentalmente, o menor *spot* que atinge o *laser* de femtossegundos é de 15 mícrons ou 15 μm, aproximadamente do tamanho do diâmetro de um fio de cabelo.

Todos os *lasers* descritos acima foram ou estão sendo usados na indústria e na medicina. Assim, por exemplo, nas cirurgias o corte a *laser* diminui significativamente a hemorragia. Cada dia surgem novos tipos de *laser*, novos desafios e novas aplicações. Com certeza, a oftalmologia e, em geral, a saúde pública, continua sendo o maior beneficiário do uso do *laser* na tarefa de salvar ou melhorar a vista dos seus pacientes.

TOMOGRAFIA DE COERÊNCIA ÓTICA (OCT) – *OPTICAL COHERENCE TOMOGRAPHY*

Este é um exemplo de como o conhecimento científico se comunica com as diversas áreas e ajuda a desenvolver técnicas que se aplicam a um setor específico. O desenvolvimento da tomografia de coerência ótica usa como base a tecnologia

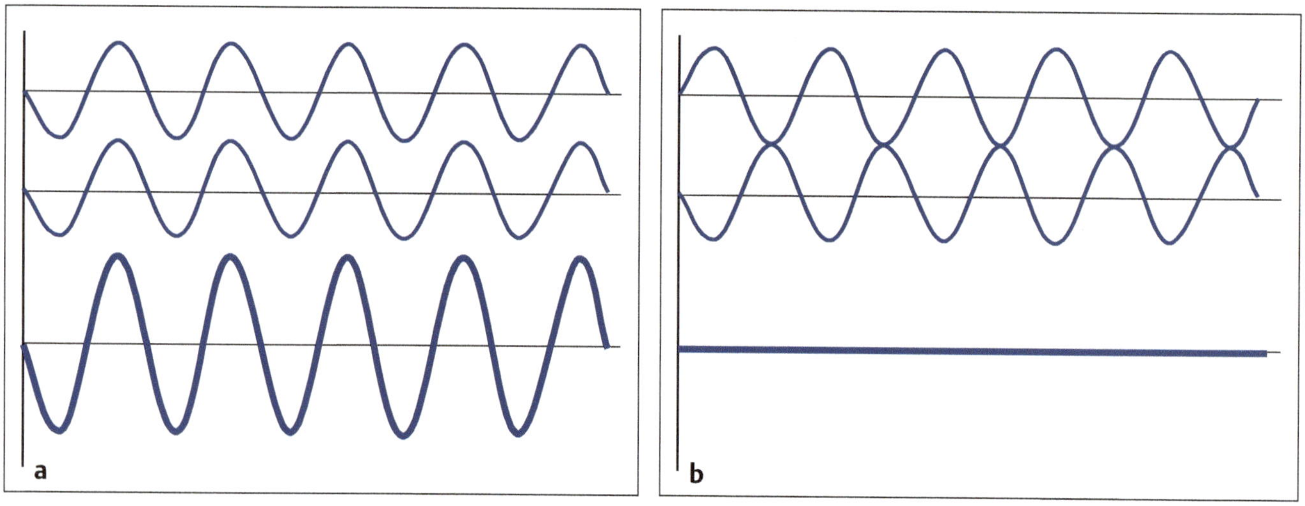

Fig. 1-18. (a) Interferência construtiva e (b) interferência destrutiva.

do Interferômetro de Michelson que, junto com outro cientista, Morley, em 1887, na Universidade de Cleveland-Ohio,[13] realizou uma experiência da maior importância. Serviu como base na Teoria de Relatividade de Einstein.[14] O interferômetro de Michelson foi construído inicialmente para medir com precisão o comprimento de onda de uma radiação luminosa. Foi usada uma lâmpada de sódio de cor amarela cujo comprimento de onda é $\lambda = 589$ nm.

Para entender melhor o funcionamento do interferômetro vamos rever alguns conceitos básicos. A luz é produzida a partir de cargas elétricas que geram um campo eletromagnético, **E** e **B**, e se propaga no espaço em linha reta carregando energia. Por sua vez, a intensidade deste campo varia constantemente entre máximo e mínimo semelhante a uma onda mecânica, por exemplo, uma onda sonora. A distância física entre dois máximos sucessivos é o seu comprimento de onda λ, e o número de oscilações por segundo é a sua frequência f. A relação entre ambos é $c = \lambda \cdot f$, onde c = 300.000 km/segundo. Por exemplo, o comprimento de onda da luz verde é $\lambda = 550$ nm (1 nm = 10^{-9} metros) e a frequência $f = (3 \cdot 10^8)/(550 \cdot 10^{-9}) = 5.45 \cdot 10^{14}$ Hertz.

O fenômeno de interferência acontece quando dois feixes de luz coerentes colidem. No exemplo da Figura 1-18, ambos os feixes possuem a mesma frequência e energia. Quando os máximos e mínimos coincidem ou estão em fase, a mistura dos dois dá lugar a uma onda de interferência construtiva. Da mesma maneira, se as duas ondas estão defasadas em 180^0, o máximo da primeira onda coincide com o mínimo da segunda, o resultado é de interferência destrutiva, a energia final é nula.

INTERFERÔMETRO DE MICHELSON

Segue uma breve descrição do interferômetro de Michelson.

A Figura 1-19 descreve a construção do interferômetro de Michelson, que é composto de uma fonte de luz, dois espelhos, um divisor de feixe e uma tela. A luz emitida pela fonte de luz incide sobre o espelho semitransparente de tal modo que metade do feixe é refletida a 90° e incide sobre o espelho 1 fixo. A outra metade atravessa o espelho divisor de luz e incide sobre o espelho 2. Em seguida, a luz que incide sobre o espelho 1 é refletida e atravessa o divisor de luz para ser projetada sobre a

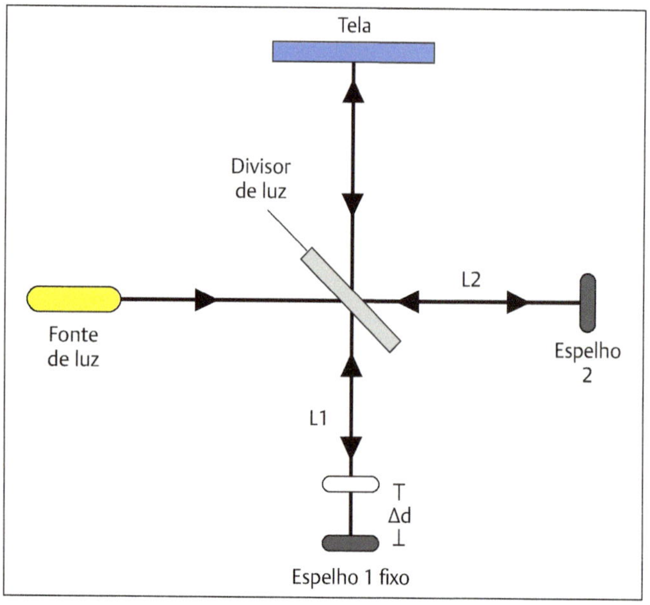

Fig. 1-19. Descrição gráfica do interferômetro de Michelson.

tela. O mesmo acontece com a luz que incide sobre o espelho 2. A luz que chega à tela é a somatória dos dois feixes. Supondo que a luz amarela é coerente, os dois feixes vão interferir entre si. No interferômetro de Michelson, um dos espelhos permanece fixo e o outro se movimenta lentamente. O padrão de luz que se forma na tela do interferômetro é o resultado da interferência dos dois feixes como podemos observar na Figura 1-20. O valor do deslocamento do espelho 2, Δd, é conhecido e assim podemos contar o número de franjas de máximos e mínimos que aconteceram durante o deslocamento do espelho 2. Mediante este procedimento podemos calcular com precisão o comprimento de onda da luz do interferômetro: $\lambda = 2 \cdot \Delta d \cdot N$, onde N é o número de franjas medidas durante o deslocamento Δd.

No final do século XIX prevalecia a existência do chamado éter, que era o meio necessário por onde as ondas eletromagnéticas viajavam, semelhante ao ar que permite a propagação das ondas sonoras.

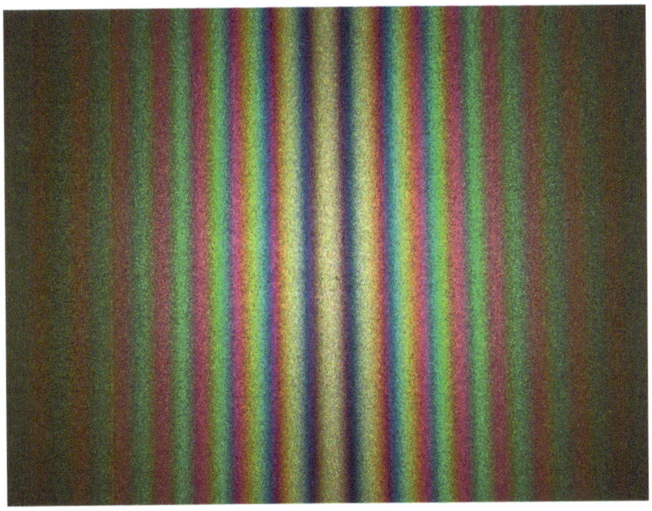

Fig. 1-20. Interferograma típico.[15]

O experimento de Michelson e Morley serviu para confirmar ou não a existência do éter. Um dos braços foi posicionado na direção horizontal, espelho 2 que coincidia com a direção da rotação da terra e o outro, espelho 1, a 90° perpendicular ao primeiro. O que se esperava era um câmbio do comprimento de onda entre a luz no sentido horizontal e no sentido vertical devido à presença do éter. No sentido horizontal a velocidade da rotação da terra v se somaria à velocidade da luz no caminho de ida, c + v, e no retorno seria o contrário, c - v. Entretanto, não haveria mudança alguma no caminho de ida e volta vertical. O resultado foi negativo, nenhuma alteração foi observada no padrão de interferência. Este resultado foi usado e explicado por Einstein na sua Teoria da Relatividade.

A OCT usa os princípios do interferômetro de Michelson para formar imagens de objetos de transparência e profundidade variável como tecido ocular, cardiologia, vasos sanguíneos entre outros. O procedimento é não invasivo. Historicamente, os pesquisadores Fercher e Roth usaram o interferômetro com luz branca parcialmente coerente para efetuar medidas *in vivo* no olho em 1986, na cidade de Viena, e para obter imagens de tecidos biológicos.[16] Ao mesmo tempo, múltiplos grupos em outros lugares do mundo efetuaram pesquisas na mesma área.

Existem várias técnicas de imagem que servem para auxiliar na identificação e no diagnóstico de anomalias anatômicas no corpo humano, o que pode ser visto na Figura 1-21. Entre elas destacamos a ultrassonografia, que usa ondas sonoras de alta frequência para sondar determinado setor do corpo do paciente. A técnica mede o tempo de ida e volta de uma onda sonora quando incide sobre certo alvo. Os pontos de reflexão são captados por uma matriz de sensores e registrados num mapa bidimensional que, em seguida, é interpretado por um especialista.

A tomografia computorizada usa um feixe de raios X que varre ou escaneia a região de interesse e ao atravessar o corpo

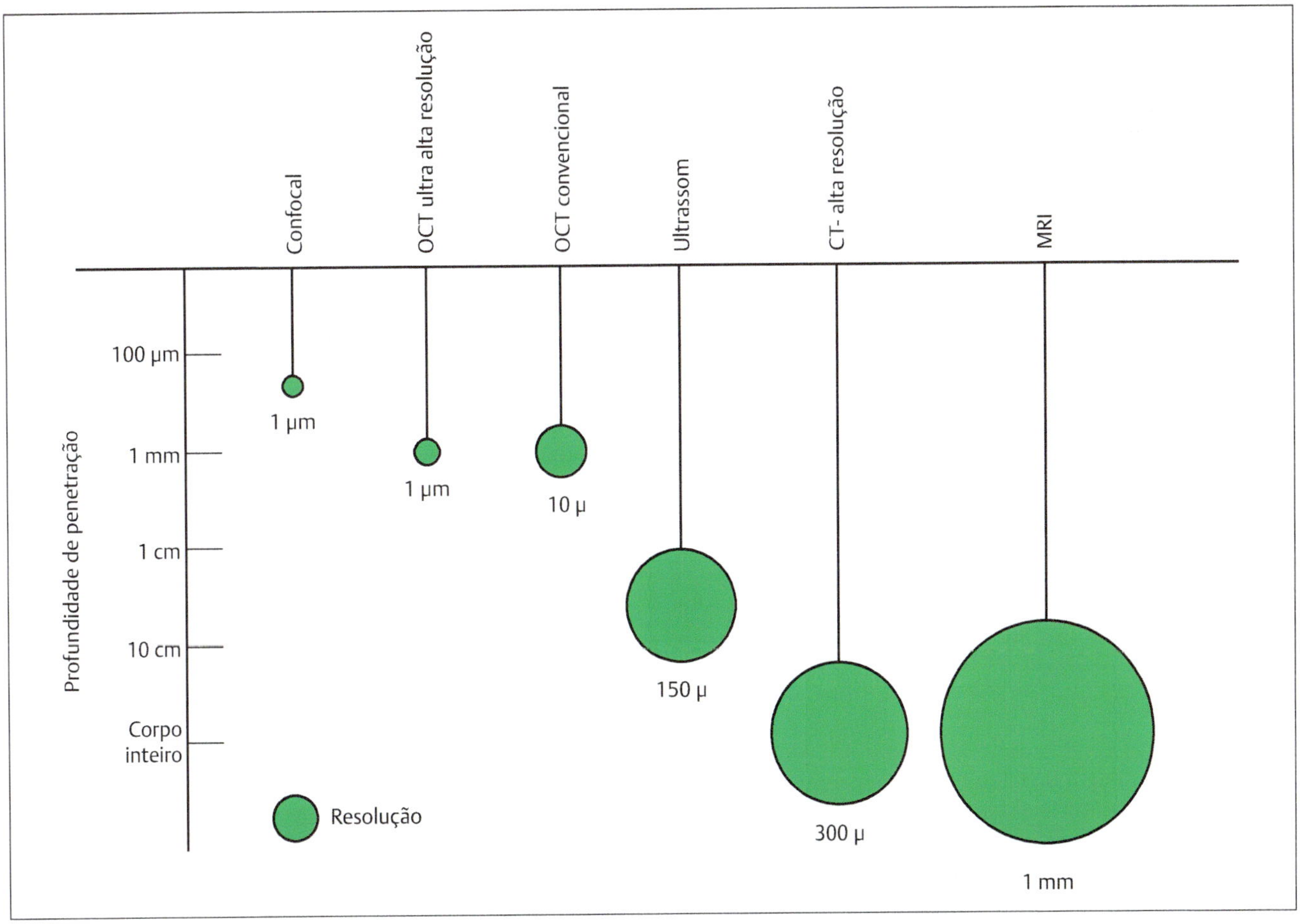

Fig. 1-21. Comparação entre os diferentes métodos de imagem. Profundidade de penetração × resolução de cada um.

é detectado por uma matriz de sensores especiais que registram a radiação após ter sido parcialmente absorvida pelo objeto escaneado. O resultado consiste em um conjunto de imagens fatiadas do objeto pesquisado.

Por sua vez, a ressonância magnética nuclear (RMN) usa um campo magnético externo que interage com os prótons ou com os átomos de hidrogênio contido nos tecidos. As variações da magnetização induzida nos prótons na presença de um campo elétrico de radiofrequência fornecem os dados para a formação da imagem. A título de comparação citaremos, na Figura 1-16, outros métodos de imagem conhecidos como tomografia por emissão de pósitrons ou PET e a microscopia confocal.

A técnica de tomografia de coerência ótica usa um feixe de luz infravermelha quase coerente que é dividida em dois feixes, como pode ser observado na Figura 1-22: um deles incide sobre o tecido que está sendo pesquisado e o outro incide sobre um espelho de referência. Os dois feixes refletidos, provenientes da amostra e do espelho de referência, são colhidos e usados para formar um espectro de interferência. O método, parecido com a ultrassonografia A-, permite criar imagens bidimensionais e tridimensionais da estrutura dos tecidos de alta resolução e alta precisão.

Existem duas tecnologias básicas de tomografia de coerência ótica, OCT no domínio temporal, TDOCT, e FDOCT no domínio da frequência. O princípio de funcionamento é o mesmo, porém, com algumas diferenças no modo de colher e registrar os dados.

O interferômetro de Michelson usa uma única radiação coerente que registra a interferência de ondas eletromagnéticas com comprimento de onda definido. A intenção da técnica OCT é obter imagens de uma estrutura mais ampla e não apenas de um ponto. Com esta finalidade o OCT usa um espectro de luz coerente em torno ou próxima a uma cor principal λ_0. Desta forma nosso interferômetro pode ser sintonizado para produzir interferências, portanto, imagens durante o intervalo onde a luz continua sendo coerente ou quase coerente. Este intervalo de coerência se conhece como comprimento de coerência (CL), ilustrado na Figura 1-23 e no Quadro 1-3.[3]

$$CL = \frac{\lambda_0^2}{\Delta\lambda}$$

TOMOGRAFIA DE COERÊNCIA ÓTICA NO DOMÍNIO TEMPORAL (TDOCT)

No lugar do espelho 1 é colocada a amostra ou o tecido pesquisado. O espelho 2 do interferômetro é deslocado mecanicamente. Com a mudança do comprimento do braço L2 o interferômetro é sintonizado com as cores próximas à cor central $\boldsymbol{\lambda_0}$. Assim, durante a varredura do espelho L2 agindo dentro da banda do comprimento de coerência, o sensor situado na tela registra, de maneira contínua, o padrão de interferência de cada cor. Resumindo: como a fonte de luz é de banda larga composta de múltiplos comprimentos de onda e sempre dentro da faixa do comprimento de coerência (CL), o sinal de interferência será muito intenso quando o comprimento do braço L2 e do braço da amostra (espelho 1) percorrem o mesmo caminho ótico. Desta maneira estamos construindo a imagem axial do tecido. É importante esclarecer que o método TDOCT usa uma fonte luminosa de banda larga

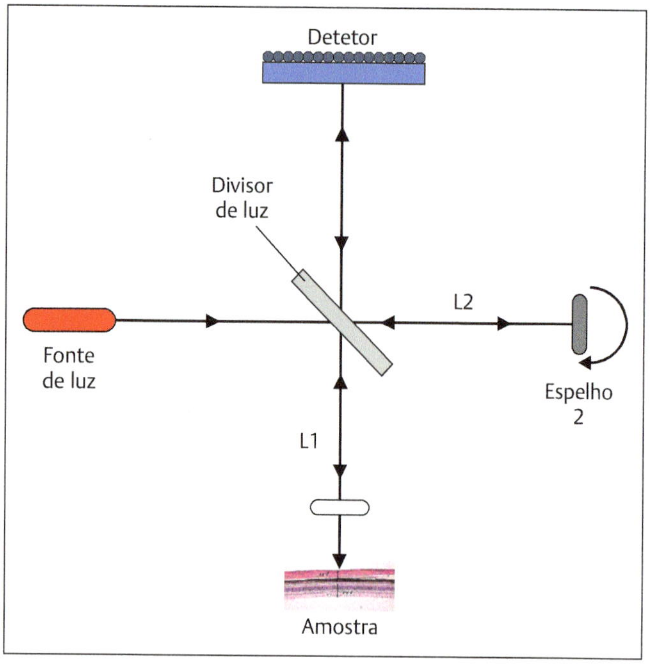

Fig. 1-22. Interferômetro TDOCT.

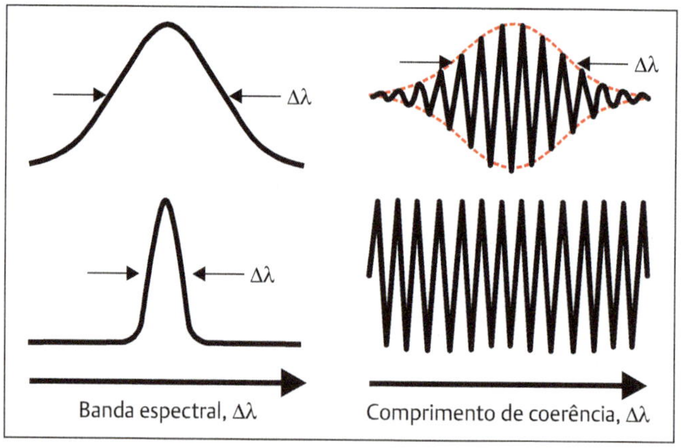

Fig. 1-23. Comportamento da luz de baixa e alta coerência.

Quadro 1-3. Comprimento de Coerência para algumas Fontes de Luz

Tipo de fonte luminosa	Comprimento de onda	Largura espectral	Comprimento de coerência
Laser de He-Ne	632,8 nm	~ 1 pm	~40 cm
LED	645,0 nm	~ 20-150 nm	~ (20-2,7) μm
Lâmpada incandescente	530,0 nm (verde)	> 500 nm	< 0,56 μm

e a imagem final é o resultado do interferograma dentro da faixa do comprimento de coerência. Para obter uma imagem bidimensional, o espelho 2 é montado sobre um galvanômetro que gira em sintonia com cada sessão de varredura, como ilustrado na Figura 1-24. Ao juntar as várias sucessivas imagens 2D podemos construir uma imagem 3D.

Na prática, a luz de banda larga é normalmente um diodo LED que emite luz na banda visível e infravermelha, conforme ilustrado na Figura 1-25. O procedimento OCT deve ser não invasivo ou minimamente invasivo. O uso do dispositivo LED permite usar apenas a região de emissão de vermelho ou infravermelho vizinho que é inócuo e não causa qualquer dano nos tecidos que atinge. Também, o custo do dispositivo LED é muito barato quando comparado com uma fonte de *laser*. Um fator inconveniente no método TDOCT é o deslocamento mecânico do espelho E2. Cada varredura é acompanhada pela repetição do movimento do espelho E2. A situação ideal seria realizar a captação da imagem sem partes móveis.

TOMOGRAFIA DE COERÊNCIA ÓTICA COM DOMÍNIO DE FREQUÊNCIA (FDOCT)

Esta modalidade de OCT usa os mesmos princípios do OCT do domínio temporal, porém, faz uso de uma modificação do desenho básico do interferômetro. O braço de referência L2 é mantido fixo. No caso do TDOCT este braço era deslocado mecanicamente para efetuar a varredura do feixe de luz dentro da banda do comprimento de coerência $CL = \lambda_0^2/\Delta\lambda$ para assim obter e registrar a informação vinda da amostra. Já, no FDOCT, a luz dos feixes procedente da amostra e do espelho E2 é canalizada para uma grade de difração que, como pode ser provado, converte o sinal temporal para um espectro. A análise, portanto, passa a ser sobre o espectro, isto é, a intensidade da luz em função do seu comprimento de onda. Toda a informação do interferômetro está presente neste gráfico: intensidade x comprimento de onda. A grande vantagem está no fato de que não há necessidade de varredura mecânica. A próxima etapa será interpretar a saída deste espectrômetro e convertê-lo num gráfico semelhante à tomografia axial, isto é, converter um leque de cores ou uma tabela de valores obtidos em função do comprimento de onda para outra tabela em função do deslocamento axial. Para isto se utiliza a transformada de Fourier em sua versão discreta (DFT), que mapeia uma função no domínio de frequência para outra no domínio do tempo, $F(\omega) \leftrightarrow f(t)$ e vice-versa, onde ω é a frequência da onda luminosa, lembrando que a frequência é proporcional ao inverso do comprimento de onda ($v = f \cdot \lambda$ e $\omega = 2\pi f$).

De forma simplificada, a transformada de Fourier pode ser escrita da seguinte forma:

Domínio do tempo: $$f(t) = \frac{1}{2\pi}\int_{-\infty}^{\infty} F(\omega)e^{i\omega t}d\omega$$

Domínio da frequência: $$F(\omega) = \frac{1}{2\pi}\int_{-\infty}^{\infty} f(t)e^{-i\omega t}dt$$

A solução, como mencionamos acima, é feita utilizando a chamada transformada discreta de Fourier inversa (IDFT),[19] que transforma amostras no domínio da frequência para o domínio do tempo, ou, neste caso específico, do espaço. Muito simplificadamente, esta transformada pode ser resumida em:

IDFT: $$x_n = \frac{1}{N}\sum_{k=0}^{N-1} X_k e^{2\pi kn/N}$$

com $k = 0,..., N-1$, onde X_k é cada amostra do espectro (representando a intensidade de cada comprimento de onda), x_n é cada valor gerado pela transformada no tempo, que, especificamente, corresponde à intensidade de cada ponto da imagem (em um eixo) no espaço. A implementação computacional é feita usando o algoritmo da transformada rápida de Fourier (FFT) em sua versão inversa,[19] o que reduz o tempo total de processamento.

Uma clara vantagem do método FDOCT, mostrado na Figura 1-26, sobre o TDOCT da Figura 1-22 é, por exemplo, a sensibilidade maior do resultado ou a relação entre o sinal e o ruído.

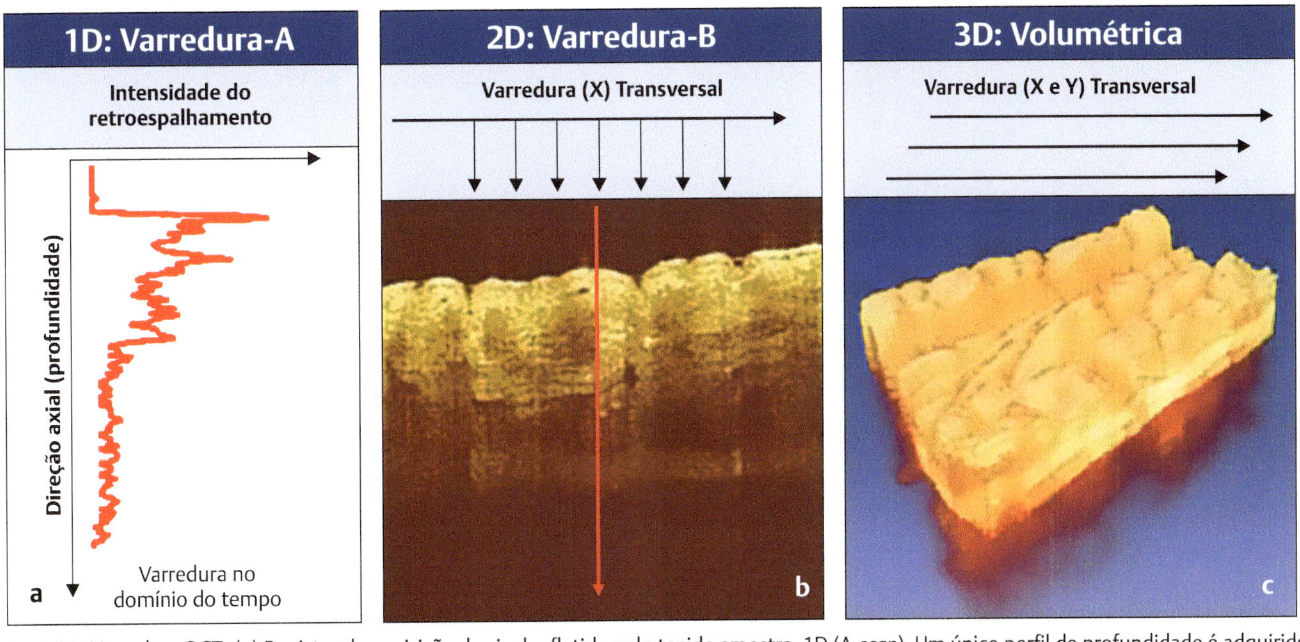

Fig. 1-24. Varredura OCT. (**a**) Registro da aquisição do sinal refletido pelo tecido amostra, 1D (A-*scan*). Um único perfil de profundidade é adquirido que mede a intensidade do sinal retroespalhado em função da dimensão axial (profundidade). (**b**) Imagem 2D (B-*scan*). O feixe de luz acompanha a rotação do espelho 2 da Figura 1-22 e o sinal captado representa a somatória das imagens das sucessivas varreduras A- na direção transversal (seta vermelha). (**c**) Aquisição 3D. Usando os recursos computacionais, as imagens múltiplas adquiridas no modo varredura B- são colocados em sequência numa grade 2D para formar uma imagem 3D. (Adaptado de Tsai T-H *et al.*)[17]

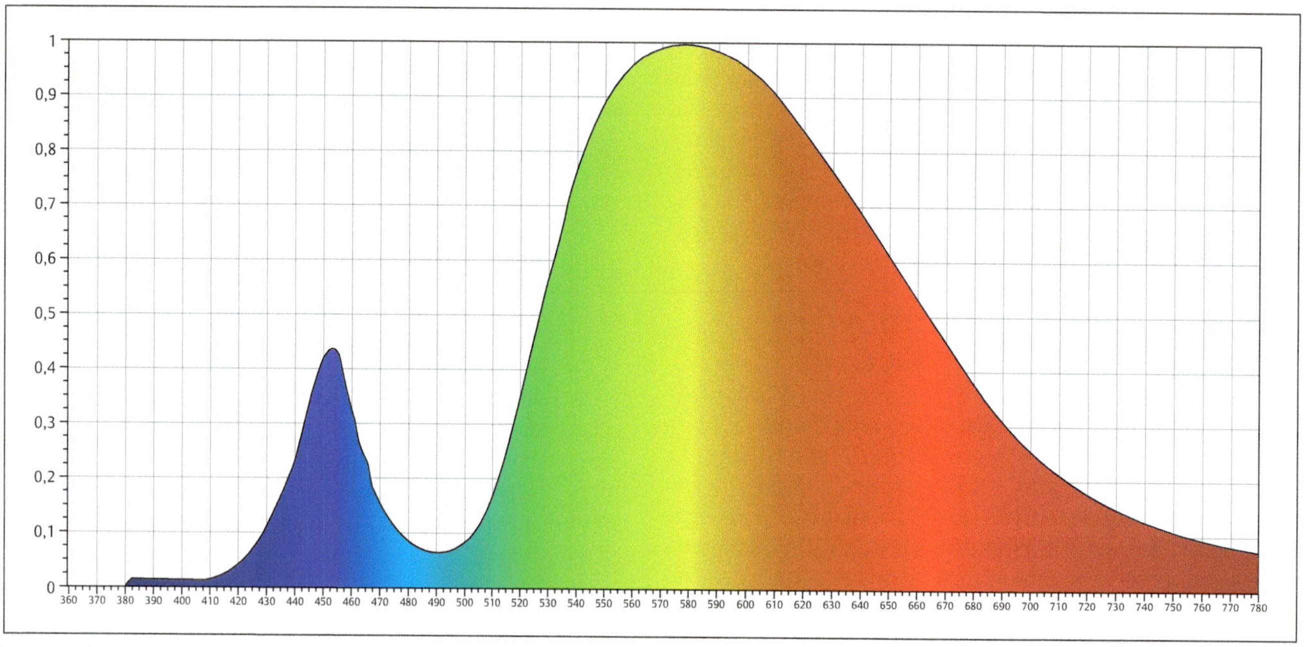

Fig. 1-25. Espectro de emissão típico de uma fonte LED.[18]

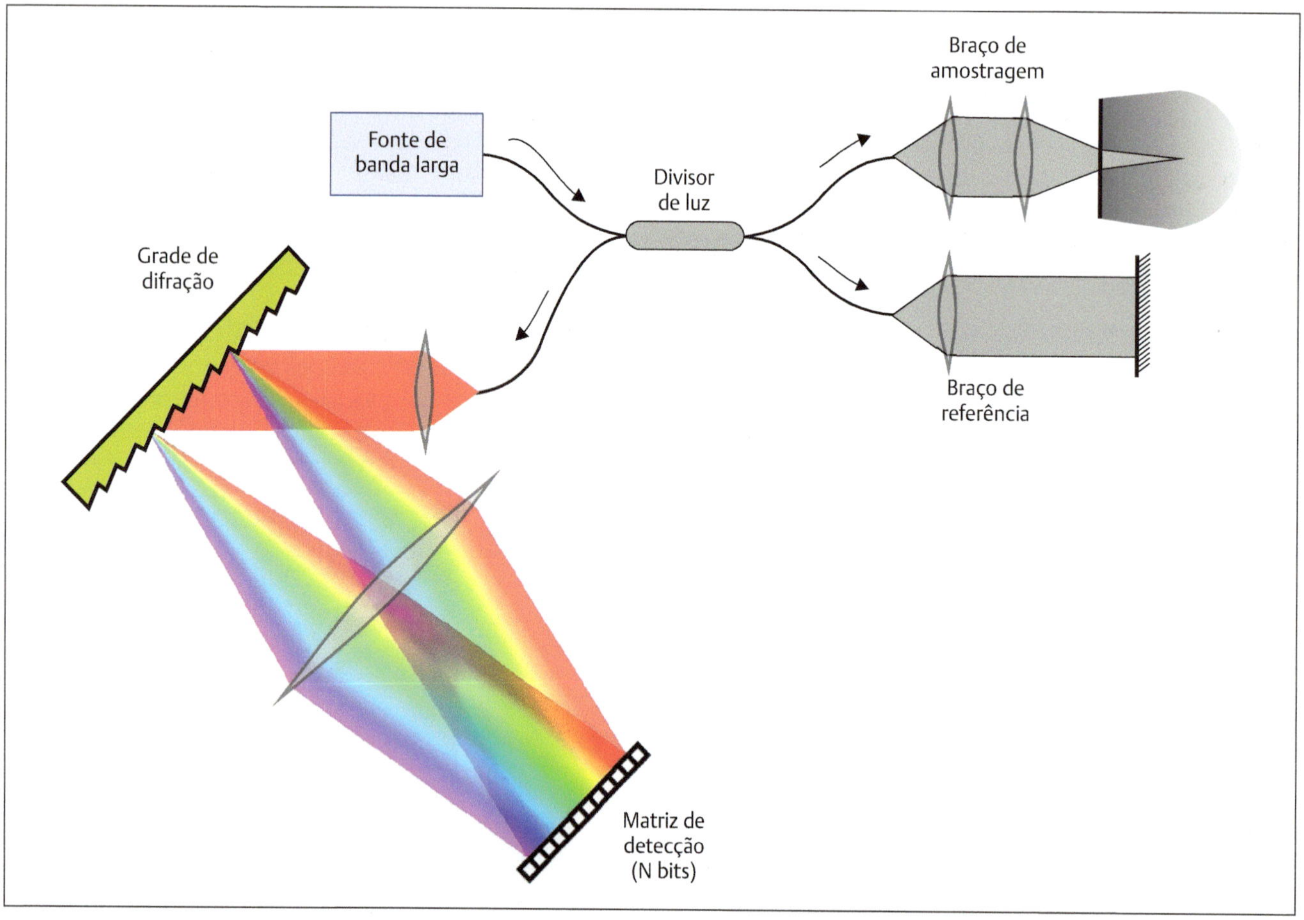

Fig. 1-26. Esquema do sistema FDOCT. O interferômetro envia a luz proveniente da amostra e do espelho/braço de referência para a grade de difração que, por sua vez, analisa seu espectro. Em seguida, o feixe policromático incide sobre a matriz de detecção, onde cada pixel registra a cor e a intensidade da luz gerada pelo interferômetro.

Outra vantagem é a velocidade de varredura muito maior que resulta na rapidez da medida do perfil em profundidade.

Atualmente, o estado da arte contempla a introdução de variantes sobre os equipamentos já consagrados. Dentre estes, está sendo comercializada a técnica chamada SSOCT – Swept Source-OCT, que faz uso de uma fonte luminosa sintonizável no lugar da luz de LED fixa. Esta alternativa utiliza uma fonte de *laser* sintonizável com variação contínua da luz emitida. Existem vários produtos *laser* desta categoria no mercado, por exemplo, que fornecem radiação *laser* entre 450 nm – 1900 nm com potência entre 200 mW a 1.000 mW entre outros.

Algumas vantagens comprovadas são: altas velocidades de varredura que permitem a redução de artefatos de movimento como movimentos oculares e de respiração com aumento do campo de visão etc. A desvantagem principal é o alto custo da integração da fonte sintonizável de *laser*. Entretanto, com os avanços na tecnologia de fabricação de componentes óticos de precisão, o mercado de equipamentos de OCT oferece versões a partir de U$10.000. Em resumo, claramente, a oftalmologia, novamente, foi o maior beneficiário com a obtenção de imagens por meio de OCT. A técnica age com eficiência como auxílio de diagnóstico às imagens das camadas retinianas de alta resolução, degeneração macular, edema macular diabético, integridade dos fotorreceptores, glaucoma etc., são algumas das múltiplas aplicações da OCT. Ou seja, podemos citar, na oftalmologia, as patologias que usam o OCT como recurso diagnóstico:

- Buraco macular.
- Membrana epirretiniana macular.
- Edema macular.
- Degeneração macular relacionada com a idade.
- Glaucoma.
- Retinopatia serosa central.
- Retinopatia diabética.
- Tração vítrea.

Um exemplo da capacidade da OCT para prever a acuidade visual pós-operatória em olhos com descolamento de retina regmatogênico (RRD) sem mácula está na Figura 1-27.[20]

Outras áreas da medicina se beneficiam igualmente da técnica da tomografia de coerências ótica . Para citar algumas: dermatologia no diagnóstico de lesões da pele como carcinomas etc. Na cardiologia se usa para obter imagens de alta resolução das artérias coronárias. O método de OCT por endoscopia foi introduzido em 1997 pelo pesquisador James Fujimoto no MIT e outros colaboradores. Finalmente, na indústria de semicondutores na medição não destrutiva das camadas finas dos seus dispositivos. O campo das aplicações do uso da OCT é cada vez mais amplo e se pode afirmar que novos e melhores equipamentos estão por vir.

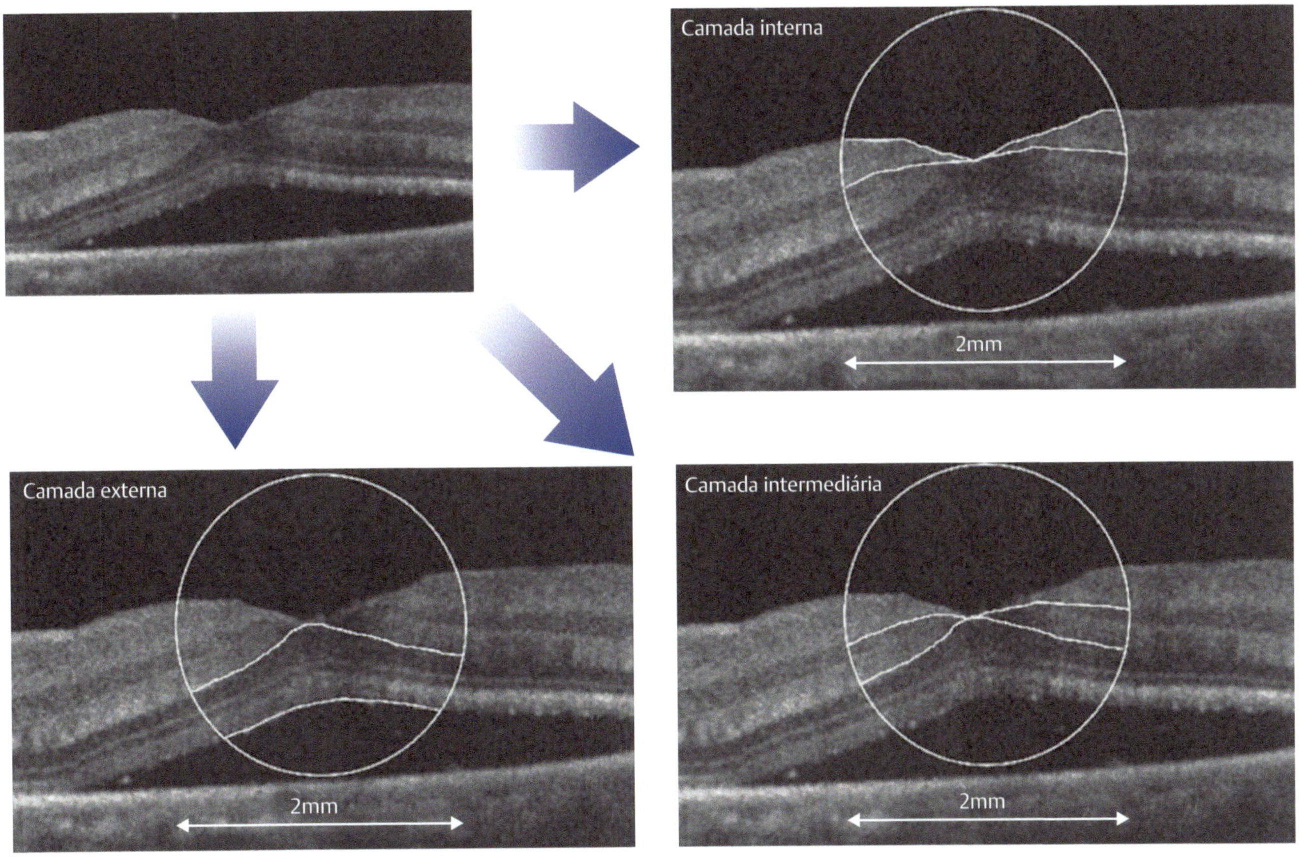

Fig. 1-27. Imagens pré-operatórias de tomografia de coerência óptica (OCT). Um círculo com um diâmetro de 2 mm foi posicionado manualmente no centro da superfície foveal da mácula destacada na imagem de OCT. A área macular dentro do círculo foi dividida em três seções: camada interna (superior direita: camada de fibras nervosas e camada de células ganglionares), camada intermediária (inferior direita: camada plexiforme interna e camada nuclear interna) e camada externa (inferior esquerda: camada plexiforme externa e camada nuclear externa). (Reproduzida com permissão de https://www.hindawi.com/copyright/.)[20]

REFERÊNCIAS BIBLIOGRÁFICAS

1. ESA's laser ranging station in Tenerife aims its green laser to the sky: © European Space Agency - ESA; 2022 [Available from: https://www.esa.int/ESA_Multimedia/Images/2022/02/ESA_s_laser_ranging_station_in_Tenerife_aims_its_green_laser_to_the_sky. Acesso em 07/05/2023.
2. Einstein A. Zur Quantentheorie der Strahlung. Physikalische Gesellschaft Zürich. 1916;18:47-62.
3. Maiman TH. Stimulated optical radiation in ruby. Nature. 1960;187(4736):493-4.
4. Laser em Oftalmologia. Provenzano J, Freitas JAHd, editors. Rio de Janeiro: Rio Med Livros Ltda.; 1998.
5. Components of a typical laser: Gain medium Laser pumping energy High reflector Output coupler Laser beam: Wikipedia, Licence: CC BY-SA 3.0;2006 [Available from: https://en.wikipedia.org/wiki/Laser#/media/File:Laser.svg. Acesso em 11/05/2023.
6. Helium neon laser spectrum: Wikipedia, License: CC BY-SA 3.0; 2006 [Available from: https://commons.wikimedia.org/wiki/File:Helium_neon_laser_spectrum.png. Acesso em 12/04/2023.
7. Vogel A, Venugopalan V. Mechanisms of pulsed laser ablation of biological tissues. Chemical Reviews. 2003;103(2):577-644.
8. Zaret MM, Breinin GM, Schmidt H, Ripps H, Siegel IM, Solon LR. Ocular lesions produced by an optical maser (laser). Science. 1961;134(3489):1525-6.
9. Garasz K, Tański M, Kocik M, Iordanova E, Yankov G, Karatodorov S et al. The effect of process parameters in femtosecond laser micromachining. Bulgarian Journal of Physics. 2016;43(2).
10. Ahi K. Gaussian profile of the laser beam is modeled mathematically by relating the physical parameters to the mathematical concepts. Wikipedia, License: CC BY-SA 4.0; 2016 [Available from: https://upload.wikimedia.org/wikipedia/commons/b/b0/Gaussian_Beam_Laser_Pulsed.png. https://escooptics.com/pages/materials-fused-silica-quartz. Acesso em 10/04/2023.
11. Chichkov BN, Momma C, Nolte S, von Alvensleben F, Tünnermann A. Femtosecond, picosecond and nanosecond laser ablation of solids. Applied Physics A. 1996;63(2):109-15.
12. Fused Silica Fused Quartz Chart: Esco Optics, Inc.; [Available from: https://escooptics.com/pages/materials-fused-silica-quartz. Acesso em 05/04/2023.
13. Michelson AA, Morley EW. LVIII. On the relative motion of the earth and the luminiferous Æther. The London, Edinburgh, and Dublin Philosophical Magazine and Journal of Science. 1887;24(151):449-63.
14. Einstein A. Zur Elektrodynamik bewegter Körper. Annalen der Physik. 1905;322(10):891-921.
15. Rille AL. interféromètre de Michelson réglé en coin d'air éclairé par une lampe blanche: Wikipedia, License: CC-BY-SA-2.5; 2007 [Available from: https://upload.wikimedia.org/wikipedia/commons/7/7a/MichelsonCoinAirLumiereBlanche.JPG. Acesso em 04/05/2023.
16. Fercher A, Roth E. Ophthalmic laser interferometry: SPIE; 1986.
17. Tsai T-H, Fujimoto JG, Mashimo H. Endoscopic optical coherence tomography for clinical gastroenterology. Diagnostics. 2014;4(2):57-93 CC BY 3.0.
18. Spectre d'un spot domestique à LED Wikipedia, Licence: CC-BY-SA-4.02015 [Available from: https://upload.wikimedia.org/wikipedia/commons/a/a9/LED01_spectrum.png. Acesso em 02/04/2023.
19. Haykin S, Moher M. Communication Systems: Wiley; 2009.
20. Suzuki N, Kunikata H, Aizawa N, Abe T, Nakazawa T. Predicting visual outcomes for macula-off rhegmatogenous retinal detachment with optical coherence tomography. J Ophthalmol. 2014;2014:269837, Licence: CC-BY.

Apêndice ▪ Principais Acontecimentos e Personagens na História Recente do *Laser*

Em Rose M *et al.* há um interessante resumo sobre a história do *laser*.[1] Deste, a título informativo, podem ser destacados os novos tipos de *lasers* e seus inventores, que se sucederam rapidamente. A partir do primeiro *laser* a invenção de novos tipos de *lasers* cresce exponencialmente, como apontamos anteriormente.

- *16 de maio de 1960:* Theodore H. Maiman, da Figura 1, um físico do Hughes Research Laboratories em Malibu, Califórnia, constrói o primeiro *laser* usando um cilindro de rubi sintético medindo 1 cm de diâmetro e 2 cm de comprimento, com as faces revestidas de prata para torná-las refletoras e assim implementando um ressoador Fabry-Perot.[22] Maiman usa lâmpadas de *flashes* fotográficas como fonte de bombeamento do *laser*.
- *1964:* O *laser* de dióxido de carbono é inventado por Kumar Patel no Bell Labs. O *laser* de emissão contínua mais poderoso de seu tempo, agora é usado em todo o mundo como ferramenta de corte na cirurgia e na indústria.
- *1964:* O *laser* Nd:YAG (YAG dopado com neodímio) é inventado por Joseph E. Geusic e Richard G. Smith nos Laboratórios Bell. O *laser*, mais tarde, provou ser ideal para aplicações cosméticas, como correção de visão assistida por *laser in situ keratomileusis (lasik)* e alisamento da pele.
- *1965:* Dois *lasers* são operados e modo *phase-locked* pela primeira vez no Bell Labs, um passo importante em direção às comunicações ópticas.
- *1965:* Jerônimo V.V. Kasper e George C. Pimentel demonstram o primeiro *laser* químico, um instrumento de cloreto de hidrogênio de λ = 3,7 μm, na Universidade da Califórnia, Berkeley.

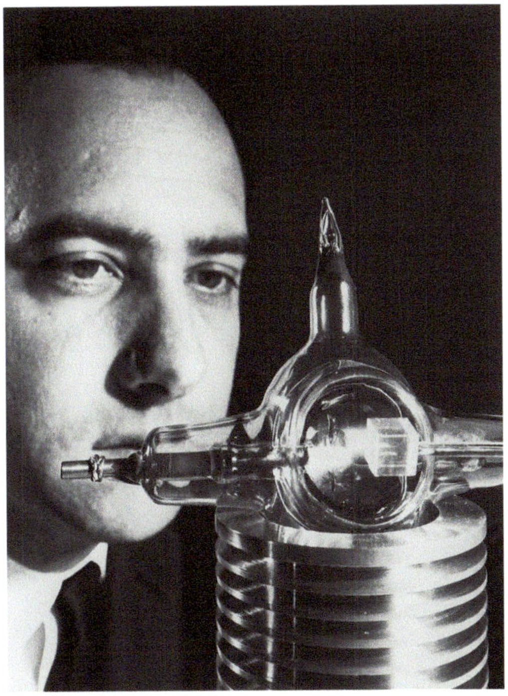

Fig. 1. Theodore Maiman com seu *laser*.[2]

- *1966:* Mary L. Spaeth, do Hughes Research Labs, inventa o *laser* de corante sintonizável sendo bombeado por um laser de rubi.
- *1966:* Charles K. Kao, trabalhando com George Hockham no Standard Telecommunication Laboratories em Harlow, Reino Unido, faz uma descoberta que conduz a um avanço na fibra óptica. Ele calcula como transmitir luz a longas distâncias através de fibras ópticas de vidro, concluindo que, com uma fibra de vidro mais puro, seria possível transmitir sinais luminosos a uma distância de 100 km, contra apenas 20 m para as fibras disponíveis na década de 1960. Kao recebe o Prêmio Nobel de Física de 2009 por seu trabalho.
- *1966:* O físico francês Alfred Kastler ganha o Prêmio Nobel de Física por seu método de estimular átomos a estados de energia mais altos, que ele desenvolveu entre 1949 e 1951. A técnica, conhecida como bombeamento óptico, foi um passo importante para a criação do maser e do *laser*.
- *Março de 1967:* Bernard Soffer e Bill McFarland inventam o *laser* de corante sintonízavel na Korad Corp. em Santa Mônica, Califórnia.
- *Fevereiro de 1968:* Na Califórnia, Maiman e outros pioneiros do *laser* fundaram o grupo de defesa do *laser*, Laser Industry Association, que se tornou o Laser Institute of America em 1972.
- *1970:* Basov, V.A. Daniellychev e Yu. M. Popov desenvolve o *laser excimer* na P.N. Instituto de Física Lebedev.
- *Primavera de 1970:* o grupo de Alferov no Ioffe Physico-Technical Institute e Mort Panish e Izuo Hayashi no Bell Labs produzem os primeiros *lasers* semicondutores de temperatura ambiente de onda contínua, abrindo caminho para a comercialização de comunicações por fibra óptica.
- *1970:* Arthur Ashkin, do Bell Labs, inventa o *Optical trapping*, o processo pelo qual os átomos são presos pela luz do *laser*. Seu trabalho é pioneiro no campo de pinças ópticas e leva a avanços significativos em física e biologia.
- *26 de junho de 1974:* Um pacote de goma de mascar Wrigley's é o primeiro produto lido por um leitor de código de barras em uma mercearia.
- *1975:* Engenheiros da *Laser* Diode Labs Inc. em Metuchen, N.J., desenvolvem o primeiro *laser* semicondutor comercial de onda contínua operando em temperatura ambiente. A operação de ondas contínuas permite a transmissão de conversas telefônicas.
- *1976:* Um *laser* semicondutor é demonstrado pela primeira vez no Bell Labs, operando continuamente à temperatura ambiente, cm um comprimento de onda superior a 1 μm. É o precursor de fontes para sistemas de ondas de luz de comprimento de onda longo.
- *1978:* O LaserDisc chega ao mercado de vídeo doméstico, com pouco impacto. Os primeiros jogadores usam tubos de laser HeNe para ler a mídia, enquanto os jogadores posteriores usam diodos de *laser* IR.
- *1978:* Após o fracasso de sua tecnologia de videodisco, a Philips anuncia o projeto de disco compacto (CD).

- *1982:* Peter F. Moulton, do Lincoln Laboratory do MIT, desenvolve o *laser* de titânio-safira, usado para gerar pulsos curtos nas faixas de picossegundos e femtossegundos. O *laser* Ti:safira substitui o *laser* de corante para aplicações de *laser* sintonizáveis e ultrarrápidas.

REFERÊNCIAS BIBLIOGRÁFICAS

1. Rose M, Hogan H. A History of the Laser: 1960 - 2019: Photonics Media; 2019 [Available from: https://www.photonics.com/Articles/A_History_of_the_Laser_1960_-_2019/a42279. Acesso em 19/04/2023.
2. 1960 Press Photo Dr. Theodore H. Maiman with his new laser device in New York: Associated Press; 1960 [Available from: https://upload.wikimedia.org/wikipedia/commons/1/19/Theodore_Maiman_1960.jpg. Acesso em 21/04/2023.

CAPÍTULO 2

O *LASER* NO SEGMENTO ANTERIOR DO OLHO

Carlos Guillermo Arce ▪ Fernando Nunes da Silva

INTRODUÇÃO

A palavra *laser* é um acrônimo derivado do inglês ***L**ight **A**mplification by **S**timulated **E**mission of **R**adiation* ou amplificação da luz por emissão estimulada de radiação.

A tecnologia *laser* tem-se moldado à oftalmologia por mais de 40 anos. Os diversos tipos de raios *laser* diferenciam-se pelo comprimento de onda da radiação eletromagnética emitida e dos efeitos que cada um deles ocasiona nos tecidos do olho permitindo cirurgias sem precisar abrir ou entrar mecanicamente no olho. Os efeitos fotoquímicos (reações químicas) ou térmicos (aquecimento local) específicos dependem da interação *laser*-tecido aos diferentes comprimentos de onda, durações de pulso e níveis de energia focalizada. Ocorrerá coagulação ou cauterização ao alcançar temperaturas acima de 60°C. Quando a luz *laser* pulsada com intensidades entre 107 e 109 W/cm^2 interage com tecido fortemente absorvente, o material próximo à superfície pode ser removido explosivamente por "fotoablação". Esse efeito é utilizado pelos *excimer laser* de luz UV pulsada para modificar a curvatura da córnea. Se o pulso tem uma duração muito curta, na faixa dos picossegundos ou femtossegundos, e a intensidade for acima dos 1.011 W/cm^2, interações de tipo corte do tecido podem ser alcançadas.[1,2] Uma revisão muito boa encontra-se disponível na literatura.[3]

Lasers de femtossegundo e de Nd:YAG (por neodímio, ítrio, alumínio, granate) são *lasers* de estado sólido que operam nos comprimentos de onda próximos ao infravermelho, porém os primeiros têm uma duração de pulso menor a 1 picossegundo e produz ruptura óptica do tecido com um umbral de exposição radiante (J/cm^2) quase duas vezes menor.

O primeiro *laser* Nd:YAG com pulsos na faixa dos nanossegundos e comprimento de onda perto do infravermelho em 1.064 nm foi o *laser Q-switched* Nd:YAG, muito usado em dermatologia. Com uma energia de entre 0,3 e 10 mJ pode ser enfocado em uma área muito pequena de tratamento (apenas algumas micra), porém com alta intensidade, acima de 1.011 W/cm^2. A ruptura óptica do tecido origina-se quando a absorção de fótons leva à ionização das moléculas do tecido criando elétrons livres que são acelerados ao absorver a energia fotônica. Após repetidas absorções de fótons, os elétrons carregados de energia cinética ionizam mais moléculas por ionização de impacto criando mais elétrons livres e um efeito avalanche retroalimentado. Ao atingir uma densidade de elétrons de aproximadamente 1.020/cm^3, a matéria na zona de foco do *laser* converte-se em plasma (nuvem de íons e elétrons livres) que é altamente absorvido por fótons de todos os comprimentos de onda, aumenta-se a temperatura junto com a densidade de energia até o momento que se forma uma bolha de cavitação e a evaporação (fratura) do tecido com liberação de vapor de água e gases como o H_2, O_2, metano e etano. A pressão desses gases empurra ainda mais o tecido ao redor, expandindo a bolha até que ela finalmente colapsa criando uma segunda onda de choque que completa o processo que chamamos de fotodisrrupção do tecido (Fig. 2-1).[3]

Os *lasers* de femtossegundo são uma evolução dos *lasers* Nd:YAG. Neles, a energia de pulso necessária para alcançar a fotodisrrupção do tecido foi reduzida de duas maneiras: primeiro, encurtando a duração do pulso. Inicialmente com pulsos de 800 femtossegundos agora existem *lasers* com pulsos de 200-300 femtossegundos. Em segundo lugar, diminuindo o tamanho da zona focal. Como o volume focal varia inversamente em relação ao cubo da abertura numérica, a maior abertura, menor é o ponto focal e, consequentemente, menor o limiar de energia para a ruptura óptica do tecido (Fig. 2-2).[3]

Atualmente, existem até nove dispositivos *laser* de femtossegundo comercialmente disponíveis, cada um com diferentes emissões de energia e frequência de pulsos. O primeiro *laser* de femtossegundo aprovado para oftalmologia foi o IntraLase™ (Abbott Medical Optics, Chicago, IL, USA, atualmente Johnson & Johnson, Brunswick, NJ, USA) que foi lançado em 2001 para a produção do retalho no LASIK e substituir os microcerátomos mecânicos. Originalmente tinha pulsos com uma frequência de repetição de 15 kHz e energia de vários µJ. A partir de 2005 apareceram as diferentes versões do Ziemer LDV (por Leonardo da Vinci) até a versão mais atual, o LDV Z8 NEO (Ziemer Ophthalmic Systems AG, Port, Suiça) (Fig. 2-3),o Wavelight FS200 (Alcon, Fort Worth, TX, USA) e o VisuMax™ (Zeiss, Oberkochen, Germany). Em 2009 apareceu o primeiro *laser* para cirurgia de catarata, o LenSx™ (Alcon, Fort Worth, TX, USA) com versões iniciais operando com uma frequência de repetição de 33 kHz e energia de 6 a 15 µJ. Pouco tempo depois seguiram o Catalys™ (Johnson & Johnson Surgical Vision, Santa Ana, CA, USA), o LensAR® (Lensar Inc, Orlando, FL, USA) e Victus™. (Bausch & Lomb Inc, Laval, Quebec, Canada). Alguns desses *lasers* podem ser utilizados tanto na córnea quanto na cirurgia de catarata (Quadro 2-1).

Algumas das aplicações mencionadas nesse capítulo serão independentemente revisadas em forma mais ampla por outros colaboradores de outros capítulos do livro.

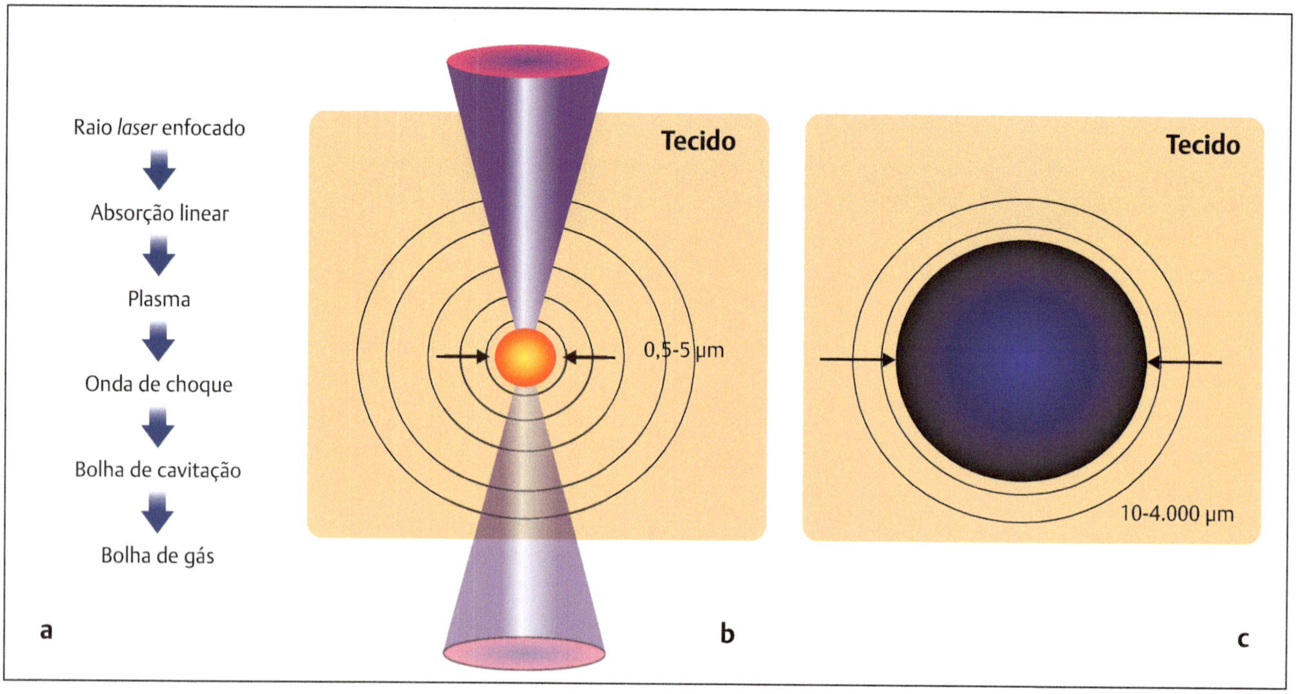

Fig. 2-1. Efeitos dos *lasers* de pulso curto no tecido. (**a**) Sequência dos efeitos e eventos induzidos. (**b**) Intervalo do tamanho do plasma e padrão da onda de pressão. (**c**) Faixa das possíveis dimensões da bolha de cavitação (dependente da energia do pulso).

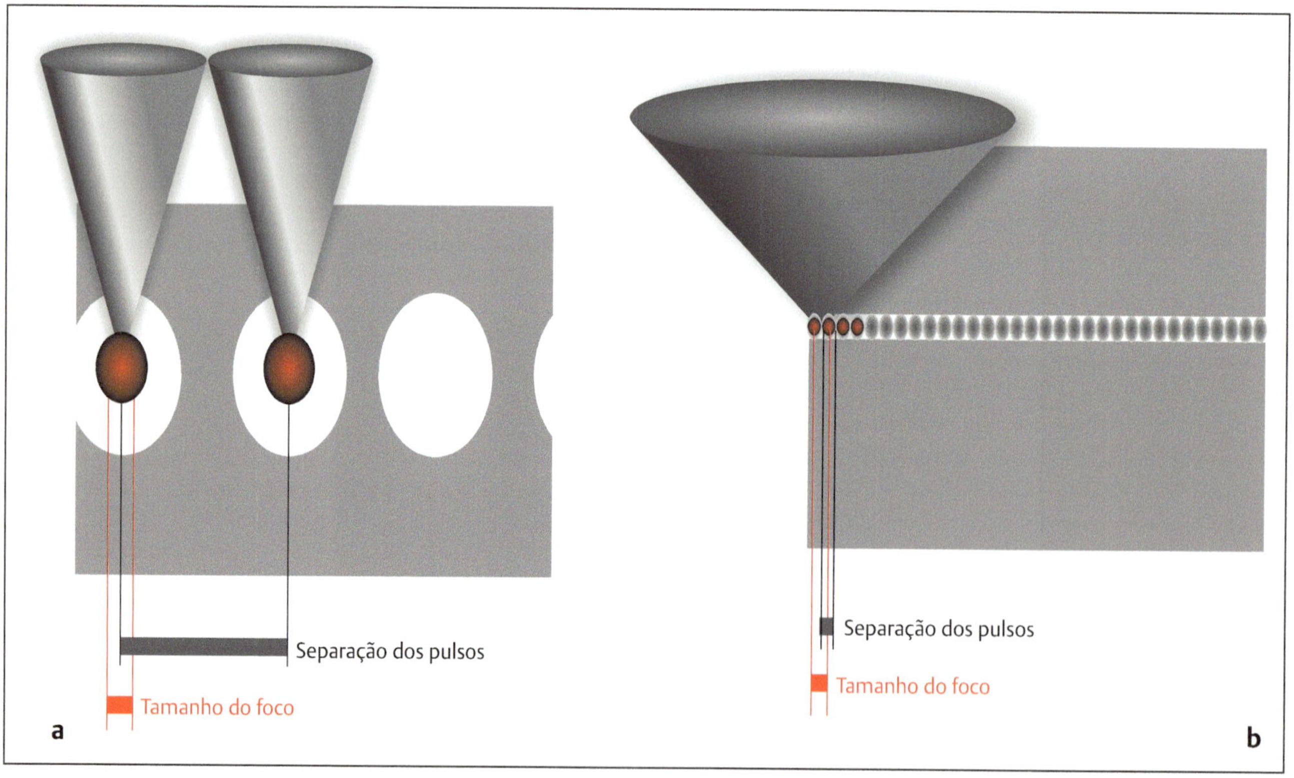

Fig. 2-2. (**a**) Alta energia de pulso com baixa taxa de repetição (grande separação de pulsos). (**b**) Energia de pulso baixa com alta taxa de repetição (separação pequena dos pulsos e sobreposição das zonas de plasma).

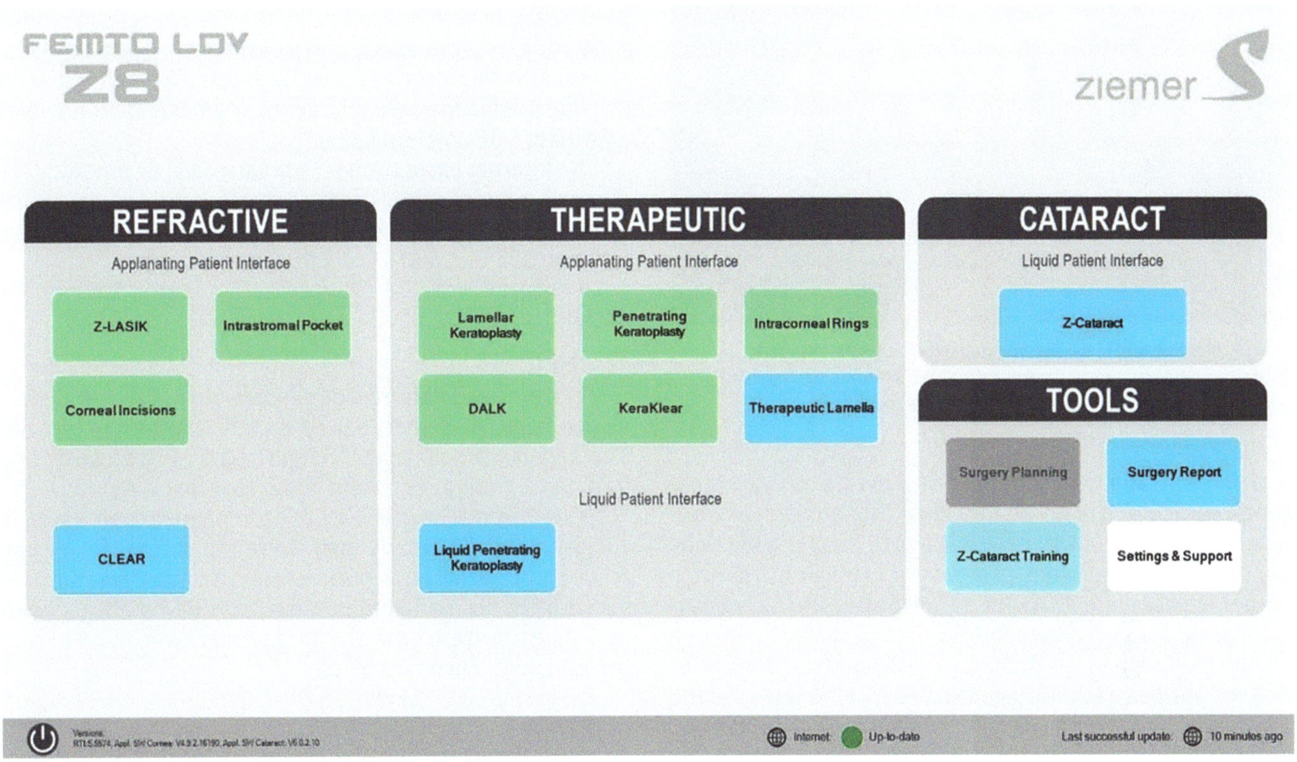

Fig. 2-3. Janela do módulo de seleção das aplicações do *laser* de femtossegundo LDV Z8. (Reproduzida com permissão de Ziemer Ophthalmic Systems AG, 2021.)[4]

Quadro 2-1. *Lasers* de femtossegundo Comercialmente Disponíveis para Cirurgia Ocular

	IntraLase	Wavelight FS200	LenSx	LensAR	Catalys	Victus	VisuMax	LDV Z8	Atos*
Taxa de repetição do pulso (kHz)	30–150	200	60	80	120	80/160	500	10000	< 4000
Duração do pulso (fs)	> 500	350	600-800	500	< 600	290-550	220-580	250	< 295
Energy **do pulso (μJ)**	Ca. 1	< 1,5	> 15	7-15	3-10	6-10	< 1	< 1	< 1
Interface	Plana	Plana	Curva gelatinosa	Líquida	Líquida	Curva semilíquida	Curva	Plana ou líquida	Curva
Retalho do LASIK	+	+	-	+	-	+	+	+	+
Lentículas	-	-	-	-	-	-	+	+	+
Transplante Túneis	+	+	-	-	-	+	-	+	-
Cirurgia de catarata	-	-	+	+	+	+	-	+	-
Mobilidade	+	-	+	++	-	-	-	++	++

* Schwind eye-tech-solutions GmbH, Kleinostheim, Alemanha.

ANEXOS

Distiquíase e Triquíase

A termoablação ou vaporização dos folículos pilosos das margens palpebrais com *laser* argônio (488-514 nm, luz azul esverdeado) e anestesia local é segura e tem mostrado bons resultados no tratamento da triquíase.[5] Entretanto, apesar da técnica de ablação folicular seletiva não ser nova e ter sido descrita em 1979 não costuma ser utilizada com a frequência que deveria considerando a prevalência da distiquíase em nosso meio,[6] provavelmente pelo custo dos equipamentos. Os parâmetros recomendados são mira de 150 μm, potência entre 750 e 1.400 mW e tempo de exposição de 0,2 segundo. Geralmente de 2 a 9 disparos por sessão causam uma depressão na margem palpebral sobre o cílio a ser tratado.[5] Não encontramos reportes do uso dos múltiplos aparelhos *laser* usados para depilação do corpo nas pálpebras apesar de muitos ser de Nd:YAG.[7,8]

Meibomite, Blefarite, Olho Seco e Vias Lacrimais

Para as aplicações do *laser* na cirurgia das vias lacrimais sugerimos revisar o Capítulo 4 no qual Alvin H. explica muito bem sobre esse tópico.

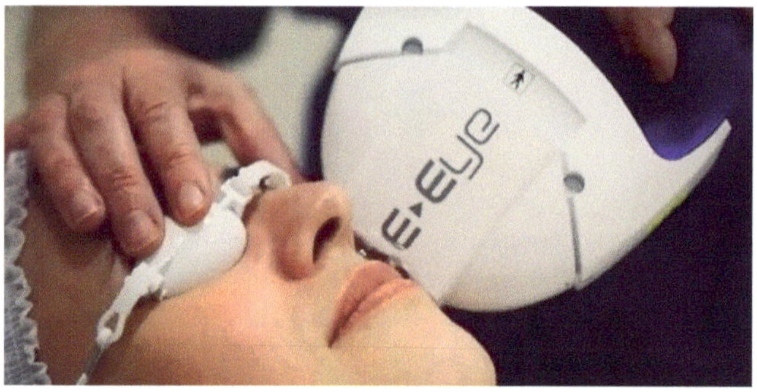

Fig. 2-4. O E-Eye IRPL®, por *Intense Regulated Pulsed Light*, gera sequências de pulsos uniformes e calibradas de feixes de "luz fria" sobre as glândulas inativas ou obstruídas das pálpebras.

Por outro lado, a inflamação das glândulas de Meibômio tende a aumentar o ressecamento dos olhos ao alterar a composição do filme lacrimal necessária para manter a umidade ocular. O calor gerado nas pálpebras ao aplicar luz pulsada IPL (por *intense pulse light*) por 3 a 5 minutos, em forma programada de 2 a 3 sessões cada 15 a 30 dias, ajudaria a diluir a gordura melhorando sua drenagem ao desobstruir as glândulas. A luz pulsada não estaria indicada para olho seco causado por diminuição ou perda do componente aquoso da lágrima. Para que este tratamento seja efetivo, o oftalmologista precisa, adicionalmente, exprimir manualmente a secreção das glândulas de meibômio.[9]

A luz pulsada IPL (por *intense pulsed light*) não é propriamente um *laser*, já que o feixe de luz é policromático, com vários comprimentos de onda e, por tanto, não coerente (sem ordem no tempo e espaço). Diversos equipamentos de origem nacional e de fora do país estão disponíveis no mercado mundial: E-Eye IRPL® (DryCom, Nova Lima, MG) (Fig. 2-4), MiBo Thermoflo (MiBo Medical Group, Plano TX) e Universal IPL (Lumenis Be Ltd, Yokneam, Israel). Há relatos na internet sobre a falta de evidência publicada com alguns deles.[10]

Tratamento de Olheiras e Lesões Palpebrais

Nesse livro, Bittencourt Faria M tratam no Capítulo 3 sobre o *laser* de CO_2 e a radiofrequência na plástica ocular. Os *lasers* de CO_2 (comprimento de onda de 1.064 nm na porção invisível do espectro eletromagnético) e de *erbium* (comprimento de onda de 294 nm) também têm sido muito usados em dermatologia. O cromóforo de ambos é a água, porém a absorção é dez vezes maior no *laser* de *erbium*. O dano térmico e a ablação são maiores com o *laser* de CO_2 (entre 50-150 µm) que com o de *erbium* (10-20 µm) devido a que a maior absorção de água faz que mais energia seja consumida na superfície diminuindo a energia transmitida ao tecido exposto ao *laser*. Estes *lasers* clareiam a pele ao quebrar melanócitos e remover células superficiais com excesso de melanina, cauterizam vasos sanguíneos pequenos e, aparentemente, estimulam sua absorção diminuindo a sua visibilidade. O efeito térmico mínimo, entretanto, não estimularia nova hiperpigmentação.[11]

Embora a exérese cirúrgica continue sendo o tratamento convencional de lesões tumorais benignas das pálpebras, o uso do *laser* está aumentando. O *laser* de *erbium* tem sido recomendado para rugas finas, cicatrizes, lesões vasculares superficiais pequenas, manchas de pele (como hiperpigmentação palpebral), nevo epidérmico, ceratose e xantelasma. Rugas moderadas e profundas, cicatrizes e eritema pós-acne, melasma ou rosácea seriam mais bem tratadas com o *laser* de CO_2 que origina mais encolhimento do colágeno promovendo a formação de novo colágeno.[11]

Na internet encontramos uma variedade de produtos com diversas ponteiras para áreas de tratamento de 1,3 a 10 mm e comprimentos de onda desde o 294 nm (*erbium*),[12,13] até 532 nm, 595 nm, 660 nm e 1.064 nm (CO_2).[14]

CONJUNTIVA

Pterígio

Existem trabalhos recentes indicando que o *laser* de femtossegundo LDV Ziemer Z8 pode ser utilizado como alternativa à exérese convencional do pterígio e para a dissecção de retalhos muito finos a ser usados como enxertos conjuntivais.[15-17]

Este *laser* é infravermelho (comprimento de onda de 1.053 nm) com pulso de duração muito curta (10^{-15}) e consegue cortar tecidos translúcidos como a conjuntiva com energia na faixa dos nanojoules, altas taxas de repetição, acima de 1 mega-hertz, e uma abertura numérica maior, em comparação com outros sistemas.[18]

CÓRNEA

LASIK e PRK

As cirurgias refrativas LASIK (por *laser-assisted in situ keratomileusis*) e PRK (por *photorefractive keratectomy*) com *excimer laser* UV são revisadas por Rodrigues AC e Balarin HM no Capítulo 7. Entretanto, existem outros *lasers* de estado sólido que podem ser utilizados para cirurgia refrativa, tanto como complemento da ablação na elaboração do retalho no LASIK quanto como produção de lentículas (*lasers* de femtossegundo) ou mesmo para substituir os *excimer lasers*. O novo *laser* de ablação Aquariuz (Ziemer Ophthalmic Systems AG, Port, Suíça) por exemplo, além de ser mais compacto que os *excimer lasers*, opera em comprimento de onda que é menos absorvida pelas moléculas de água permitindo que a ablação seja menos afetada pela temperatura e humidade da sala de operações, reduzindo os investimentos de infraestrutura ambiental (Fig. 2-5).[19]

Uma variedade de microcerátomos mecânicos têm sido desenvolvidos para produzir retalhos no LASIK, geralmente com espessura de 120 µm ou maior. A energia UV do *excimer laser* ou de estado sólido é aplicada no leito para, assim, modificar a curvatura e o poder refrativo da córnea. O propósito final da cirurgia LASIK é o aplanamento ou o encurvamento da zona central óptica da superfície anterior da córnea após o retalho ser reposicionado.

Os *lasers* de femtossegundo com taxas de repetição dos pulsos na faixa dos MHz e sistemas tridimensionais de varredura do feixe de luz têm permitido colocar muitos pulsos perto uns dos outros e cortes contínuos em planos da córnea com um efeito térmico secundário insignificante. Com os *lasers* de femtossegundo, o retalho não somente pode ter vários padrões de corte reduzindo a possibilidade de infiltração de células epiteliais no leito ou na face posterior do retalho (Fig. 2-6), mas também tende a ser muito mais previsível e fino, desde 90 µm, reduzindo o impacto da cirurgia na biomecânica da córnea e o risco de ectasia pós-operatória (Fig. 2-7).[3]

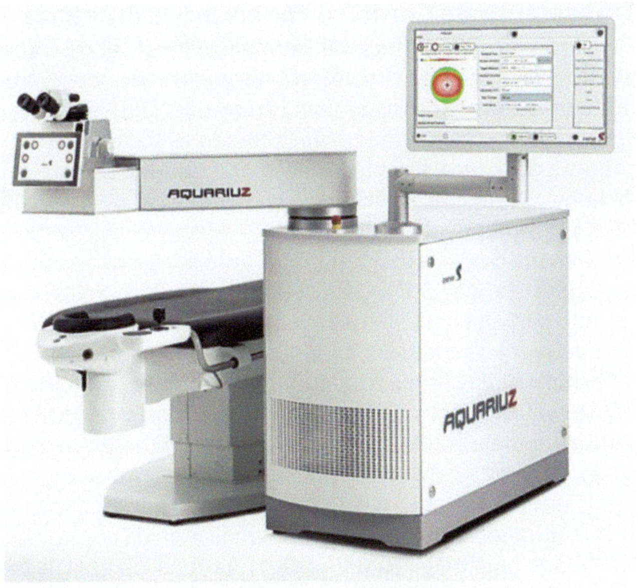

Fig. 2-5. *Laser* de ablação da córnea de estado sólido Aquariuz.

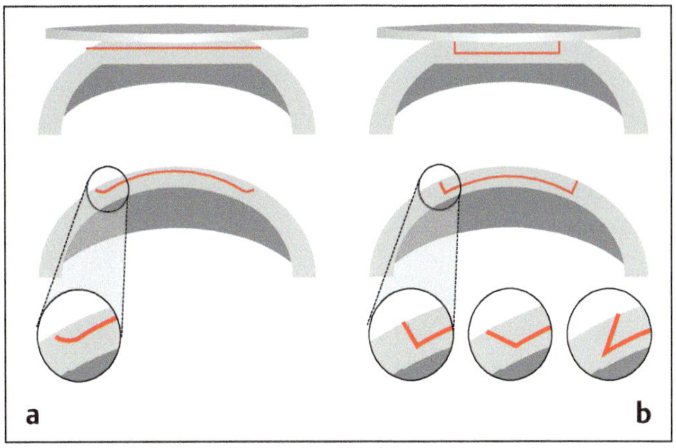

Fig. 2-6. Retalhos cortados com *laser* de femtossegundo: (a) plano reto (vermelho) com lados continuamente curvados cortados durante o acoplamento a vácuo com uma interface plana, (b) opções de corte angulado. (Reprodiza com permissão de Ziemer Ophthalmic Systems AG, 2021.)[4]

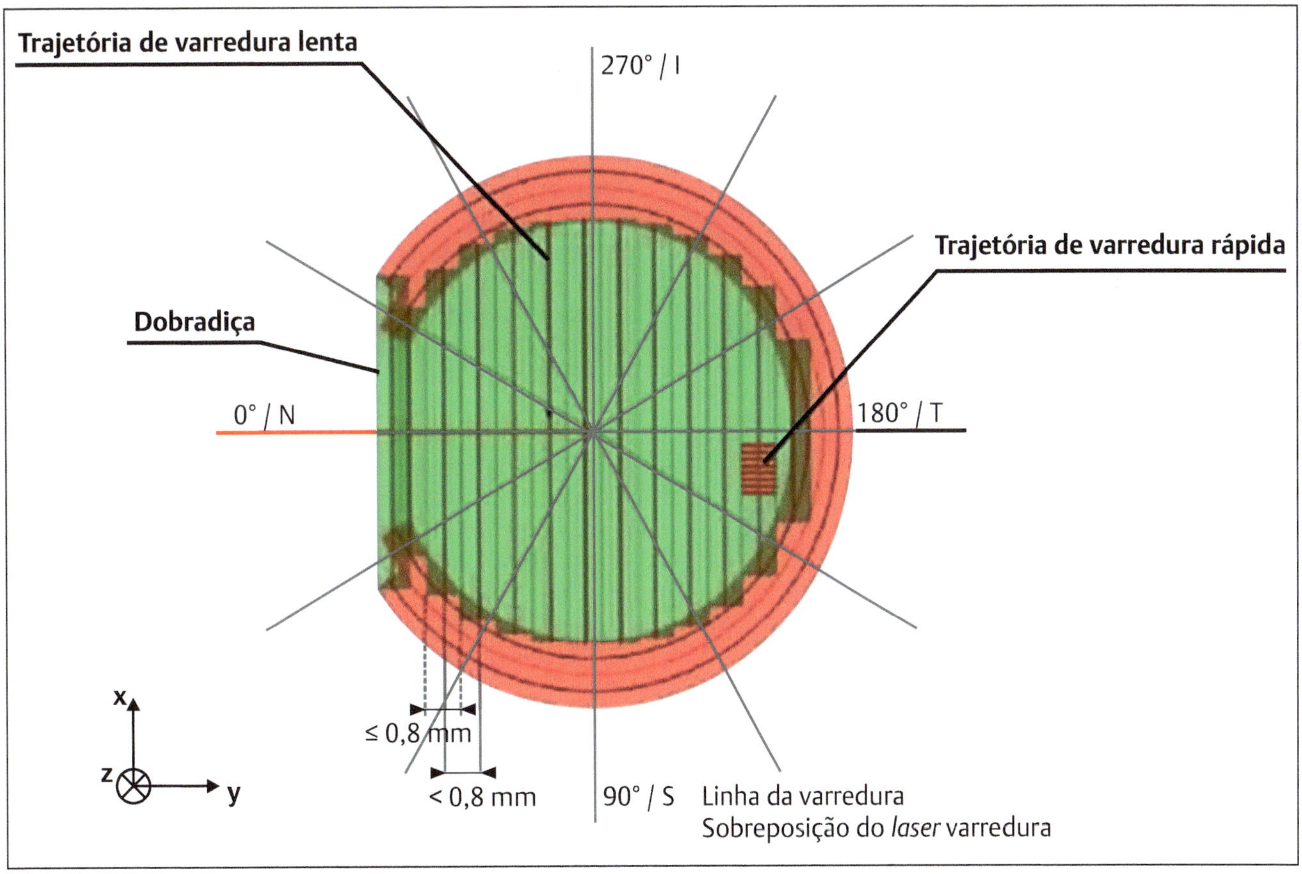

Fig. 2-7. Esquema do retalho produzido com o *laser* femtosegundo para o LASIK.

Criação, Retirada ou Implante de Lentículas

A capacidade dos *lasers* de femtossegundo de realizar fotodisrrupção das células preservando tecidos circundantes, criando cortes geométricos precisos com diferentes padrões permitem aplicações em diversas cirurgias refrativas, da córnea e de catarata.[20-23] Atualmente é possível preparar bolsos (*pockets*), cortes no estroma e lentículas com extrema precisão.[24]

Embora não seja mais implantado, o *laser* de femtossegundo tem sido utilizado para a produção de bolsos destinados a introdução na córnea de lentículas refrativas transparentes ou de anéis foscos com a finalidade de produzir efeito estenopeico.[25,26] A pesquisa atual está na criação de lentículas circulares ou em anéis com materiais sintéticos ou biológicos, como as próprias córneas humanas, para o tratamento de hipermetropia e ceratocone.

A ceratofaquia inventada há mais de 70 anos tem se renovado com a tecnologia do *laser* de femtossegundo[27] Em 2007 se iniciou a criação de lentículas intracorneanas com o *laser* de femtossegundo VisuMax. O método chamado FLEx (por *femtosecond lenticule extraction*) foi apresentado como alternativa e com efeitos refrativos semelhantes ao LASIK realizada com *excimer lasers*. Com a evolução do FLEx veio o SMILE (por *small incision lenticule extraction*) para corrigir miopia e astigmatismo y, atualmente, também hipermetropia e presbiopia.[28] A literatura sustenta que o SMILE e o LASIK com retalho por femtossegundo ou FS-LASIK, não tem resultados significativamente diferentes, exceto na sensação corneal e no tempo de rompimento de lágrimas, que favoreceram ao SMILE.[28-30]

Mas recentemente foi desenvolvido o CLEAR (por *cornea lenticule extraction for advanced refractive-correction*) com o *laser* LDV Z8, fornecendo melhores opções de centrado e controle de rotação durante a cirurgia.[31,32] Em ambos os casos, no SMILE e no CLEAR, o lentículo é extraído por uma pequena incisão sem necessidade de retalho completo como no FLEx ou LASIK (Fig. 2-8).

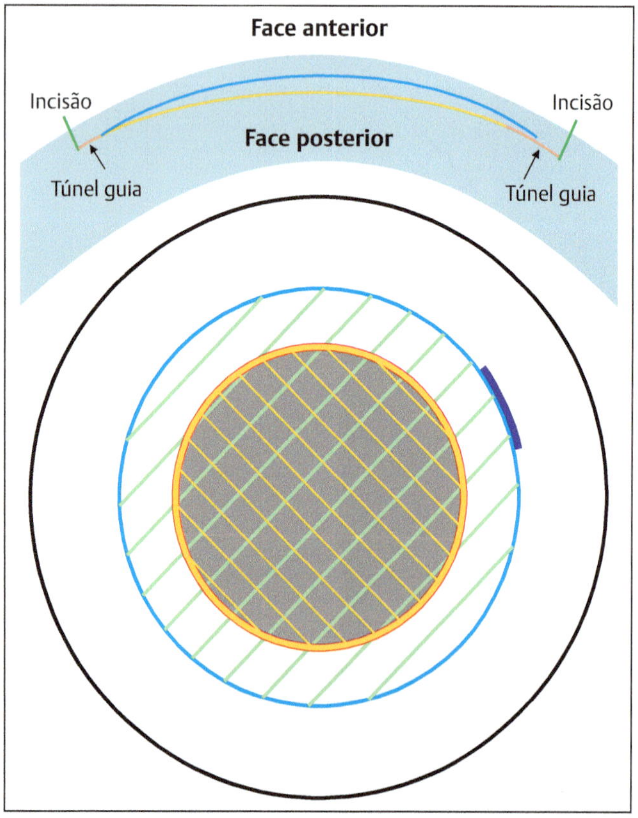

Fig. 2-8. Esquema do SMILE e do CLEAR mostrando a face interna da lentícula (amarelo), a incisão (verde), o túnel guia e a fase superior da lentícula (azul). (Adaptada com autorização de Ziemer Ophthalmic Systems AG, 2021.)[4]

Transplante de Córnea e Túneis Intracorneanos

No Capítulo 6, Pfluck HT detalha as técnicas de transplante e a criação de túneis para o implante de segmentos intracorneanos em córneas com ceratocone. Efetivamente, o *laser* de femtossegundo tem aprimorado as técnicas de trepanação da córnea, formação de *flaps* ou túneis e a separação de lamelas específicas incluindo as membranas de Bowman, Dua, Descemet ou do endotélio.[3]

O mapa de curvatura tangencial anterior e a paquimetria do Galilei (Ziemer Ophthalmic Systems AG, Port, Suíça) tem servido para guiar a técnica denominada de *big-bubble* DALK (por *deep anterior lamelar keratoplasy*) ou transplante lamelar profundo da córnea com bolha grande. Para que a membrana de Descemet não se separe do estroma e permaneça grudada à membrana de Dua (camada acelular mais profunda do estroma), e que o resto do estroma central se descole praticamente sempre, tem-se recomendado que a injeção do ar seja num local afastado do ponto mais fino da córnea (determinado pelo mapa paquimétrico), na zona em anel de cor verde-amarela (sinal da bandeira do Brasil, com valores de curvatura normais) que rodeia a região com ectasia de cor vermelha (com encurvamento patológico) evitando a área periférica azul-claro extremamente plana (com tecido mais compacto e de difícil delaminação). Após escolher onde injetar o ar, o *laser* Femto LDV Z8 pode ser usado para criar um túnel para a cânula com a profundidade correta assim como os cortes circulares verticais da trepanação (Fig. 2-9).[33]

Paracentesis e Incisões Relaxantes

Embora, por razões de custo e rapidez, a(s) entrada(s) na câmara anterior ou *paracentesis* é(são) regularmente feita(s) com facas de aço ou diamante, elas podem perfeitamente ser realizadas com *laser* de femtossegundo com muito maior repetibilidade e numa variedade de desenhos e patrões.

O conceito de incisões na córnea para correção astigmática é muito antigo e foi padronizado com nomogramas relativamente imprevisíveis entre 1980 e 1990.[34,35] Atualmente os *lasers* de femtossegundo oferecem a possibilidade de precisão extrema na posição, comprimento, profundidade, curvatura e ângulo do corte na córnea. A opção de ceratotomias totalmente intrastromais também diminuiria o risco potencial de infecção inerente a feridas abertas transepiteliais.[36,37]

Recentemente estão sendo apresentadas técnicas de cortes em cunha com *laser* de femtossegundo e suturas de tensão com a finalidade de remodelamento da córnea em casos de ceratocone avançados.[38]

Neovasos

A cauterização com diatermia monopolar, bipolar ou *laser* sozinho tem demonstrado eficácia relativa na redução de neovasos na córnea.[39] Vários tipos de *laser* têm sido empregados, desde terapia fotodinâmica usando *laser* diodo de baixo poder e comprimento de onda de 664 nm combinado com injeção endovenosa de SnET2 (etiloetiopurpurina de estanho) até o *laser* de argônio em forma direta para cauterizar vasos sanguíneos superficiais da conjuntiva e da córnea.[40,41] Entretanto a combinação de injeção de agentes anti-VEGF (por *vascular endothelial growth factor*) e fotocoagulação com *laser* de argônio é uma forma muito boa de tratamento (Donato MG,

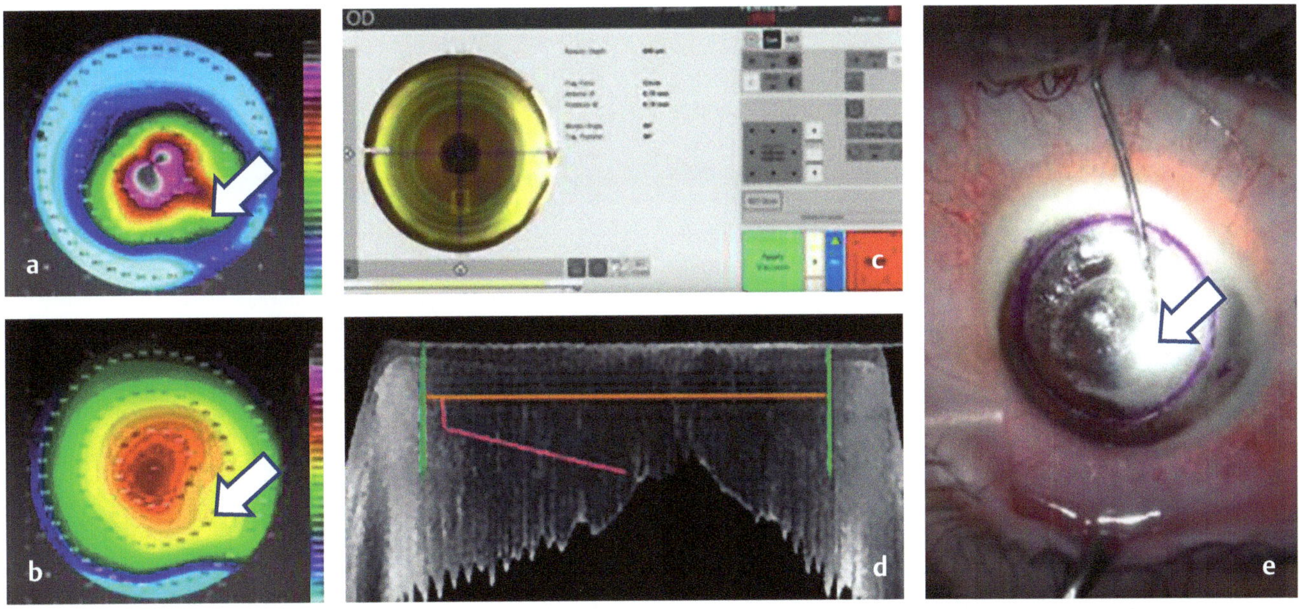

Fig. 2-9. Com o mapa tangencial de curvatura anterior com 10 mm de diâmetro e escala CGA-1 D-German do Galilei pode-se escolher um lugar da córnea (seta branca) na zona anelar verde-amarela (sinal da bandeira de Brasil), que fique fora da porção periférica azul-claro (**a**) e longe do ponto mais fino (zona mais vermelha no mapa paquimétrico (**b**). Com esta informação pode-se programar o *laser* de femtossegundo LDV Z8 da Ziemer (**c**) para criar um túnel (**d**) e colocar a cânula usada para injetar ar e formar a bolha tipo 1 que separa a membrana de Dua do resto do estroma (**e**). (Imagem **d** reproduzida com autorização de Ziemer Ophthalmic Systems AG, 2021.)4,[33]

Donato E, de Campos Cordeiro MA, de Andrade MM e Holanda de Freitas JA, Capítulo 5). Atualmente, a técnica MICE (por *mitomycin-C intravascular chemoembolization*), que consiste na injeção de mitomicina C nos vasos tronco perilimbares, está sendo preferida por sua simpleza e resultados.[42]

IRIS, TRABÉCULO E CORPO CILIAR

As principais aplicações dos *lasers* de Nd:Yag cortando tecidos oculares são a capsulotomia posterior em pseudofacos, a iridotomia periférica em casos de câmara rasa como tratamento preventivo do glaucoma agudo de ângulo fechado, enquanto o *laser* de argônio tem sido empregado mais para pupiloplastia na reconstrução da íris.[43-47]

Com os q-*switched* Nd-YAG *lasers* de dupla frequência (532 nm) é possível fazer a trabeculoplastia seletiva a *laser* ou SLT (por *selective laser trabeculoplasty*) mediante 50 a 55 disparos não sobrepostos nos 180° da malha trabecular e níveis de energia que variam entre 0,6 e 1 mJ por pulso.[48] A trabeculoplastia com *laser* de argônio azul-verde (ALT por *argon laser trabeculoplasty*), por outro lado, é realizada com 45 a 55 disparos, também não sobrepostos, nos 180° do trabeculado, com um nível de energia de 1.150 mW por pulso.[49] No Capítulo 8, Cvintal V e Almodin J se ocupam mais extenso da trabeculoplastia com *laser* de argônio. Em 5 anos de controle, ambos os procedimentos, SLT e ALT, tiveram eficácia semelhante em olhos com glaucoma de ângulo aberto primário que estavam recebendo terapia médica máxima tolerada. No entanto, dados de longo prazo parecem revelar que muitos desses pacientes terminam necessitando de mais intervenção médica ou cirúrgica.[49] O que observamos na prática é que a SLT pareceria ter melhor sucesso a longo prazo do que o ALT em tratamentos repetidos de trabeculoplastia a *laser*.

Os procedimentos ciclodestrutivos visam reduzir a pressão intraocular por diminuição da produção de humor aquoso, através da destruição dos processos ciliares. *Lasers* Nd-YAG e de diodo têm sido usados para o tratamento de glaucoma refratário desde a década de 1980 para substituir os procedimentos mais antigos e invasivos de ciclodiatermia ou ciclocrioterapia.[50-53] A ciclofotocoagulação transescleral do corpo ciliar com *laser* de diodo diminuiu a pressão intraocular em pacientes com glaucoma persistente e descontrolado, em forma semelhante a ciclocrioterapia, porém, com menos complicações associadas.[53] Igualmente, a ciclofotocoagulação teve a mesma taxa de sucesso que a implantação da válvula de Ahmed no tratamento de glaucoma neovascular em forma menos invasiva, menos demorada e mais fácil.[54] Neste livro, Carvalho Jr D se ocupa no Capítulo 11 sobre o *laser* nos processos ciliares.

CRISTALINO E LIO

A cirurgia de catarata assistida por *laser* de femtossegundo ou FLACS (por *femtosecond laser assisted cataract surgery*) será muito bem revisada por Coelho RP, Neumann RZ e Giachetto VM no Capítulo 9, enquanto o uso do *laser* nanossegundo será tratado por Paulino E, Paulino LV e Paulino-Habib IC no Capítulo 10.

Desde a proposta de usar pulsos *laser* ultracurtos para ablação da catarata em 1992 e a primeira cirurgia com laser de femtossegundo em 2008,[55,56] vários fabricantes têm inovado com plataformas muito seguras que atualmente permitem visualizar e medir o segmento anterior do olho, planejar a função de corte do *laser* na extensão, na localização e na profundidade exatas, e realizar incisões na córnea tanto para a introdução de instrumentos como para a correção do astigmatismo, capsulotomia anterior circular e fragmentação do núcleo da catarata. Para todos esses propósitos, o olho é acoplado ao sistema de forma que a óptica *laser* possa ser aplicada em forma precisa na área e profundidade pretendidas.

Enquanto alguns sistemas usam interfaces de óptica líquida (Femto LDV da Ziemer), outros têm uma lente de fixação curva e sistema de sucção (LenSx da Alcon e Victus da Bausch e Lomb) ou um anel de sucção preenchido com fluido (Catalys da Johnson & Johnson e LensAR da Lensar Inc) (Quadro 2-1).[3]

As principais vantagens do uso do *laser* de femtossegundo nas cirurgias de catarata são a precisão e a repetibilidade das incisões, a redução da energia de ultrassom para a facoemulsificação do núcleo da catarata, dimensionamento perfeito da incisão corneia no que diz respeito a posição, comprimento e profundidade e previsibilidade e repetibilidade no tamanho e posição da capsulotomia. Apesar dessas vantagens óbvias, estudos de metanálise não conseguiram comprová-las no resultado final ao comparar a cirurgia assistida por *laser versus* a facoemulsificação manual convencional nos casos de rotina.[57,58] Entretanto apesar do maior custo da cirurgia com *laser* existem pacientes que se beneficiam como aqueles com baixa contagem de células endoteliais na córnea,[3] cataratas polares posteriores e hipermaduras brancas,[59] debilidade zonular, pseudoexfoliação e luxação de cristalino.

Existem estudos que podem levar à capsulotomia posterior primária assistida a *laser*, marcação de cápsula de lente para posicionamento da lente intraocular tórica e a mudança do poder da lente intraocular por meio do *laser* para alcançar a *emmetropia* em todos os olhos.[60]

REFERÊNCIAS BIBLIOGRÁFICAS

1. Welch AJ, van Gemert M. Optical-thermal response of laser-irradiated tissue; Springer, Berlin/Heidelberg, Germany; 2011.
2. Kaschke M, Donnerhacke KH, Rill MS. Optical devices in ophthalmology and optometry: Technology, design principles and clinical applications. German: Wiley-VCH Verlag GmbH & Co KGaA, Weinheim; 2014.
3. Latz C, Asshauer T, Rathjen C, Mirshahi A. Femtosecond-laser assisted surgery of the eye: Overview and impact of the low-energy concept. Micromachines. 2021;12:122.
4. Ziemer Ophthalmic Systems AG. Femto LDV Z8 Operator Manual. Version 12, May 2021. Doc. No. FL5940-0507-12
5. da Fonseca Jr NL, Lucci LMD, Paulino LV, Rehder JRCL. O uso do laser de argônio no tratamento da triquíase. Arq Bras Oftalmol. 2004;67:277-281.
6. Dantas RRA. Triquíase – fotocoagulação com laser argônio. Rev Bras Oftalmol 1992;51:9-12.
7. Americanas [Internet]. Aparelho de depilação a laser. [cited 2023 Jul 14]. Avilable from: http://www.americanas.com.br/busca/aparelho-de-depilacao-a-laser
8. Mercado Livre. [Internet]. Lase [cited 2023 Jul 14]. Available from: https://lista.mercadolivre.com.br/laser-nd-yag-q-switched
9. Yan X, Hong J, Jin X, Chen W, Rong B, Feng Y, Huang X, Li J, Song W, Lin L, Chen Y. The efficacy of intense pulsed light combined with meibomian gland expression for the treatment of dry eye disease due to meibomian gland dysfunction: A multicenter, randomized controlled trial. Eye Contact Lens. 2021;47(1):45-53.
10. Centro colaborador do SUS [Internet]. Luz pulsada para tratar olho seco. Available fron: www.ccates.org.br/mediadoctor/2020/03/23/luz-pulsada-para-tratar-olho-seco/
11. Badin AZD, Moraes LM. Indicações do uso dos lasers de CO_2 e Erbium. Rev Bras Cir Plast. 2002;17(3):54-60.
12. Badim AZ, Moraes LM. Indicações do Uso dos Lasers de CO2 e Erbium. Rev. Bras Cir Plastic. 2022;17(3).
13. Medical Expo. [Internet]. Fabricante Laser CO2. [cited 2022 Nov 14]. Avaiable from: https://www.medicalexpo.com/pt/fabricante-medico/laser-CO2-5718.html - Acesso em 14/11/22
14. Medical Expo [Internet]. Laser de Erbium. [cited 2022 Jun 17]. Avaiable from: https://www.medicalexpo.com/pt/tab/laser-de-erbium.html?suggest=2b736d46615636426b6868767a61776d476c6b70514e477570754c78435a6236735456394355464 74b716b3d
15. Skintec. [cited 2023 Jun 14]. Avaiable from: https://www.skintec.com.br/spectraxt
16. Fuest M, Liu YC, Coroneo MT, Mehta JS. Femtosecond Laser Assisted Pterygium Surgery. Cornea 2017;36(7):889-892.
17. Foo VHX, Liu YC, Ong HS, Ang M, Mehta JS. The effects of laser displacement on femtosecond laser-assisted conjunctival autograft preparation for pterygium surgery. PLoS One. 2021; Jan 14;16(1):e0245223.
18. Fuest M, Liu YC, Yam GH, Teo EP, Htoon HM, Coroneo MT, Mehta JS. Femtosecond laser-assisted conjunctival autograft preparation for pterygium surgery. Ocul Surf. 2017;15(2):211-217.
19. Pajic B, Cvejic Z, Pajic-Eggspuehler B. Cataract surgery performed by high frequency LDV Z8 femtosecond laser: safety, efficacy, and its physical properties. Sensors. 2017;17(6):1429.
20. Ziemer Ophthalmic Systems AG. LASIK surgery with a new laser for the treatment of myopia without astigmatism (AQUARIUZ2020). US National Library of Medicine. ClinicalTrials.gov. identifier NCT04794023, 2021 [cited 2022 Jul 04]. Avaiable from: https://clinicaltrials.gov/ct2/show/NCT04794023.
21. Grewal DS, Schultz T, Basti S, Dick HB. Femtosecond laser–assisted cataract surgery-current status and future directions. Survey Ophthalmol. 2016;61(2):103-131.
22. Binder PS. Femtosecond applications for anterior segment surgery. Eye Contact Lens. 2010; 36(5):282-285.
23. Kymionis GD, Kankariya VP, Plaka AD, Reinstein DZ. Femtosecond laser technology in corneal refractive surgery: A review. J Refract Surg. 2012;28(12):912-920.
24. Chung SH, Mazur E. Surgical applications of femtosecond lasers. J Biophotonics. 2009;2:557-72.
25. Riau, A.K.; Liu, Y.-C.; Yam, G.H.; Mehta, J.S. Stromal keratophakia: Corneal inlay implantation. Prog Retin Eye Res. 2020;75:100780.
26. Limnopoulou AN, Bouzoukis DI, Kymionis GD, Panagopoulou SI, Plainis S, Pallikaris AI, Feingold V, Pallikaris IG. Visual outcomes and safety of a refractive corneal inlay for presbyopia using femtosecond laser. J Refract Surg. 2013;29(1):12-18.
27. Burling-Phillips L, Crewe-Brown W, Herzig S, Kent DG. The Kamra corneal inlay in the clinic. EyeNet Magazine. American Academy of Ophthalmology. November 2015 [cited 2022 Set 21]. Avaiable from: https://www.aao.org/eyenet/article/kamra-corneal-inlay-in-clinic.
28. Barraquer, J.I. The history and evolution of keratomileusis. Int. Ophthalmol. Clin. 1996;36:1-7.
29. Reinstein DZ, Archer TJ, Gobbe M. Small incision lenticule extraction (SMILE) history, fundamentals of a new refractive surgery technique and clinical outcomes. Eye and Vision 2014; 1:3. [cited 2022 Maio 03]. Avaiable from: http://www.eandv.org/content/pdf/s40662-014-0003-1.pdf
30. Zhang Y, Shen Q, Jia Y, Zhou D, Zhou J. Clinical outcomes of SMILE and FS-LASIK used to treat myopia: A meta-analysis. J Refract Surg. 2016;32(4):256-65.
31. Guo H, Hosseini-Moghaddam SM, Hodge W. Corneal biomechanical properties after SMILE versus FLEX, LASIK, LASEK, or PRK: a systematic review and meta-analysis. BMC Ophthalmol. 2019;19:167.

32. Izquierdo L Jr, Sossa D, Ben-Shaul O, Henriquez MA. Corneal lenticule extraction assisted by a low-energy femtosecond laser. J Cataract Refract Surg. 2020;46(9):1217-1221.
33. Fuest M, Mehta JS. Advances in refractive corneal lenticle extraction. Taiwan J Ophthalmol. 2021;11:113-121.
34. Arce CG, Pfluck HT, Bochese L, Sampaio LP, Pereira NC, Forseto ADS. Big bubble 1 or mixed guided by curvature and pachymetry Galilei maps during DALK. Best paper of session. ASCRS Annual Meeting, Washington, April 13-17, 2018.
35. Osher RH. Paired transverse relaxing keratotomy: A combined technique for reducing astigmatism. J Cataract Refract Surg. 1989;15:32-37.
36. Thornton SP, Sanders DR. Graded nonintersecting transverse incisions for correction of idiopathic astigmatism. J Cataract Refract Surg. 1987;13:27-31.
37. Mirshahi A, Latz C. Femtosecond laser-assisted astigmatic keratotomy. Ophthalmologe. 2020;117:415-423.
38. Chan TCY, Ng AL, Cheng GP, Wang Z, Woo VC, Jhanji V. Corneal astigmatism and aberrations after combined femtosecond-assisted phacoemulsification and arcuate keratotomy: Two-year results. Am J Ophthalmol. 2016;170:83-90.
39. Carriazo C, Cosentino MJ. Long-term Outcomes of a New Surgical Technique for Corneal Remodeling in Corneal Ectasia. J Refract Surg. 2019 Apr 1;35(4):261-267.
40. Chang JH, Garg NK, Lunde E, Han KY, Jain S, Azar DT. Corneal neovascularization: An anti-VEGF therapy review. Surv Ophthalmol. 2012;57(5):415-429.
41. Primbs GB, Casey R, Wamser K, Snyder WJ, Crean DH. Photodynamic therapy for corneal. Ophthalmic Surg Lasers. 1998;29(10):832-838.
42. Luengo-Gimeno F, Lavigne V, Gatto S, Croxatto JO, Correa L, Gallo JE. Advances in corneal stem-cell transplantation in rabbits with severe ocular alkali burns. J Cataract Refract Surg. 2007;33(11):1958-1965.
43. Mimouni M, Ouano D. Initial outcomes of mitomycin intravascular chemoembolization (MICE) for corneal neovascularization. Int Ophthalmol. Vol: (40-410123456789).
44. Karahan E, Er D, Kaynak S. An overview of Nd:YAG laser capsulotomy. Med Hypothesis Discov Innov Ophthalmol. 2014;3(2):45-50.
45. Hawlina G, Perovšek D, Drnovšek-Olup B, Možina J, Gregorčič P. Optical coherence tomography for an in-vivo study of posterior-capsule-opacification types and their influence on the total-pulse energy required for Nd:YAG capsulotomy: a case series. BMC Ophthalmol. 2014;18(14):131.
46. Drake MV. Neodymium:YAG laser iridotomy. Surv Ophthalmol. 1987;32(3):171-177.
47. Baskaran M, Kumar RS, Friedman DS, Lu QS, Wong HT, Chew PTK, Lavanya R, Narayanaswamy A, Perera SA, Foster PJ, Aung T. The Singapore asymptomatic narrow angles laser iridotomy study: Five-year results of a randomized controlled trial. Ophthalmology. 2022;129(2):147-158.
48. Zhou W, Zhao F, Shi D, Qadri M, Jiang L, Ma L. Argon laser peripheral iridoplasty and argon laser pupilloplasty: Alternative management for medically unresponsive acute primary angle closure. J Ophthalmol. 2019;14;2019:1876912.
49. Landers J. Selective laser trabeculoplasty: A review. Clin Exp Ophthalmol. 2021;49(9):1102-1110.
50. Juzych MS, Chopra V, Banitt MR, Hughes BA, Kim C, Goulas MT, Shin DH. Comparison of long-term outcomes of selective laser trabeculoplasty versus argon laser trabeculoplasty in open-angle glaucoma. Ophthalmology. 2004;111(10):1853-1859.
51. Klein S, Rockwood EJ, Baerveldt G. Diode laser versus contact transscleral Nd: Yag cyclophotocoagulation (CPC) for incontrolled glaucoma, ARVO Invest Ophthalmol Vis Sci 1996;37:1192.
52. Gupta N, Weinreb RN. Diode laser transscleral cyclophotocoagulation. J Glaucoma. 1997; 6(6):426-429. PMID:9407372.
53. Susanna Jr R, Takahashi WY, Hirai A, Almada AT. Ciclodiatermia anterior sub-escleral no glaucoma neovascular. Arq Bras Oftal 1979;42(5):193-195.
54. Goldenberg-Cohen N, Bahar I, Ostashinski M, Lusky M, Weinberger D, Gaton DD. Cyclocryotherapy versus transscleral diode laser cyclophotocoagulation for uncontrolled intraocular pressure. Ophthalmic Surg Lasers Imaging. 2005;36(4):272-279.
55. Yildirim N, Yalvac IS, Sahin A, Ozer A, Bozca T. A comparative study between diode laser cyclophotocoagulation and the Ahmed glaucoma valve implant in neovascular glaucoma: a long-term follow-up. J Glaucoma. 2009;18(3):192-196.
56. Bille JF, Schanzlin D. Method for removing cataractous material. US Patent US5246435A, 1993.
57. Nagy Z, Takacs A, Filkorn T, Sarayba M. Initial clinical evaluation of an intraocular femtosecond laser in cataract surgery. J Refract Surg. 2009;25:1053-1060.
58. Wang J, Su F, Wang Y, Chen Y, Chen Q, Li F. Intra and post-operative complications observed with femtosecond laser-assisted cataract surgery versus conventional phacoemulsification surgery: A systematic review and meta-analysis. BMC Ophthalmol. 2019;19:177.
59. Day AC, Gore DM, Bunce C, Evans JR. Laser-assisted cataract surgery versus standard ultrasound phacoemulsification cataract surgery. Cochrane Database Syst Rev. 2016;7, CD010735.
60. Chee SP. Instructions for the femtosecond laser in posterior polar and white cataracts. Cat Refract Surg Today Europe. May 2020;21-22. https://www.ziemergroup.com/media/instructions_for_the_femtosecond_laser_in_posterior_polar_and_white_cataracts_-_prof._soon_phaik_chee.pdf - Acesso em 02/08/22
61. Dick HB. Future perspectives of the femtosecond laser in anterior segment surgery. Ophthalmologe. 2020;117:431-436.

LASER DE CO_2 E RADIOFREQUÊNCIA NA PLÁSTICA OCULAR

Marcella Bittencourt Faria Chaves

A especialidade da plástica ocular muito tem ganhado com o advento dos eletrocautérios e bisturis elétricos. O desenvolvimento tecnológico dos aparelhos possibilitou aos cirurgiões um aprimoramento das técnicas cirúrgicas e agregou acurácia, precisão e valor aos procedimentos.

Desenvolvido por Kumar Patel, em 1964, o *laser* de CO_2, amplamente usado em blefaroplastias superior e inferior, blefaroplastia transconjuntival, é também utilizado em vários procedimentos na clínica oftalmológica e dermatológica para tratamentos estéticos, assim como em diversos procedimentos cirúrgicos em todas as áreas da medicina.

O aprimoramento dos aparelhos, passando de *lasers* de ondas contínuas para fracionadas, proporcionou maior segurança e menores efeitos colaterais. Os primeiros *lasers*, de pulsos ultraleves e de onda contínua, foram usados para incisões na pele, tratamento de cicatrizes e áreas de hiperpigmentação, e também na redução de rugas estéticas. Aplicado em uma só sessão, com feixe contínuo de varredura, age sobre toda a pele, sem deixar áreas de tecido são. Porém, alguns efeitos indesejáveis como infecções fúngicas e virais, hipopigmentação e eritema de longa duração foram observados, o que incentivou a busca por aparelhos menos agressivos e mais precisos.[1]

Com o advento do *laser* de CO_2 fracionado, ganhou-se mais precisão e segurança nos procedimentos, além de uma recuperação mais rápida e com menores riscos aos pacientes. O *laser* de CO_2 fracionado para tratamento de fotoenvelhecimento é aplicado em sessões seriadas, 3 a 6 sessões, com intervalos de 21 a 28 dias. O *laser* é emitido em microfeixes de 10.600 nm de comprimento de onda, criando colunas térmicas de energia (Fig. 3-1a), em pequenos pontos, deixando entre elas porções de pele saudável (Fig. 3-1b). O *laser* causa uma lesão térmica no tecido, que atinge 100°C durante alguns microssegundos, atingindo camadas mais profundas. O efeito desejado de remodelação do colágeno e contração da pele leva à diminuição da flacidez e, portanto, rejuvenescimento. As áreas de pele preservadas ajudam na recuperação, diminuindo efeitos indesejados.

BLEFAROPLASTIA COM *LASER* DE CO_2

Descrita em 1984 por Sterling Baker, a blefaroplastia a *laser* de CO_2 vem ganhando cada vez mais espaço e adeptos.[2]

Não há como negar que a cirurgia de blefaroplastia ficou mais, digamos, interessante com o uso do *laser* de CO_2. Diminuição do sangramento, menos edema e mais precisão na incisão. Ganhamos tempo no ato cirúrgico e oferecemos uma cirurgia mais limpa e um pós-operatório com menos hematomas e edema.

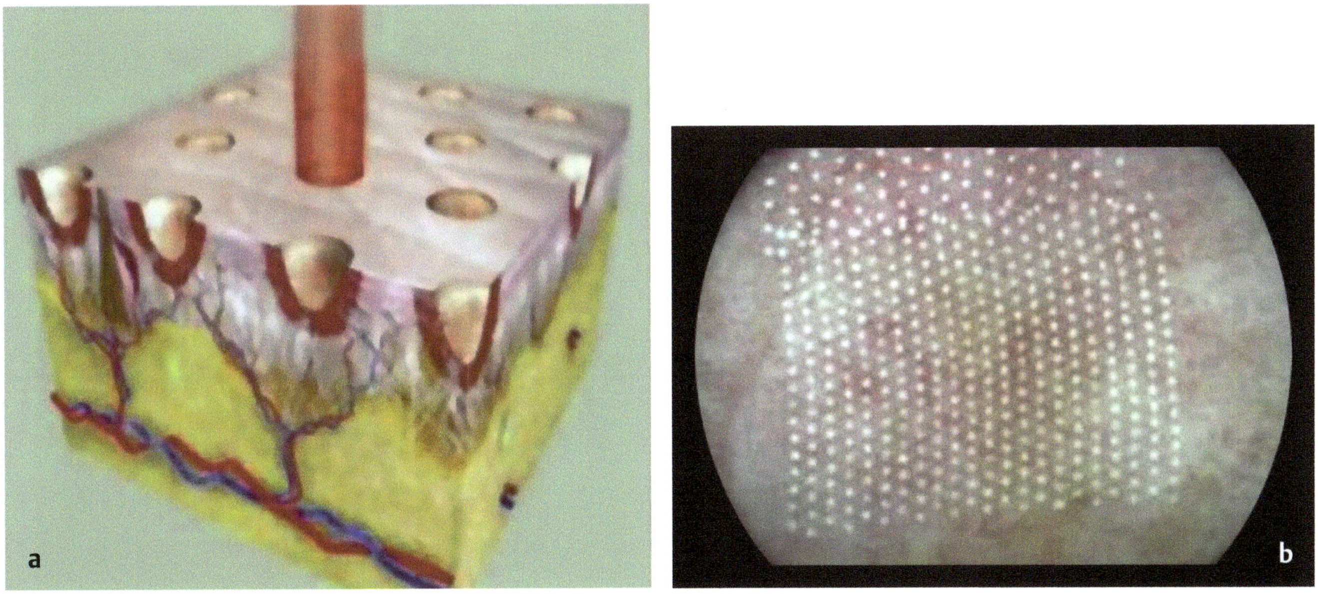

Fig. 3-1. (**a**, **b**) Blefaroplastia com *laser* de CO_2.

O procedimento cirúrgico com o *laser* segue as boas normas de segurança da blefaroplastia convencional. O exame oftalmológico completo, as medidas palpebrais e exames pré-operatórios fazem parte da rotina de programação da cirurgia. Algumas precauções a mais são acrescentadas no peroperatório para proteção do globo ocular, como o protetor metálico interposto entre o globo e a parte inferior das pálpebras. Geralmente de metal fosco para reduzir a reflexão da luz do *laser*.[3] Segue-se com sedação, assepsia e anestesia local, com vasoconstritor.

Com a ponta de *resurfacing*,[4] realiza-se uma ablação dos tecidos, proporcionando uma remodelação e aumento da produção do colágeno, amenizando o fotoenvelhecimento e a diminuição das rugas. O *resurfacing* pode ser realizado no mesmo ato da blefaroplastia, seguido de outras sessões posteriores, caso seja necessário.

BLEFAROPLASTIA COM RADIOFREQUÊNCIA

Utilizada inicialmente em cirurgias refrativas e tratamento de ceratocone por Doss & Rowsey em 1980, a radiofrequência teve seu uso expandido na oftalmologia nas últimas duas décadas.[5] Apesar de ter sido descoberta e estudada desde 1864, a radiação eletromagnética só foi usada na medicina a partir do século XX, com o advento dos eletrocautérios. Com o desenvolvimento tecnológico, foi possível a produção de ondas de alta frequência, 300 GHz, que são absorvidas por moléculas de água e oxigênio.

Nos tecidos, a radiofrequência pode causar três efeitos, sendo eles dessecação, corte e coagulação. A dessecação é atingida quando a temperatura da célula se eleva lentamente a 100°C, causando evaporação da água e coagulação e, por conseguinte, hemostasia. O corte é obtido quando a temperatura interna do tecido se eleva rapidamente, causando a vaporização explosiva da água e o rompimento tissular, nos mesmos moldes do que acontece no *laser* de CO_2. A coagulação ocorre quando correntes pulsadas são utilizadas, levando a maior erupção tissular e consequente carbonização.

A radiofrequência também é utilizada em diversas áreas da medicina, como cirurgias ginecológicas, tratamentos estéticos e como cautério bipolar em diversos procedimentos (Fig. 3-2). Deve-se ter especial atenção quando for utilizada como eletrocirurgia monopolar em pacientes portadores de marca-passo, externo ou interno. As ondas de radiofrequência podem alterar o funcionamento desses aparelhos.[6]

Para a blefaroplastia, e demais cirurgias plásticas oftalmológicas, a radiofrequência oferece vários tipos de eletrodos que se acoplam à caneta. Para o corte da pele, dá-se preferência para o eletrodo número 13, que tem uma ponta extremamente fina, possibilitando um corte bem delineado e é excelente para pequenos reparos na incisão (Fig. 3-3a).

Assim como é feito nas cirurgias convencional e com laser de CO_2, seguimos todos os passos rotineiros. Para aqueles que estão iniciando a prática cirúrgica com a radiofrequência, é aconselhado o uso do protetor do globo ocular, evitando-se atingir inadvertidamente a superfície ocular.

Para a incisão da pele, selecionamos o modo CUT, que proporciona uma onda de corte pura, com fluxo contínuo de energia de alta frequência não pulsante. O corte é suave, com pouca dispersão de calor e preservação dos tecidos ao redor. Para a dissecção da pele, seleciona-se o modo BLEND, que emite uma onda com efeito levemente pulsante, que corta e provoca hemostasia efetiva, contudo sem causar necrose

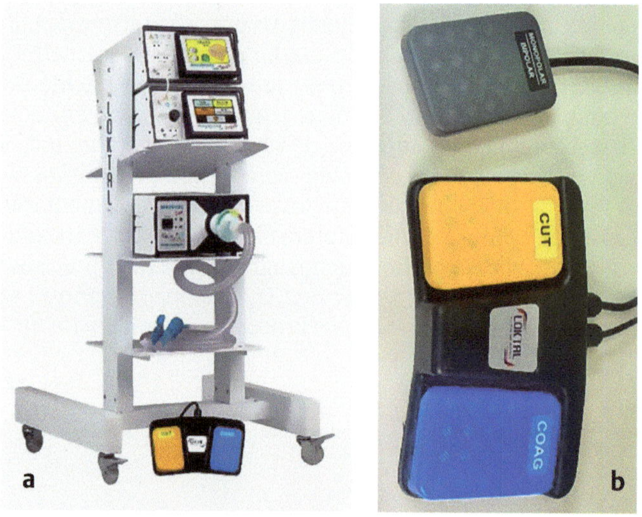

Fig. 3-2. (a,b) Aparelho de radiofrequência.

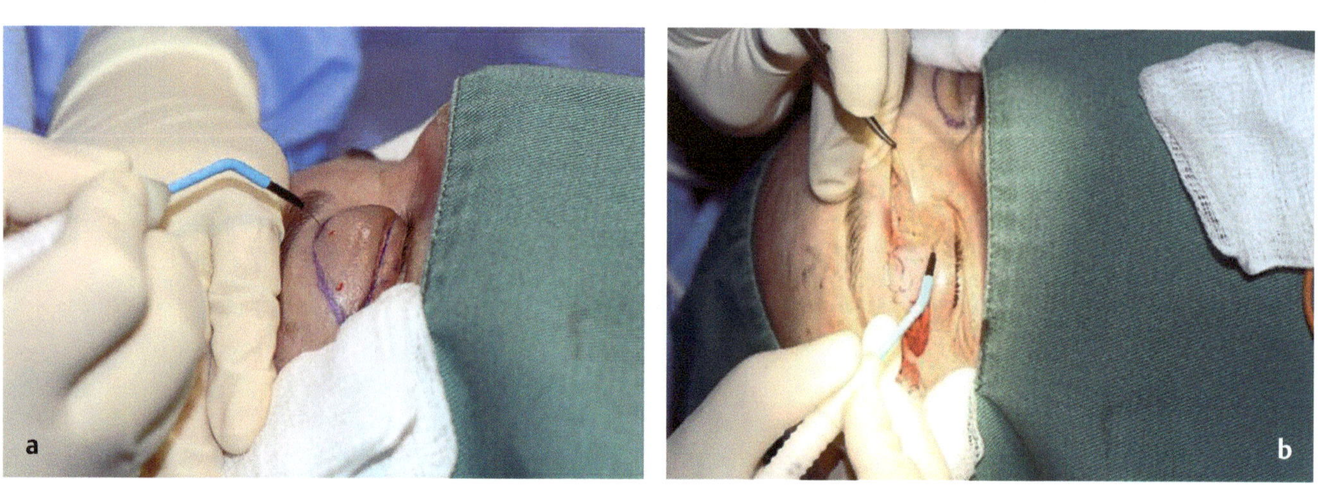

Fig. 3-3. (a) Incisão na pele com eletrodo 13; (b) dissecção da pele.

profunda. A pele é dissecada deixando íntegra a musculatura (Fig. 3-3b), para a posterior retirada da faixa de músculo orbicular. A abertura do septo palpebral é também realizada no modo BLEND, seguida da exérese das bolsas de gordura e sutura da pele. A cauterização pode ser realizada com o modo COAG, associado a uma pinça comum, ou no modo bipolar, com a pinça bipolar.

E AGORA, QUAL APARELHO USAR?

Com tamanho arsenal tecnológico, cabe ao cirurgião plástico oftalmológico a escolha do aparelho que mais lhe agrada. Algumas diferenças entre as tecnologias norteiam essa escolha, como a forma de manuseio das canetas de corte. No caso do *laser* de CO_2, a caneta é segurada perpendicularmente ao plano cirúrgico, mantendo-se uma distância do mesmo, o que tira a sensação tátil da cirurgia. O foco do *laser* pode ser modificado, conforme a intenção seja de corte ou coagulação. Na radiofrequência, a caneta com eletrodo angulado oferece maior ergonomia, proporcionando conforto e firmeza no ato cirúrgico. Porém, deve-se atentar para a profundidade do corte, pois é um aparelho potente mesmo quando utilizado em baixas potências.

No que diz respeito ao pós-operatório, ambas as tecnologias fornecem uma cirurgia com menos sangramentos e, portanto, menos hematomas e edema, quando comparadas com a lâmina fria. Quanto ao resultado final do procedimento, não há diferenças significativas na cicatrização da ferida operatória, após 6 meses de cirurgia.[7] Uma boa orientação e acompanhamento no pós-operatório, com intervenção a tempo das alterações na cicatriz, garantirão a satisfação do paciente, não importando qual método foi utilizado, seja bisturi frio ou elétrico. O mais importante é o desenvolvimento da habilidade cirúrgica e o conhecimento daquilo que se tem em mãos. O bom uso da tecnologia promove o crescimento e a satisfação do binômio médico-paciente.

REFERÊNCIAS BIBLIOGRÁFICAS

1. Nanni CA, Alster TS. Complications of Carbon dioxide laser resurfacing. An evaluation of 500 patients. Dermatol Surg. 1998 Mar.
2. Sillkiss RZ. Blefaroplastía: comparacíon de cirurgia tradicional vs cirurgía láser. Medwave J. 2001.
3. Chen WP. Cirurgia Plástica Oftalmológica - Princípios e Prática. Rio de Janeiro: Revinter; 2005. p. 165-171..
4. Bosniak S, Cantisano-Zilkha M. Orientação para o oftalmologista no rejuvenescimento palpebral e facial. Seleção do paciente e cuidados. Rev Bras Oftalmol. 1997;899-904.
5. Rehder JCL, Paulino LV, Paulino E. Importância da radiofrequência na oftalmologia. Rev Bras Oftalmol. 2013;72 (2):142-7.
6. Weiner SF. Radiofrequency Microneedling – Overview of Technology, advantages, differences in devices, studies, and indications. Facial plastic surgery clinics of North America Vol 27, Issue 3 August 2019, 291-303.
7. Barbi JSF, Diniz L, do Espirito Santo RO, Soares IP, Pires MC. Radiofrequência versus lâmina fria em blefaroplastia superior: comparação clinicopatológica e fotodocumentação. Revista Bras Oftalmol 2020;79(2):122-127.

BIBLIOGRAFIA

Alster TS, Bellew SG. Improvement of dermatochalasis and periorbital rhytides with a high-energy pulsed CO2 laser: a retrospective study. Dermatol Surg 2004 April.

Sartori JF. Avaliação das Alterações Cutâneas e na Superfície Ocular Induzidas pela aplicação do laser de CO_2 Fracionado Periorbital. UNIFESP 2018.

LASER DE DIODO NA CIRURGIA DE VIA LACRIMAL – DACRIOCISTORRINOSTOMIA TRANSCANALICULAR A *LASER*

Heryberto S. Alvim

Dacriocistorrinostomia (DCR) consiste na criação de uma anastomose para comunicação direta entre o saco lacrimal e a cavidade nasal, por meio de uma osteotomia. Basicamente está indicada nos casos de obstrução baixa da via lacrimal, ao nível do ducto nasolacrimal. Há diversas técnicas cirúrgicas para a correção deste defeito: DCR externa (DCR-EXT), endonasal mecânica, endonasal a *laser* e a transcanalicular a laser assistida (DCR-TCL). Esta última será nosso objeto de estudo.

A DCR-EXT foi primeiramente descrita por Toti em 1904. Sofreu modificações por Dupuy e Bourget, em 1921, quando foi adicionada a anastomose dos *flaps* de mucosa. Já em 1962, Jones introduziu a intubação com silicone ao final do procedimento, o que melhorou ainda mais os resultados. Mais recentemente, temos aplicado a mitomicina, que reduz ainda mais as chances de falência da DCR. Esta é uma técnica consagrada, aquela de maior eficiência, vista como padrão ouro pela maioria daqueles que se dedicam a cirurgia da via lacrimal.

Apesar do sucesso da via externa, esta técnica tem suas desvantagens. O sangramento no ato pode ser intenso e prolongar o tempo cirúrgico. Há também o risco de hemorragia no pós-operatório. É inevitável a presença de uma cicatriz, uma vez que o acesso se dá pela pele. Habitualmente ela é discreta, os pacientes pouco se queixam dela, pode ser posicionada aproveitando-se sombras e sulcos locais, mesmo assim a hipótese de apresentar uma cicatriz neste local traz receios aos pacientes.

Há um interesse, por parte dos oftalmologistas, de acrescentar ao seu armamento uma opção que contorne os inconvenientes descritos acima. No final da década de 1980, houve o advento de fibras ópticas de alta resolução e dispositivos endoscópicos endonasais. Com isso a cirurgia endonasal despertou o interesse de muitos, pois se tornou mais atrativa, mais interessante. No entanto, o conhecimento da anatomia da cavidade nasal e a habilidade do manuseio do instrumental endonasal são familiares a uma minoria dos oftalmologistas. Portanto, a disseminação deste conhecimento e a popularização da DCR endonasal, seja mecânica ou a *laser*, ainda é incipiente em nosso meio.

O desenvolvimento de fibras de *laser* flexíveis, de diâmetro tão pequeno quanto 300 micra, permitiu que fossem introduzidas no canalículo e, assim, chegassem ao saco lacrimal em contato com a parede óssea. O canalículo é uma estrutura muito familiar ao oftalmologista. Ter uma técnica que o use como via de acesso, reduzindo a necessidade de manipulação e instrumentação nasal, fez a técnica transcanalicular muito atraente para nossa classe.

O acesso transcanalicular para correção da obstrução baixa da via lacrimal foi inicialmente conceitualizado por M. K. Jack, em 1963, na Pensilvania. Na descrição de sua técnica, ele utiliza sondas Bowman cada vez mais calibrosas (de 00 até 10), até que seja viável a passagem de um trocarte, pelo qual se introduz dispositivos metálicos (Kischner *wire*) que perfuram a fossa lacrimal ganhando a fossa nasal. Nesta época, as vantagens desta técnica já se ancoravam na ausência de cicatriz, menor sangramento e reduzido tempo cirúrgico.

A DCR-TCL foi inicialmente realizada em cadáver, em 1992, por Peter Levin (Stanford, California), e, na ocasião, foi empregado o *laser* de *potassium titanyl phosphate* (KTP)-YAG. Em 2000, Philippe Eloy (Yvoir, Bélgica) publicou a primeira série de 29 casos operados de DCR-TCL utilizando o *laser* de diodo. Neste estudo, ele alcançou 58% de sucesso. Desde então, a técnica ganhou popularidade, é vista como uma técnica minimamente invasiva e uma alternativa à DCR-EXT e à endonasal. Inúmeros trabalhos foram publicados e a compreensão sobre os resultados tem aumentado a eficiência desta opção.

Além das vantagens descritas acima, podemos acrescentar a preservação das estruturas do canto medial que compõem a bomba lacrimal, pode ser realizada sob anestesia local, apresenta baixa morbidade, direção da técnica que se afasta do globo ocular (diferente da endonasal que adentra a órbita via nasal) e, por fim, um tempo de pós-operatório reduzido. No entanto, apesar destas vantagens, as taxas de sucesso variam muito, de 34 a 97%, e os resultados de longo prazo são ainda pouco claros. O confronto com a eficácia da dacriocistorrinostomia externa é ainda inglório, pois esta ainda se mantém como o padrão ouro em termos de resultado funcional e anatômico.

EQUIPAMENTOS

O diodo é indiscutivelmente o *laser* de escolha. Descoberto em 1960, possui uma energia eficiente e de custo acessível. O emprego do diodo permite não só a abertura dos tecidos, incluindo o ósseo, mas também a hemostasia concomitante. Ele transforma a energia radiante em térmica. Nas DCRs, utiliza-se um *laser* com comprimento de onda entre 810 nm e 980 nm, com potência de 8-12 W e pulsos de 0,5-1 s, mas a corrente contínua também pode ser empregada com igual eficiência. O *laser* é conduzido por meio de uma fibra flexível com diâmetro variável (300-600 micra). Os aparelhos de diodo atualmente são leves e de fácil transporte. Seu custo é, de fato, uma desvantagem e sua aquisição é dificultada pela disponibilidade reduzida de fabricantes autorizados em nosso país.

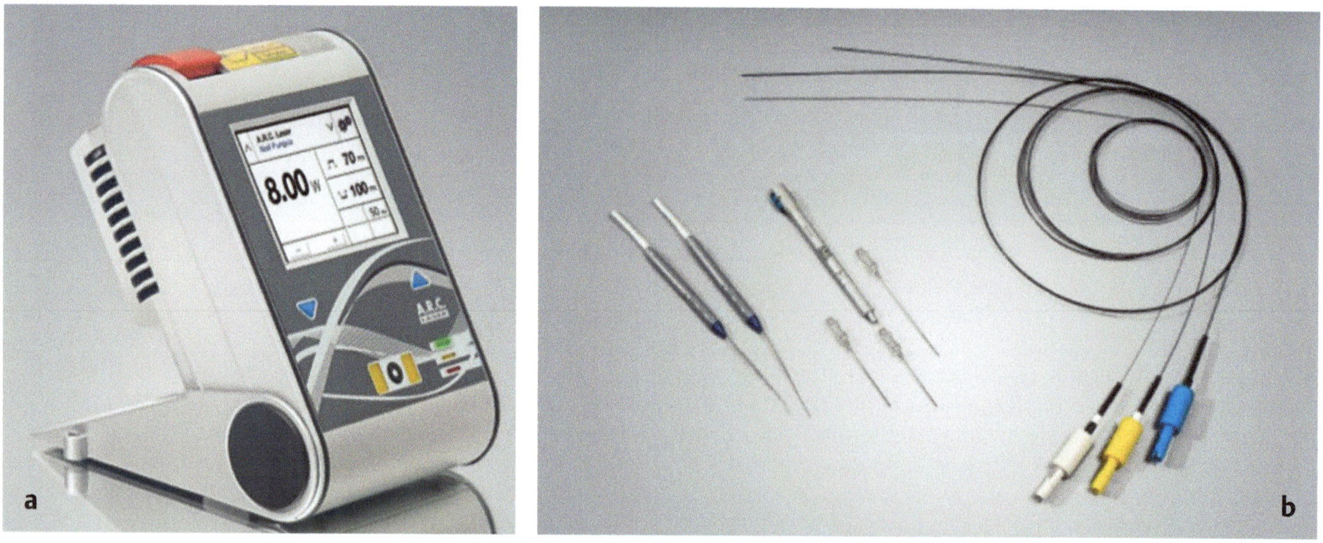

Fig. 4-1. (a) Aparelho de *laser* de diodo da fabricante A.R.C Laser: Fox 980 nm. (b) Os acessórios para via lacrimal que o acompanham. (Foto cortesia de Suplimed, representante oficial no Brasil da A.R.C Laser GmbH, Nuremberg, Alemanha.)

O autor utiliza (no *disclosure*) o aparelho de uma empresa alemã, A.R.C modelo Fox de 980 nm (Fig. 4-1). O aparelho é próprio para o uso na DCR-TCL, porém seu uso pode se estender para cirurgia palpebral (desde que se adquira os acessórios próprios para esta outra finalidade). Acompanha uma caneta metálica muito funcional, atraumática, ergonômica, desenhada para o canalículo e com luz interna para a passagem da fibra do *laser*. O aparelho é portátil, pesando pouco mais de 1 kg, sendo facilmente transportado.

É disponibilizado em fibra flexível de *laser* bastante longa (que é acoplada ao aparelho), pois, a cada procedimento, a porção terminal da mesma deve ser eliminada, cortada para nos livramos do segmento carbonizado e irregular. Assim, pode ser utilizada inúmeras vezes, sem perder qualquer potência.

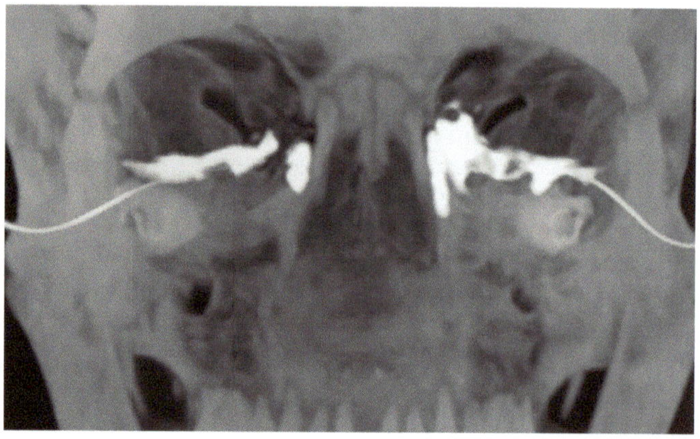

Fig. 4-2. Dacriocistografia demonstrando obstrução baixa da via lacrimal bilateral. Os sacos lacrimais estão dilatados, impregnados de corante, sem passagem do mesmo para a cavidade nasal. (Arquivo pessoal do autor.)

SELEÇÃO DOS PACIENTES

Os casos indicados para o emprego da DCR-TCL são aqueles pacientes portadores de obstrução baixa da via lacrimal (Fig. 4-2). Partindo deste princípio, excluem-se todos os casos de obstrução canalicular.

Idealmente, todos devem ser submetidos a endoscopia nasal. O oftalmologista que se dedica a cirurgia de via lacrimais deve considerar a aquisição de endoscópio nasal, salvo aqueles que tem uma acessibilidade ímpar a algum colega otorrino. Há alguns modelos portáteis, que podem ser utilizados em consultório e levados para a sala de cirurgia. Infelizmente, acrescenta-se um custo de aquisição, e o exame não é contemplado na tabela de oftalmologia, seja no SUS ou nos planos de saúde. Porém, apesar da dificuldade em rentabilizar o investimento, as vantagens são inúmeras. Há um ganho de compreensão a respeito das condições da cavidade nasal e sua anatomia, evita-se surpresas no ato da cirurgia, permite-se agilizar a indicação da melhor técnica (uma vez que se poupa o referenciamento), facilita o acompanhamento pós-operatório, é didático para o paciente, e, por fim, é uma forma de desenvolver familiaridade com a manipulação do endoscópio, que será fundamental para o emprego da técnica de DCR-TCL.

Algumas condições nasais acrescentam dificuldades a técnica e reduzem o sucesso dos casos. Não são necessariamente critérios de exclusão, mas devem ser conhecidos previamente, pois, muitas vezes, devem ser corrigidos antes, de preferência em tempos cirúrgicos distintos, como, por exemplo, desvio de septo, hipertrofia do corneto médio, rinite atrófica, pólipo nasal e deformidades traumáticas. Com base nisto, conclui-se que os casos ideais são aqueles em que a cavidade nasal é ampla, ventilada, sem obstáculos ao endoscópio e com a parede lateral da fossa nasal livre.

TÉCNICA CIRÚRGICA

Na maioria dos casos, emprega-se a anestesia local com sedação. No entanto, o uso da anestesia geral, apesar de gerar desconfiança por parte do paciente, é uma ótima opção. No início da curva de aprendizado, recomendaria-se o emprego desta última, pois deixaria o cirurgião mais confortável, assim como o paciente, pois o tempo cirúrgico pode se estender para além do desejado.

Nos casos de anestesia local, é inicialmente realizada uma descongestão nasal com tampão nasal com vasoconstritor, oximetazolina 0,05% (Afrin, Bayer) associado a uma primeira anestesia da mucosa com lidocaína 10% (Xylestesin, Cristália), aplicada diretamente sob *spray* ou embebida ao tampão,10 minutos antes de levar o paciente para a sala de cirurgia. Aqui o paciente é submetido a uma sedação venosa acompanhada de bloqueio regional dos nervos infratroclear, etmoidal anterior, infraorbitário e subcutâneo na topografia do canalículo a ser utilizado para introdução da sonda. Utiliza-se a lidocaína 20 mg/mL (Xylestesin, Cristália), podendo-se associar com bupivacaína 5 mg/mL, uma vez que esta possui um tempo de ação mais prolongado, de até 5 horas. Ambos os anestésicos com vasoconstritor.

A instrumentação da cirurgia é menos numerosa, porém bem mais cara, que aquela utilizada na DCR-EXT.

Aparelho de *laser*. Este deve ser idealmente de diodo com comprimento de onda entre 810 e 980 nm, com até 12 W de potência. Sua fibra é fina, adequada para o propósito endocanalicular. A portabilidade é importante, pois os centros cirúrgicos usualmente não oferecem esse tipo de aparelho.

Fibras de diodo flexíveis. Elas são o principal instrumento cirúrgico. Devem ser flexíveis, para serem de fácil manipulação, apresentam vários diâmetros (300, 400, 600 micra; vendidas separadamente) e são longas. Podem ser introduzidas diretamente no canalículo, o que não recomendo. Se a fibra está sendo usada pela primeira vez, sua ponta é romba e não traumatiza a parede do canalículo, porém, após o primeiro uso, a extremidade deve ser cortada (com delicado alicate), pois fica carbonizada. Uma vez feito isso, a extremidade adquire um contorno irregular e cortante, podendo lesionar o canalículo. Pensando nisso, a maioria dos fabricantes disponibilizam sondas com luz interna, que servem como guia para a introdução da fibra do *laser*, que então só será exposta quando dentro do saco lacrimal. Tais sondas são um acessório importante, pois, além de reduzir as chances de queimadura e lesões no trajeto, elas trazem muito mais controle e ergonomia ao cirurgião. Quanto mais calibrosa a fibra (600 micra), mais fácil a perfuração da parede óssea, e mais rápido o procedimento, porém nem todos os canalículos têm luz que suporta este diâmetro. Usualmente a de 400 micra contempla a maioria dos casos.

Instrumentação endonasal. A visualização direta, sem o auxílio de um endoscópio, é possível, sem maiores dificuldades. É preciso ter um fotóforo, de preferência com luz LED, um bom espéculo tipo Killiam com ao menos 14 mm de comprimento, que permita ver a parede nasal lateral. Há ainda estes mesmos espéculos acoplados com fibra óptica. São boas opções para aqueles que não são familiarizados com o endoscópio. A maioria dos hospitais disponibilizam ótimos sistemas de vídeo, e há ainda sistemas de vídeo compactos, com custo menor, para serem incorporados a práticas menores.

No entanto, o endoscópio ainda será o meio de se obter a melhor visualização da cavidade nasal. Para fins de cirurgia de DCR-TCL, ele deve ser rígido, com óptica de 2,7 a 4 mm, comprimento médio de 14 cm, sem angulação (mais fáceis) ou no máximo de 30°.

É interessante ter alguns instrumentos para manipulação endonasal. É o caso de um fórceps de Weil-Blakesley (reto e angulado – 45°), que será útil para ampliar o óstio criado pelo *laser*. Porém, o mesmo pode ser contemplado por um osteótomo tipo Kerrison (já utilizado por aqueles que fazem DCR-EXT). Além desse, um elevador rombo, uma cureta de esfenoide curva ou reta angulada e um descolador duplo de Freer. E, por fim, um aspirador e um cautério que possam ser usados endonasalmente, para se assegurar de eventualidades.

REFERÊNCIAS ANATÔMICAS

A parede lateral da fossa nasal será o local de atuação. É importante localizar-se espacialmente, reconhecer os acidentes anatômicos e sua relação com o saco lacrimal. Diferente da técnica endonasal, a DCR-TCL "caminha" do saco lacrimal para a cavidade nasal, o que torna o reconhecimento do local a ser aberto muito mais fácil e intuitivo, visto que a extremidade da fibra do *laser*, por translimuninação, já aponta onde será feito o óstio. Além do mais, o próprio sistema lacrimal do paciente quase que direciona a sonda e o *laser* para a seu devido local de atuação. Isto facilita de sobremaneira a realização do procedimento, podendo erroneamente dar ao cirurgião a impressão de poder dispensar o domínio da anatomia em volta. Porém, algumas vezes a saída do *laser* pode se dar abaixo do corneto médio, sendo necessária a ampliação superiormente. Aliás, esta ampliação pode ser desejada para qualquer direção. E não podemos esquecer das variações anatômicas, que estão aí para nos confundir.

Eis os pontos anatômicos de maior relevância (Fig. 4-3):

1. A fossa lacrimal tem cerca de 16 mm de altura e 7-10 mm de largura.
2. Dois terços do saco lacrimal (6-10 mm) estão localizados cranial e anteriormente a axila do corneto médio.
3. O canalículo comum usualmente se abre 3-5 mm acima da axila do corneto médio, onde inicialmente se vê a luz do *laser* por translucência.

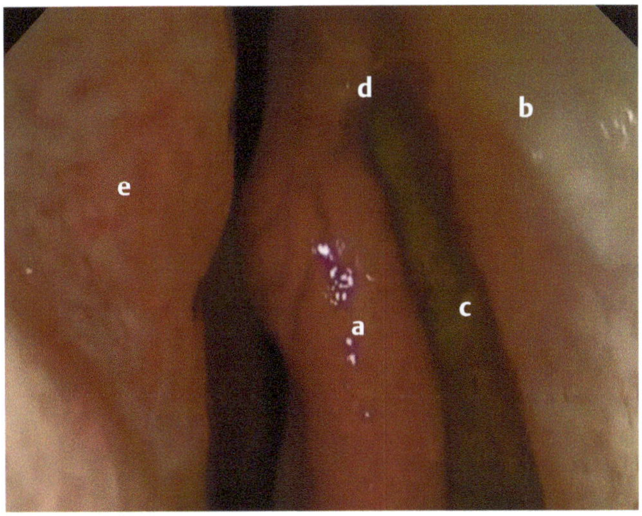

Fig. 4-3. Visão endoscópica nasal da área cirúrgica. *a.* Corneto médio. *b.* Limite superior da topografia do saco lacrimal, próximo de onde usualmente se dá a abertura do canalículo. *c.* Processo uncinado (o ducto nasolacrimal segue logo acima dele). *d.* Axila do corneto médio (a borda superior do saco lacrimal estende-se 6-10 mm acima e medialmente). (Arquivo pessoal do autor.)

4. *Agger nasi*. Onde se dá projeção do saco lacrimal na parede nasal lateral. Até 90% dos casos sobrepõem-se a região posterossuperior da fossa lacrimal.
5. Abaixo do processo uncinado delimita-se inferiormente o contorno da projeção do saco lacrimal até o início do ducto nasolacrimal.

TÉCNICA CIRÚRGICA

Há uma certa preferência pelo canalículo superior, a fim de poupar o inferior devido à sua relevância. Uma vez dilatado o ponto lacrimal, a sonda acoplada ao *laser* é introduzida no canalículo. Ao alcançar o saco lacrimal, a mira do *laser* toca a parede da fossa lacrimal, identificada por meio do endoscópio (Fig. 4-4). O *laser* então é aplicado por contato na parede, até que uma osteotomia ampla é criada. Este óstio deve ser de, no mínimo, 4-6 mm diâmetro, e, quanto mais amplo, melhor. Caso com o *laser* não seja possível obter óstios maiores, ele pode ser ampliado, e habitualmente o faço, por meio de um óstio de Weil-Blakesley, alcançando diâmetros em torno de 10 mm. Todos e quaisquer *debris*, tecido carbonizado, fragmentos ósseo e mucoso no local devem ser removidos, ou seja, o óstio ao final deve estar limpo. Na sequência, uma esponja com mitomicina (0,4 mg/mL) é aplicada por 5 minutos. Ao final, realiza-se uma intubação bicanalicular com sonda Crawford. O tempo cirúrgico médio é de 20-25 minutos (Fig. 4-5).

CUIDADOS PÓS-OPERATÓRIOS

A terapia medicamentosa consiste em colírio de combinação de esteroides e antibióticos, *spray* nasal com esteroides e *spray* nasal de solução salina. Isto tudo para manter a cavidade nasal e o óstio cirúrgico limpos e ventilados. O paciente é incentivado a assoar o nariz para remoção de secreções. Dentro da primeira semana, uma endoscopia nasal deve ser feita, e *debris* e secreções aderidos ao óstio devem ser removidos em consultório (Fig. 4-6). Uma cânula de hidrodissecção (aquela empregada em cirurgia de catarata) é facilmente introduzida no canalículo intubado e permite a irrigação e adicional remoção de resíduos.

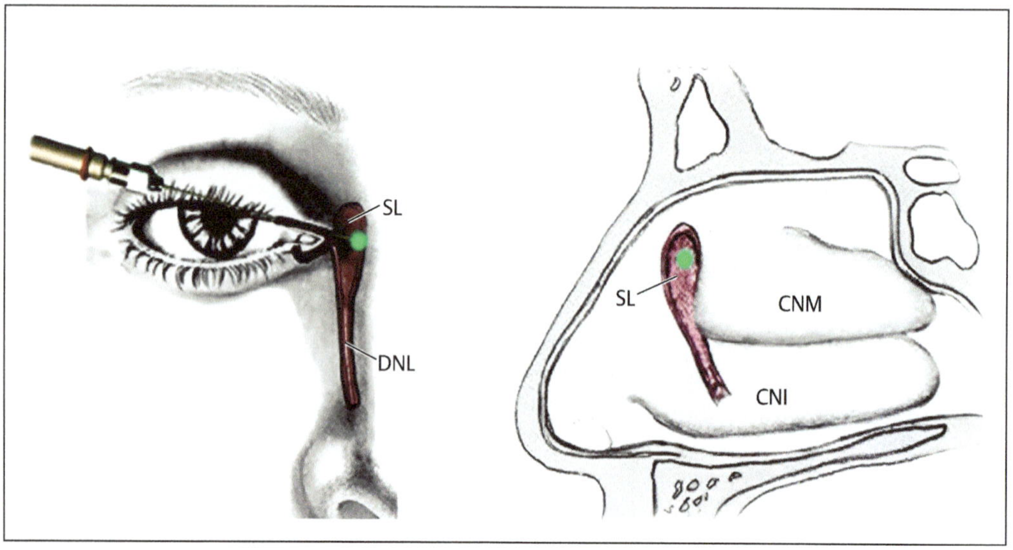

Fig. 4-4. Ilustração demonstrando a passagem da sonda pelo canalículo superior e apontando logo acima da axila da inserção do corneto médio.

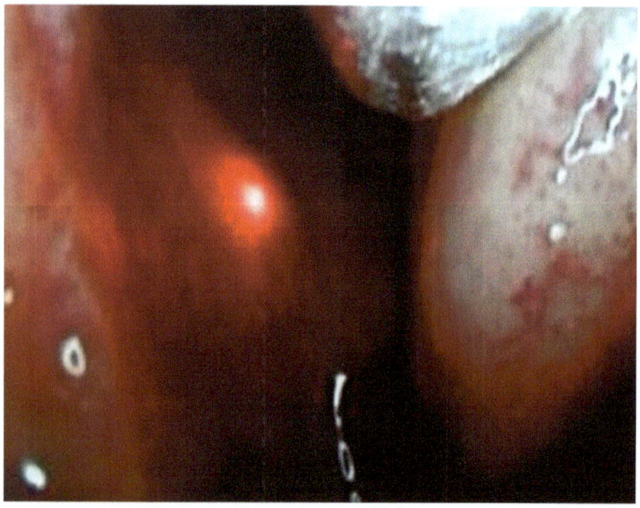

Fig. 4-5. A sonda do *laser* de diodo apontando na mucosa nasal, prestes a rompê-la e iniciar a confecção do óstio cirúrgico. (Arquivo pessoal do autor.)

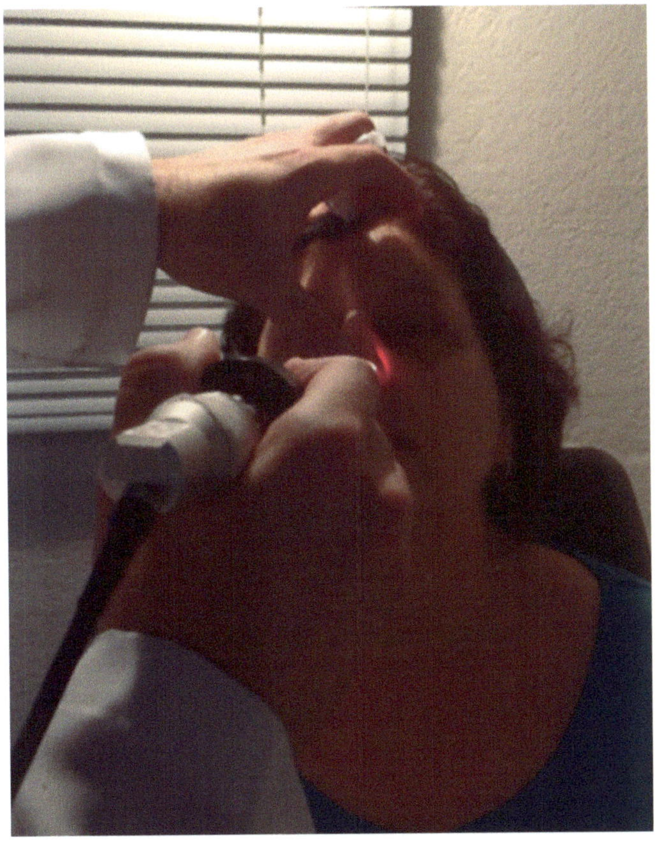

Fig. 4-6. Paciente sendo submetido a endoscopia nasal, em consultório, para limpeza da cavidade nasal. (Arquivo pessoal do autor.)

DISCUSSÃO

Os estudos de longo prazo da DCR-TCL demonstram que os resultados são algumas vezes subótimos, em especial entre o 3º e o 6º mês. Nowak *et al.*, em 2021, relatam, após 3 anos de seguimento, um sucesso anatômico e funcional de 56,1% e 33,81% respectivamente. Quase todas as falências, quando ocorrem, em geral estão dentro de 1 ano de pós-operatório. Números semelhantes foram obtidos por Kaynak *et al.* com média de 60,3% de sucesso funcional após 2 anos de seguimento. Por outro lado, Yener *et al.* (Quadro 4-1), em 2020, compararam os resultados da DCR-EXT com a DCR-TCL em 137 pacientes. A primeira alcançou 93,2% de sucesso funcional após 8 anos, e a técnica TCL obteve 85,7% com 7 anos de seguimento. Outros estudos, como o de Nuhoglu *et al.* e o de Plaza *et al.*, demonstram bons números, com sucesso acima de 80% para mais de 3 anos de seguimento.

Os bons resultados da DCR-EXT também decaem com o tempo, chegando a 71%, em 04-05 anos, como no estudo de Mansour *et al.* Mas, no geral, são melhores que os da DCR-TCL.

Atribui-se os números de falência das DCR-TCLs à alta energia do *laser* usada para criar e alargar o óstium. Ele trabalha com o efeito térmico carbonizando os tecidos, aumentando a atividade fibroblástica e, logo, a cicatrização.

Inúmeros estudos demonstram que gênero, idade e raça não influenciam estatisticamente no resultado. Porém, é sabido que a idade interfere na capacidade de cicatrização, e estudos com média de idade superior obtiveram resultados satisfatórios quando comparados a outros com idade reduzida.

Quadro 4-1. Resultados das Técnicas EXT e TCL ao Longo do Tempo. Há um Declínio Menor dos Casos de Sucesso com a Técnica Externa

	Dacriocistorrinostomia Externa			**Dacriocistorrinostomia Transcanalicular a *Laser***	
	Duração (meses)	**Sucesso (%)**		**Duração (meses)**	**Sucesso (%)**
Yeniad	3	89,4	**Yeniad**	3	84,2
Mourya	7	95,4	**Kaynak**	3	85,4
Derya	12	86	**Mourya**	7	90,1
Hartikainen	12	91	**Drnovsek**	12	83,3
Deka	13	98,9	**Kaynak**	12	63,3
Kazanci	16	92,4	**Yildirim**	18	84,4
Warren	32	93	**Alañón**	20	90,7
Yuksel	33	97	**Kaynak**	24	60,3
Heichel	48	94,4	**Plaza**	36	88
Mansour	55	71	**Nuhoglu**	42	95,2
Alnawiesh	60	83	**Dogan**	60	75,0

Fonte: Adaptada com permissão de Yener & Ozcimen.[3]

O emprego da mitomicina é frequente, apesar da falta de consenso quanto a concentração e o tempo de aplicação. Alguns estudos, como o de Akcam *et al.*, não encontraram diferença nos grupos com e sem MMC, porém sua amostra era muito pequena. Otzurker *et al.* também empregaram MMC, e concluíram que, sem o uso dela, os resultados da DCR-TCL (65,8% de sucesso) teriam sido piores. A MMC é um ótimo modulador da cicatrização e seu uso faz todo sentido. Nos casos operados de DCR-TCL por Henson, a MMC a 0,4 mg/mL foi usada por 5 minutos, e alcançou 87,5% de sucesso em 12 meses. Este mesmo autor recomenda, em outro estudo, a aplicação também no pós-operatório, com 1, 2 e 3 semanas, chegando a 92,8% de sucesso após 12 meses em 125 casos operados.

Goel *et al.* acreditam que a ampliação mecânica do óstio criado pelo *laser*, por meio de um fórceps de Weil-Blakesley, aumentaram os casos de sucesso para 90% ao final de 1 ano. Raposo *et al.*, após avaliar 192 casos, concluíram que aqueles com óstios de 14 mm têm mais chance de patência no longo prazo. Óstios pequenos ao término do procedimento prejudicam o resultado de longo prazo. Hong *et al. e* Ali *et al.* também associam óstios amplos aos casos bem-sucedidos. É um passo cirúrgico simples quando de posse do material adequado e familiarizado com o endoscópio. O autor realiza esta ampliação do óstio com o fórceps citado, por estar convencido que as dimensões do óstio ao final do procedimento têm correlação com bons resultados.

Feijó *et al.*, em 2017, e, no ano seguinte, Nacaroglu *et al.* publicaram estudos em que propõem a remoção mecânica da mucosa nasal ao nível da ablação do *laser* e previamente a este. A ideia parece fazer todo sentido, uma vez que reduz o efeito da carbonização ao nível da mucosa, reduzindo o estímulo à fibrose posteriormente. Seus resultados são motivadores com sucesso funcional de 86% contra 72% dos casos de DCR-TCL em que esse passo não foi aplicado no estudo de Feijó, e 75% × 65,45% no estudo de Nacaroglu.

A intubação bicanalicular é utilizada pela maioria dos cirurgiões. Deve permanecer por, no mínimo, 2 meses. Yildrin fez o melhor estudo comparativo até hoje publicado, separando 113 pacientes em grupos com e sem intubação, e o resultado foi amplamente favorável àqueles que receberam o silicone (84,4% × 63,6%). A sonda foi removida após 3 meses de pós-operatório.

A endoscopia no pós-operatório, realizada em consultório para remoção de *debris*, secreções, granulomas e sinequias, trouxe melhores resultados. Isso foi demonstrado nos trabalhos de Alañón *et al.* e Parente *et al.* O propósito é reduzir a inflamação ao redor do óstio e, assim, conter sua fibrose e subsequente obliteração. Apesar do custo adicional, esta informação deve encorajar a incorporação deste equipamento em nossos consultórios.

COMPLICAÇÕES

O canalículo é o principal local das complicações. Traumatizado pela manipulação e, às vezes, inadvertidamente queimado, acaba sofrendo estenose. Fazer a intubação bicanalicular de rotina reduz a chance de estenose do canalículo. Também, devido ao efeito térmico do *laser*, a pele da pálpebra pode sofrer queimaduras. À medida que se avança na curva de aprendizado, a cirurgia torna-se mais segura.

CONCLUSÃO

A técnica de DCR-TCL tem atraído a atenção de muitos oftalmologistas. Apesar de trazer conceitos novos, a técnica de DCR-TCL é relativamente fácil. A instrumentação, os *probes* e o *laser* fazem da técnica muito acolhedora aos oculoplásticos, e sua incorporação ao tratamento das obstruções baixas deve ser estimulada. A curva de aprendizado é pequena para aqueles que já fazem endoscopia nasal e, portanto, são familiarizados com a anatomia sob a óptica de um endoscópio.

Apesar do sucesso da técnica ser inferior à DCR-EXT, os resultados são ainda bastante motivadores. Os pacientes devem ter suas expectativas moduladas para a realidade, e a possibilidade de um segundo procedimento deve ser claramente discutido.

O fato de não resultar em cicatrizes na pele faz da técnica muito atraente para o paciente. É importante o cirurgião posicionar-se adequadamente em seu campo de atuação, atentar-se a evolução das técnicas e estar receptivo a inovações.

BIBLIOGRAFIA

Akcam HT, Konuk O. Mechanical transnasal endoscopic dacryocystorhinostomy versus transcanalicular multidiode laser dacryocystorhinostomy: long-term results of a prospective study. Lasers Med Sci 2021 Mar;36(2):349-56.

Mor JM, Matthaei M, Schrumpf H, Koch KR, Bölke E, Heindl LM. Transcanalicular laser dacryocystorhinostomy for acquired nasolacrimal duct obstruction: an audit of 104 patients. Eur J Med Res. 2018 Nov 16;23(1):58.

Yener HI, Ozcimen M. Beyoglu. Long-term results in transcanalicular laser and external dacryocystorhinostomy. Eye J 2020;5(1):22-5.

Bulut A, Aslan MG, Oner V. Transcanalicular multidiode laser versus external dacryocystorhinostomy in the treatment of acquired nasolacrimal duct obstruction. Beyoglu Eye J 2021; 6(4):315-19.

Goehl R, Nagpal S, Kumar S, Meher R, Kamal S, Garg S. Transcanalicular laser-assisted dacryocystorhinostomy with endonasal augmentation in primary nasolacrimal duct obstruction: our experience. Ophthalmic Plast Reconstr Surg. 2017 Nov/Dec;33(6):408-12.

Wali U, Sabt B, Badaai YA, Al-Mujaini A. Transcanalicular laser assisted dacryocystorhinostomy: first report from Oman. Indian J Ophthalmol. 2018 Jan;66(1):170-2.

Yildirim Y, Kar T, Topal T, Cesmeci E, Kaya A, Colakoglu K, Aksoy Y, Sonmez M. Comparison of transcanalicular multidiode laser dacryocystorhinostomy with and without silicon tube intubation. J Ophthalmol. 2016;2016:6719529.

Ozturker C, Purevdorj B, Karabulut GO, Seif G, Fazil K, Khan YA, Kaynak P. A comparison of transcanalicular, endonasal, and external dacryocystorhinostomy in Functional Epiphora: A Minimum Two-Year Follow-Up Study. J Ophthalmol. 2022 Mar 23;2022:3996854.

Kaynak P, Ozturker C, Serpil Yazgan S, Karabulut GO, Akar S, Demirok A, Yilmaz OF. Transcanalicular diode laser assisted dacryocystorhinostomy in primary acquired nasolacrimal duct obstruction: 2-year follow up. Ophthalmic Plast Reconstr Surg. 2014 Jan-Feb;30(1):28-33.

Nowak R, Rekas M, Gospodarowicz IN, Ali MJ. Long-term outcomes of primary transcanalicular laser dacryocystorhinostomy. Graefes Arch Clin Exp Ophthalmol. 2021 Aug;259(8):2425-30.

Michalik M, Szyma´nczyk J, Stajnke M, Ochrymiuk T, Cenian. A medical applications of diode lasers: pulsed versus continuous wave (cw) regime. Micromachines (Basel). 2021 Jun 17;12(6):710.

Narioka J, Ohashl Y. Transcanalicular-endonasal demiconductor diode laser–assisted revision surgery for failed external dacryocystorhinostomy. Am J Ophthalmol. 2008 Jul;146(1):60-8.

Pinto C, Queirós T, Ferreira C. Transcanalicular Diode laser-assisted dacryocystorhinostomy – Success rates and related factors during 3 years of follow-up. Semin Ophthalmol. 2021 Oct 3;36(7):501-6.

Feijó ED, Caixeta JA, de Souza Nery AC, Limongi RM, Matayoshi S. A comparative study of modified transcanalicular diode laser dacryocystorhinostomy versus conventional transcanalicular diode laser dacryocystorhinostomy. Eur Arch Otorhinolaryngol. 2017 Aug;274(8):3129-34.

Raposo A, Rodríguez MA, Guilléne A, Blesa JL, García-Purriños F. The osteotomy diameter in the transcanalicular laser dacryocystorhinostomy. Our experience in 192 lacrimal pathways. Am J Otolaryngol. 2020 Nov-Dec;41(6):102677.

Lemaitre S, Sarandeses-Diez T, Gonzalez-Candial M. Anatomical and functional outcomes of transcanalicular diode laser assisted dacryocystorhinostomy as a primary procedure. J Fr Ophtalmol. 2021 Mar;44(3):404-8.

Nacaroglu SA, Ogreden S, Yılmaz A, Atalay K, Kırgız A. Comparison of outcomes of conventional transcanalicular laser dacryocystorhinostomy and modified transcanalicular laser dacryocystorhinostomy. Wideochir Inne Tech Maloinwazyjne. 2018 Sep;13(3):401-6.

TRATAMENTO DA NEOVASCULARIZAÇÃO CORNEANA USANDO A COMBINAÇÃO DE ANTI-VEGF E FOTOCOAGULAÇÃO A *LASER* DE ARGÔNIO

Mariela Grossi Donato ▪ Elias Donato ▪ Marina Alvares de Campos Cordeiro
Matheus Martins de Andrade ▪ João Alberto Holanda de Freitas

INTRODUÇÃO

Desde a primeira droga antiangiogênica (AGF) lançada em 2004, denominada Macugen (pagaptamid) Baush e Lomb, outras sucederam prometendo eficiência, todas elas visando ao tratamento da degeneração macular relacionada com a idade (DMRI). Referimo-nos as seguintes: Avastin (bevacizumabe) Roche; Lucentis (ranibizumabe) Novartis; Eylia (aflibercepte) Bayer. Posteriormente começamos a observar que a sua aplicação resolveria casos de neovascularização no segmento anterior, como a rubeosisíridis etc.

O propósito deste relato é mostrar que a injeção de AGF em associação com o *laser* de argônio consegue inibir a neovascularização corneana secundária a algum processo inflamatório.

A córnea, dentre suas várias funções, apresenta um papel fundamental na transmissão e refração da luz que incide nos olhos. Para um processo adequado da transmissão da luz aos fotorreceptores da retina, é fundamental que a córnea se apresente transparente, visando à formação da imagem.[1]

Esse processo de transparência da córnea é denominado de "Privilégio (linf)angiogênico da córnea", em que, na ausência de patologia, a mesma possui a capacidade de inibir a formação de vasos sanguíneos e linfáticos, que podem causar a opacidade da córnea e impedir o processo fisiológico de passagem dos raios luminosos.[2] Esse "privilégio" consiste em um equilíbrio entre fatores inibitórios e estimuladores da angiogênese no epitélio corneano. Um desequilíbrio nesse processo, causado por uma reação tecidual local inapropriada secundaria à vários fatores, dentre eles infecções, traumas e reações imunológicas, pode induzir a neovascularização corneana (NVK).[2] Os neovasos apresentam alterações estruturais, como a ausência de pericitos e de membrana basal, que permitem o extravasamento de fluido, proteínas e lipídeos para o espaço extracelular. Isso culmina em edema e infiltrados, que reduzem a transparência da córnea e, consequentemente, a acuidade visual. Além disso, os neovasos favorecem a rejeição do transplante de córnea devido ao acesso facilitado das células apresentadoras de antígeno ao tecido doador.[3] A NVK figura como a principal causa de cegueira de origem corneana no mundo (tracoma) e em países industrializados (ceratite herpética).[4]

RELATO DO CASO

CGS, 68 anos, queixa-se de baixa acuidade visual (BAV) em ambos os olhos (AO) na primeira consulta em 22/01/2019. Relata passado de herpes ocular e nega patologias concomitantes. Ao exame clínico, apresenta acuidade visual sem correção (AVSC): olho direito (OD) 20/50, olho esquerdo (OE) 20/200. Refração dinâmica em OD: -1,00 -0,50 165 20/30; OE sem melhora da visão com correção. Fundoscopia (FO) OD inalterada, porém inviável em OE. Tonometria OD 11 mm Hg, OE 13 mm Hg.

À biomicrospia, foi diagnosticada catarata nuclear grau II em OD e pseudofacia em OE. OE apresentou, ainda, neovascularização com ramificações da periferia para o centro, além de leucoma paracentral e infiltração estromal na área central da córnea.

Foi indicada facoemulsificação com implante de lente intraocular em OD. Em OE, optamos por tratamento do quadro corneano por meio de fotocoagulação com *laser* de argônio (FCG), associada a terapia antiangiogênica (AVGF) e corticoterapia tópica.

OBJETIVO

O objetivo do presente trabalho é relatar os resultados obtidos no tratamento da neovascularização corneana, utilizando a terapêutica concomitante de fotocoagulação com *laser* de argônio e AVGF.

MÉTODOS

O paciente foi preparado com anestesia tópica em OE e submetido à primeira sessão de FCG em 30/01/2019, em que foram aplicados 35 disparos a 250 mW, 400 micras, em modo contínuo, além de injeção subconjuntival e intraestromal perilimbar de 0,15 mL (3,75 mg) de bevacizumabe (Avastin®, Roche AG, Basel - Suíça). Foi iniciado, ainda, acetato de fluormetalona tópico em quatro aplicações diárias (Fig. 5-1).

No dia 06/02/2019, o paciente retornou referindo melhora discreta da acuidade visual em OE. Ao exame biomicroscópico, constatamos redução importante da neovascularização e, ainda, do infiltrado estromal. Houve persistência de alguns neovasos e foi, então, realizada nova sessão de FCG, no mesmo dia, em que foram aplicados 25 disparos a 200 mW, 400 micras em modo contínuo (Fig. 5-2).

Em 26/03/2019, o paciente retorna referindo melhora importante da acuidade visual subjetiva. Ao exame, apresentou redução quase total do *pannus* vascular e do infiltrado estromal. A acuidade visual melhorou sensivelmente, chegando a 20/40 com correção (Fig. 5-3).

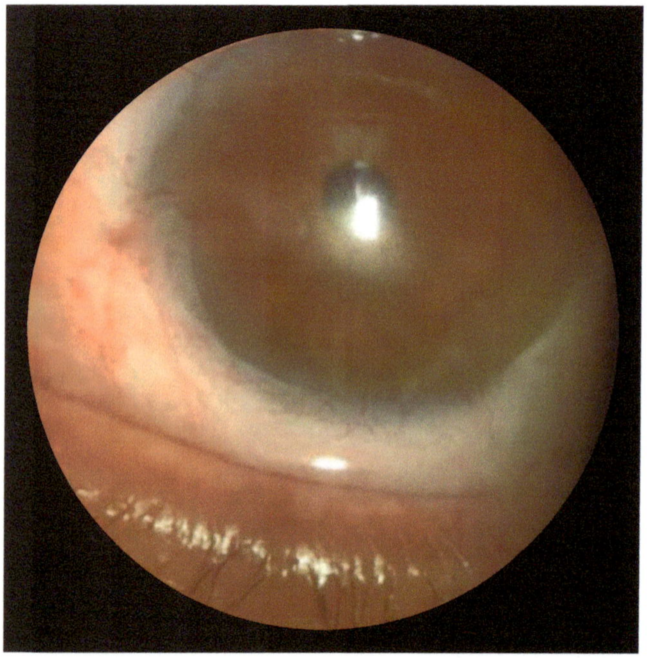

Fig. 5-1. 1º Dia: Neovascularização com ramificações da periferia para o centro, leucoma paracentral e infiltrado estromal na área central da córnea.

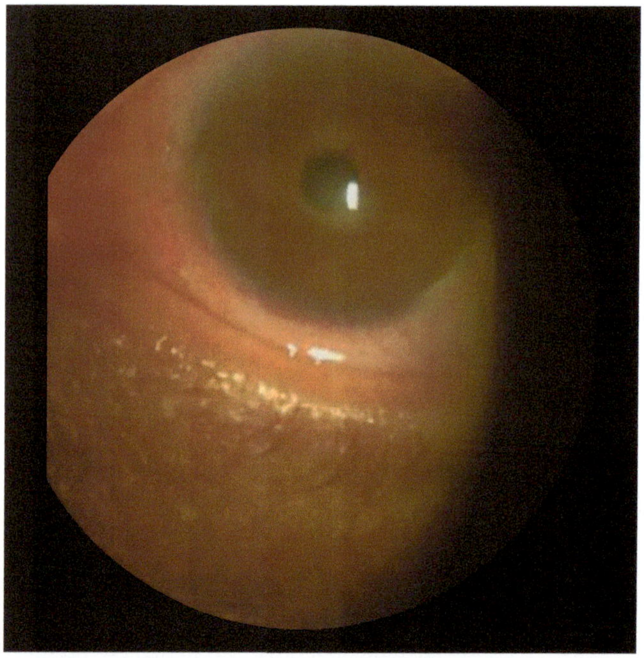

Fig. 5-2. Córnea após primeira sessão de FCG associada ao antiangiogênico (06/02/2019). Redução importante da neovascularização e do infiltrado estromal com persistência de alguns neovasos.

Em 27/03/2019, foi realizada nova sessão de FCG com 30 disparos a 200 mW, 400 micras em modo contínuo e nova injeção perilimbar de bevacizumabe. Esta última na mesma dosagem que a primeira realizada. Foi repetida FCG em 03/04/2019 com 45 disparos, 200 mW, 200 micras em modo contínuo (Fig. 5-4).

No exame de 30/04/2019, o paciente apresentou regressão total do *pannus* vascular e infiltrado, mantendo nubécula discreta paracentral. Manteve AV 20/40 com correção (Fig. 5-5).

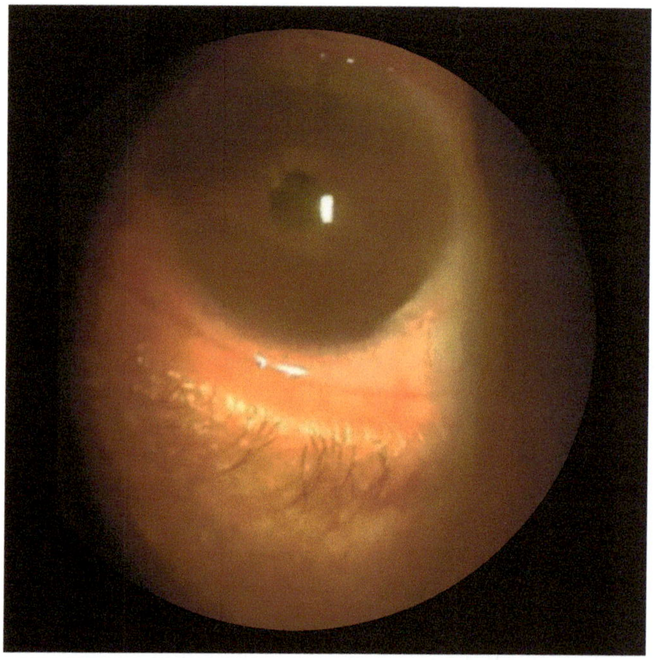

Fig. 5-3. Córnea após segunda sessão de FCG associada ao antiangiogênico (26/03/2019). Redução quase total do *pannus* vascular e do infiltrado estromal.

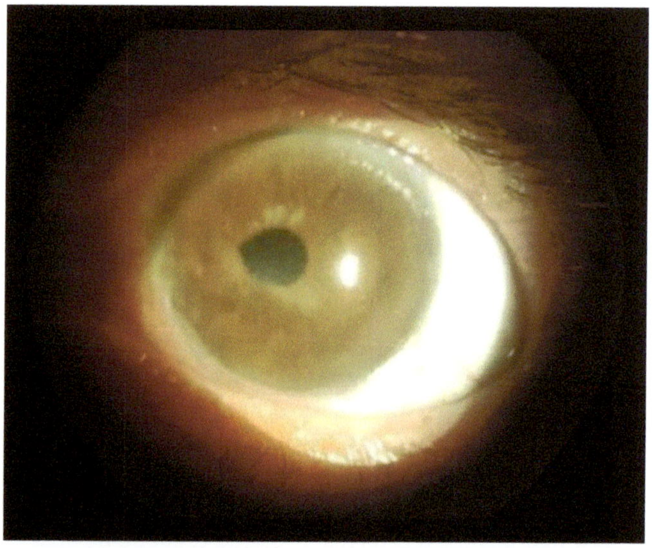

Fig. 5-4. Infiltrado estromal.

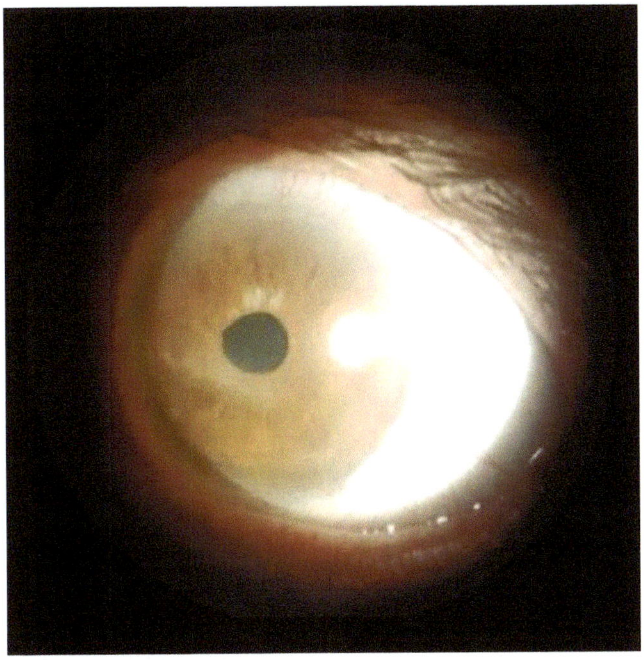

Fig. 5-5. Córnea após terceira sessão de FCG associada ao antiangiogênico (30/04/2019). Regressão total do *pannus* vascular e infiltrado, mantendo nubécula discreta paracentral.

RESULTADOS

Concluída a terapêutica proposta, o paciente apresentou importante regressão do quadro de neovascularização corneana com eliminação dos vasos paracentrais e redução importante do infiltrado estromal. Acuidade visual final igual a 20/40 em OE +0,5 -0,50 × 90.

DISCUSSÃO

A patogênese da NVK inicia-se com uma lesão percursora, que precipita dilatação dos vasos perilímbicos, seguida por recrutamento de leucócitos e liberação de fatores de crescimento que estimulam o aumento da permeabilidade vascular do endotélio e degradação da matriz extracelular, possibilitando a migração dessas células para a córnea, onde formarão os neovasos.[3]

A NVK pode ter etiologias distintas. Entre elas destacam-se infeções bacterianas, como *Clamydia trachomatis*, *Staphilococcus* sp, *Pseudomonas*, *Treponema palidum*, entre outras, vírus, como o herpes, e agentes fúngicos, como *Candida* e *Aspergillus*, além de patologias autoimunes, como Sjogren, degeneração marginal de Terrien e penfigoides.[5] Queimaduras com ácidos e álcalis, assim como uso de lentes de contato, também figuram entre causas possíveis.[6]

Nas córneas neovascularizadas há forte expressão do fator de crescimento do endotélio vascular (VEGF), o que também ocorre em outras patologias oculares, como a degeneração macular relacionada com a idade e a retinopatia diabética. Os AVEGF vem sendo usados como tratamento dessas doenças desde 2005 e têm-se mostrado seguros para o uso ocular, incluindo as patologias neovasculares corneanas mais recentemente.[5]

A escolha de um tratamento adequado para a NVK pode ser desafiadora, sendo que vários modelos vêm sendo testados para as várias formas de NVK.[1] A terapêutica da NVK envolve, além do tratamento da causa base, a destruição dos neovasos e restauração da zona de privilégio angiogênico, prevenindo um novo processo neovascular. Sendo assim, as abordagens podem ser classificadas em três categorias: antiangiogênicas, angiorregressivas e ângio-oclusivas.[7]

Os agentes antiangiogênicos (anti-VEGF) podem ser administrados por via tópica ocular, subconjuntival intraestromal e intravítrea. O bevacizumabe (Avastin, Roche) é um anticorpo monoclonal humanizado recombinante, que reconhece todas as formas de VEGF e inibe a interação VEGF/VEGF-R. Foi inicialmente aprovado pela FDA para tratamento de carcinoma colo retal metastático, porém se mostrou eficaz na DMRI e vários estudos têm corroborado sua utilidade na NVK. O ranibizumabe (Luscentis, Roche) é produzido a partir do fragmento Fab do mesmo anticorpo usado para produzir o bevacizumabe e liga-se de forma mais intensa ao VEGF-A.[8] Esses compostos mostraram ser eficazes também na inibição da linfangiogênese, tanto a partir da ação direta no epitélio linfático quanto indireta na liberação de macrófogos, o que vem a ser uma promessa do uso dos mesmos na inibição de rejeição de enxertos.[7] Apesar da ação antiangiogênica, os anti-VEGF podem causar adversidades, como atraso na recuperação endotelial e diminuição da espessura da córnea devido ao efeito neurotrófico dos VEGF.[9] Nesse sentido, ainda são necessários estudos que esclareçam eficácia, dosagem e segurança das drogas.

A fotocoagulação (FCG) com *laser* de argônio é um componente ângio-oclusivo, aplicado geralmente em associação com o bevacizumabe. Estudos mostram que o efeito da droga é maior quando aplicada simultaneamente à cauterização química.[3] A FCG é um método seguro, porém pode causar complicações relacionadas com a suprarregulação inflamatória, além de poder causar atrofia da íris, ectasia de pupila e hemorragias.[10]

CONCLUSÃO

Neste trabalho, procurou-se avaliar o efeito do AVEGF associado à FCG na redução de neovascularização da córnea. A diminuição dos neovasos na córnea comprova que a combinação tem efeito na melhora da transparência da córnea e, consequentemente, na acuidade visual, melhorando assim o prognóstico e um possível transplante de córnea.

REFERÊNCIAS BIBLIOGRÁFICAS

1. Ellenberg D, Azar DT, Hallak JA, Tobaigy F, Han KY, Jain S, et al. Novel aspects of corneal angiogenic and lymphangiogenic privilege. Progress in Retinal and Eye Research. 2010;29(3):208-48.
2. Menzel-Severing J. Emerging techniques to treat corneal neovascularisation. Eye (London, England). 2012;26(1):2-12.
3. Mello GHR, Lupion FG, Oliveira FM, Bude LR, Wasileweski D, Cavalcati TC, et al. Ação do bevacizumabe subconjuntival na neovascularização e re-epitelização corneana 25 dias após queimadura química. Arq Bras Oftalmol. 2011;74(1):48-52.
4. Stevenson W, Cheng SF, Dastejerdi MH, Ferrari G, Dana R. Corneal neovascularization and the utility of topical VEGF anhibition: ranibizumab (Lucentis) vs bevacizumab (Avastin). The ocular surface. 2012;10(2):67-83.
5. Bock F, Maruyama K, Regenfuss B, Hos D, Steven P, Heindl L, et al. Novel anti (lymph) angiogenic treatment strategies for

corneal and ocular surface diseases. Progress in retinal and eye research. 2013;34: 89-124.
6. Lee P, Wang CC, Adamis AP. Ocular neovascularization: an epidemiologic review. Survey of Ophthalmology. 1998;43(3):245-69.
7. Rodrigues M. Neovascularização da córnea – perda de um privilégio (2014-2015). Tese (mestrado integrado em medicina) - Faculdade de Medicina Universidade do Porto. março 2015.
8. Chang JH, Garg NK, Lunde E, Han KY, Jain S, Azar DT. Corneal neovascularization: an anti-VEGF therapy review. Survey of Ophthalmology. 2012;57(5):415-29.
9. Bock F, Onderka J, Rummelt C, Dietrich T, Bachmann B, Kruse FE, et al. Safety profile of topical VEGF neutralization at the cornea. Investigative ophthalmology & visual science. 2009;50(5):2095-102.
10. Dantas PE, Dantas MC, Holzchuh N, Celis VFH. Argon e YAG laser no tratamento de neovascularização de córnea. Arq Bras Oftal. 1997;60(5): 485-8.

CAPÍTULO 6

FEMTOSSEGUNDO NO TRATAMENTO DO CERATOCONE

Heanes Troglio Pfluck

O ceratocone é uma doença da córnea não inflamatória, bilateral, assimétrica e progressiva, classificada nas ectasias corneanas, que leva à mudança do formato, assumindo uma forma cônica secundária a um afinamento estromal. Ambos os olhos são afetados, porém em estágios diferentes de evolução em muitos casos. História familiar positiva e prurido ocular têm sido propostos como grandes fatores de risco para o desenvolvimento da doença.

Com o avanço da doença o paciente passa a apresentar erros refracionais devido ao astigmatismo irregular da córnea. O tratamento do ceratocone baseia-se em controle da progressão da doença e melhora da visão, este deve ser individualizado para cada paciente levando em consideração o estágio, a idade do paciente e a acuidade visual. Nos estágios iniciais, o uso de óculos ou lentes de contato podem ser suficientes para alcançar uma acuidade visual que contemple a vida cotidiana. Em casos em que esses recursos não foram suficientes ou caso o paciente apresente intolerância à lente de contato lançamos mão de procedimentos cirúrgicos com o objetivo de reestabelecer a regularidade da córnea e melhorar a visão. Abordaremos a seguir duas técnicas que envolvem o uso do *laser* de femtossegundo no tratamento cirúrgico do ceratocone.

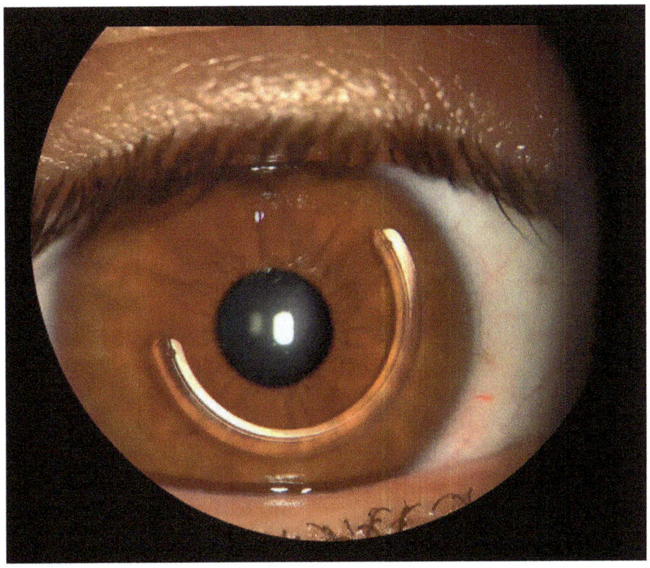

Fig. 6-1. Foto de seguimento implantado com uso de *laser* de femtossegundo Anel de Ferrara (Ferrara Rings – AJL) e Keraring (Mediphacos). (Arquivo pessoal do autor.)

ANÉIS INTRAESTROMAIS

O implante de anel estromal tem indicação em casos onde os óculos e lentes de contatos não conseguem ter bons resultados, ele é uma alternativa precoce evitando o transplante de córnea. Trata-se de um dispositivo médico implantável no estroma da córnea visando à regularização das deformações, modificando a forma da córnea em suas porções central e periférica, corrigindo irregularidades e aplanando. Os resultados do implante estromal realizado através da técnica manual mostravam uma grande variabilidade e dependência da técnica cirúrgica e do material cirúrgico utilizado para se alcançar bons resultados. Com o advento do uso do *laser* de femtossegundo no implante, os resultados passaram a ser mais precisos e reprodutíveis, além de possibilitar a criação de túneis com profundidade e larguras personalizadas facilitando o uso de arcos longos. Fabricantes dos anéis desenvolveram nomogramas para guiar a seleção dos segmentos de anéis a serem implantados baseados nos exames de imagem da córnea e refração do paciente (Fig. 6-1).

TÉCNICA CIRÚRGICA COM *LASER* DE FEMTOSSEGUNDO

Um número variado de equipamentos de *laser* existe no mercado atualmente, cada um com um processo de funcionamento diferente para contato com o olho do paciente. Todas essas particularidades de cada aparelho devem ser muito bem assimiladas pelo cirurgião. A cirurgia pode ser dividida em basicamente três etapas. A anestesia é realizada com colírio anestésico tópico, pode-se usar de forma opcional pilocarpina e brimonidina buscando indução de miose e redução da hemorragia subconjuntival causada pelo vácuo do aparelho de *laser*. Primeiramente é feita a marcação do eixo visual, caracterizado pelo reflexo da luz do microscópio que aparece na córnea. Essa marcação deve ficar bem visível pois vai guiar a centralização do aparelho de femtossegundo para a confecção do túnel de inserção do anel e a incisão. O passo seguinte é o posicionamento do aparelho em contato com o globo ocular centralizando na marcação previamente feita. Assim que o aparelho entra em contato com o olho é realizada a auto apreensão através de vácuo do anel de sucção. No painel do aparelho busca-se centralizar na marcação prévia da córnea e em seguida o *laser* é disparado para a confecção do túnel. Os aparelhos mais modernos costumam ter no seu *software* as medidas para a confecção do túnel baseado no anel que será implantado.

Por último, após a retirada do aparelho realiza-se a checagem se o túnel foi corretamente confeccionado para posterior introdução dos segmentos de anéis, pode ser feita com uso de um Sinskey. O cálculo da profundidade do corte no estroma é realizado em 75% do ponto mais fino no trajeto do túnel, e a incisão rotineiramente no eixo mais curvo da córnea, salvo em casos em que o cirurgião escolhe alterar por motivos específicos (Fig. 6-2).

Com o uso do *laser* de femtossegundo a cirurgia fica mais reprodutível e previsível. Reduz riscos de complicações como colocação de segmentos muito superficiais ou perfuração durante a confecção do túnel e incisão. Com relação as desvantagens podemos citar o elevado custo dos aparelhos de *laser* atualmente. O pós-operatório não exige nenhum cuidado adicional pelo fato de a cirurgia ter sido realizado com o uso dessa tecnologia. Em até 7 dias a incisão geralmente já está fechada pelo epitélio e o paciente pode voltar às atividades cotidianas (Fig. 6-3).

TRANSPLANTE DE CÓRNEA COM *LASER* DE FEMTOSSEGUNDO

Nos casos avançados de ceratocone ou com opacidades centrais de córnea, a indicação do transplante de córnea passa a ser a opção para reabilitação visual do paciente. O transplante penetrante e o transplante lamelar anterior são indicados rotineiramente para esses casos. O uso do *laser* para cortes totais ou parciais da córnea traz algumas vantagens para o procedimento: cicatrização mais rápida, tamanho do botão com menor variação, melhor preservação do endotélio, possibilidade de maior resistência da incisão com o uso de desenhos variados, os mais comumente usados são zigue-zague, cogumelo (*mushroom*) e sombreiro (*top-hat*) (Figs. 6-4 a 6-7).

Cada desenho possui suas vantagens e desvantagens específicas. No *top-hat*, a área de células endoteliais transplantadas é maior, as suturas devem ser feitas com precisão até a região posterior do transplante para evitar Seidel. No *mushroom*, as suturas são colocadas mais periféricas o que pode contribuir com um menor astigmatismo. O desenho em zigue-zague vem sendo mais usado devido a algumas considerações demonstradas em trabalhos atuais. Ele maximiza a área de contato entre as córneas, selando melhor a incisão, com mais rápida cicatrização e melhor tensão na incisão (Fig. 6-8).

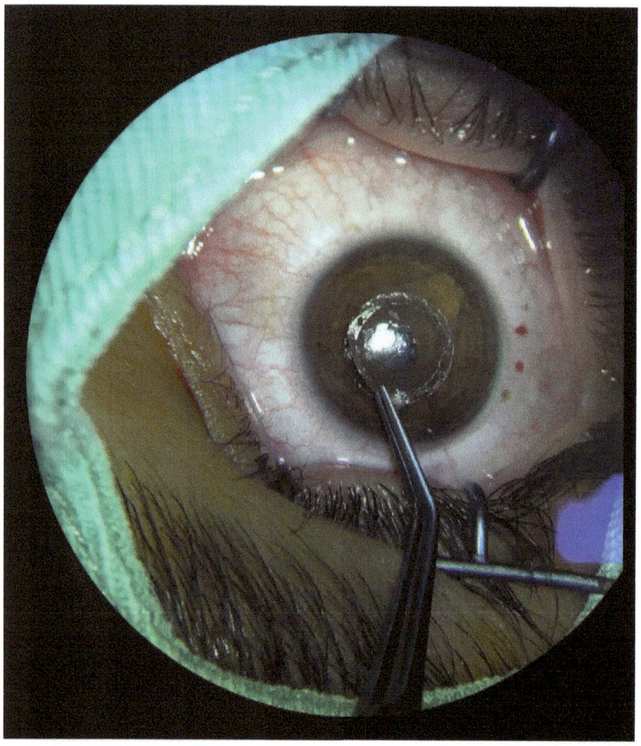

Fig. 6-2. Introdução no anel criado pelo Intralase. (Arquivo pessoal do autor.)

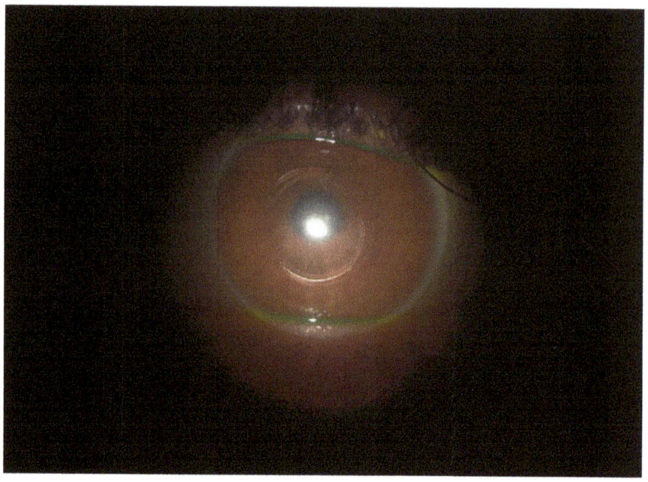

Fig. 6-3. Dois seguimentos de anéis implantados. (Arquivo pessoal do autor.)

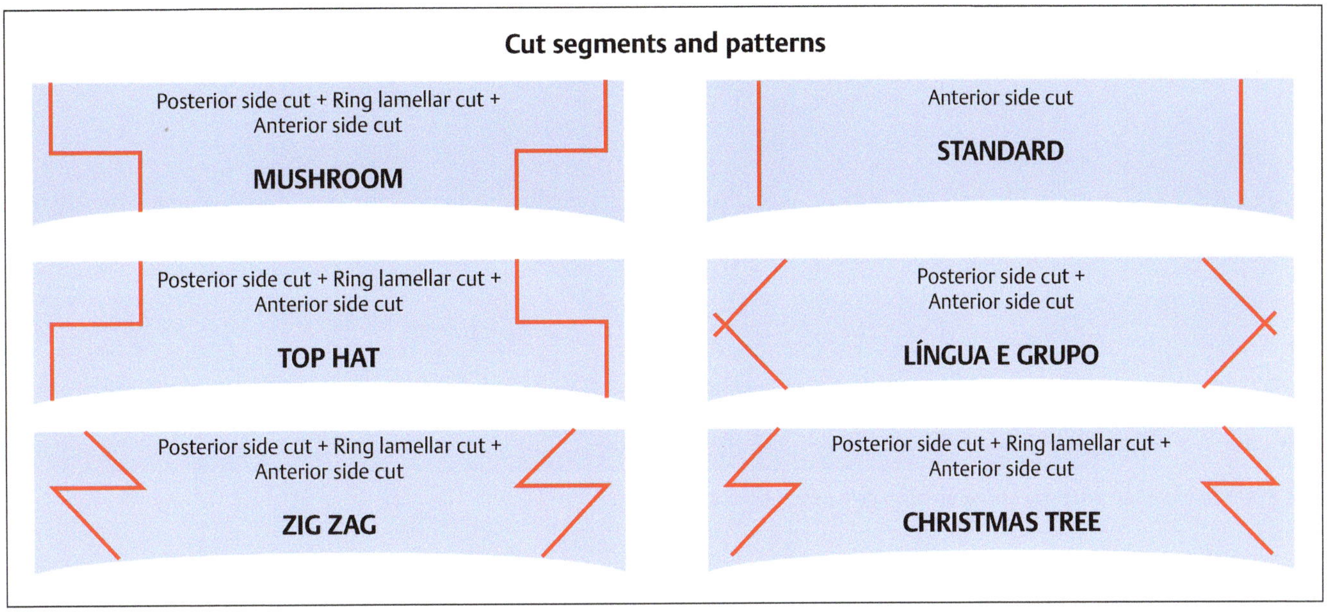

Fig. 6-4. Padrões de cortes. (Reproduzida com autorização de Johnson & Johnson Vision.)

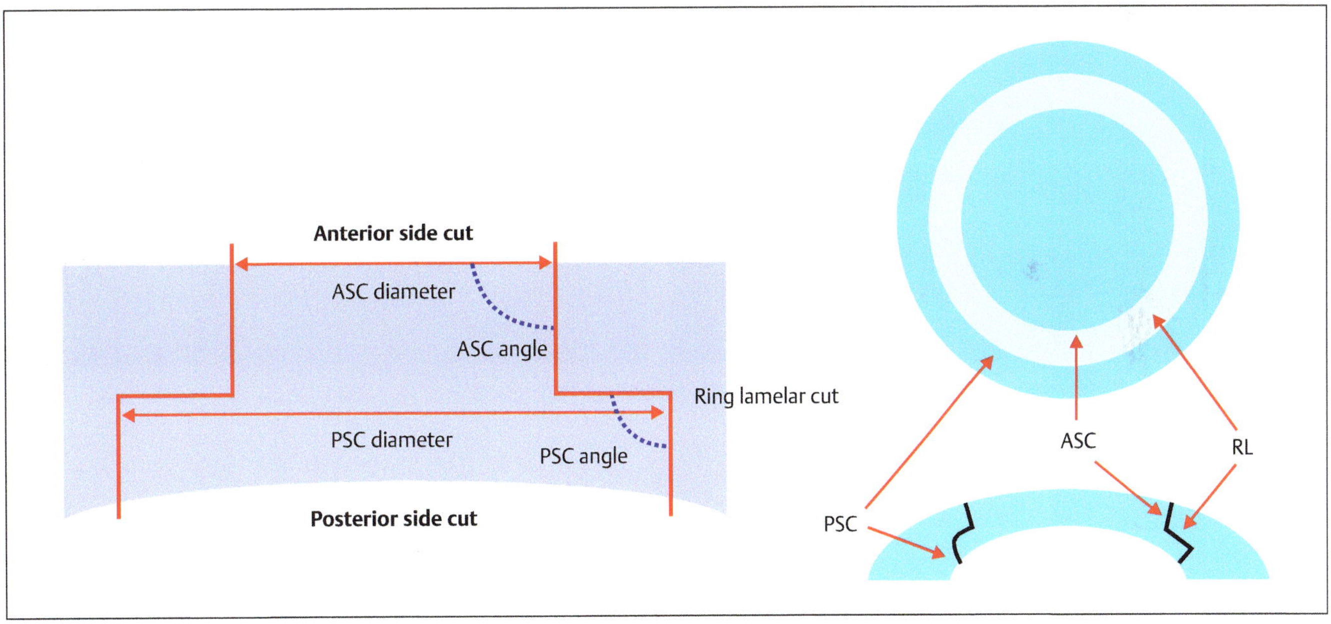

Fig. 6-5. Corte Top-hat. (Reproduzida com autorização de Johnson & Johnson Vision.)

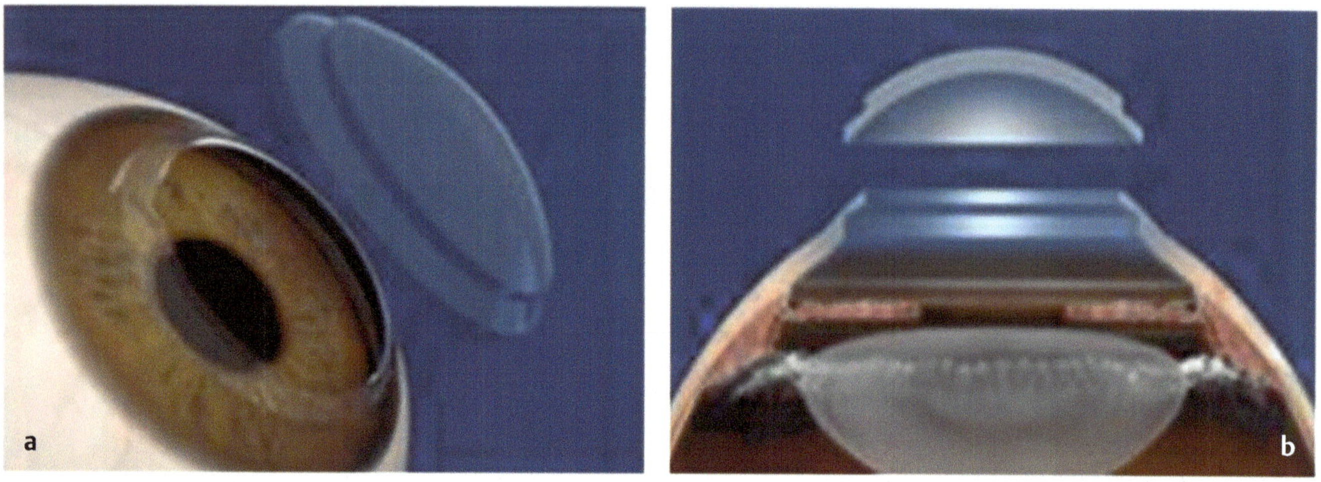

Fig. 6-6. Top-hat. (Reproduzida com autorização de Johnson & Johnson Vision.)

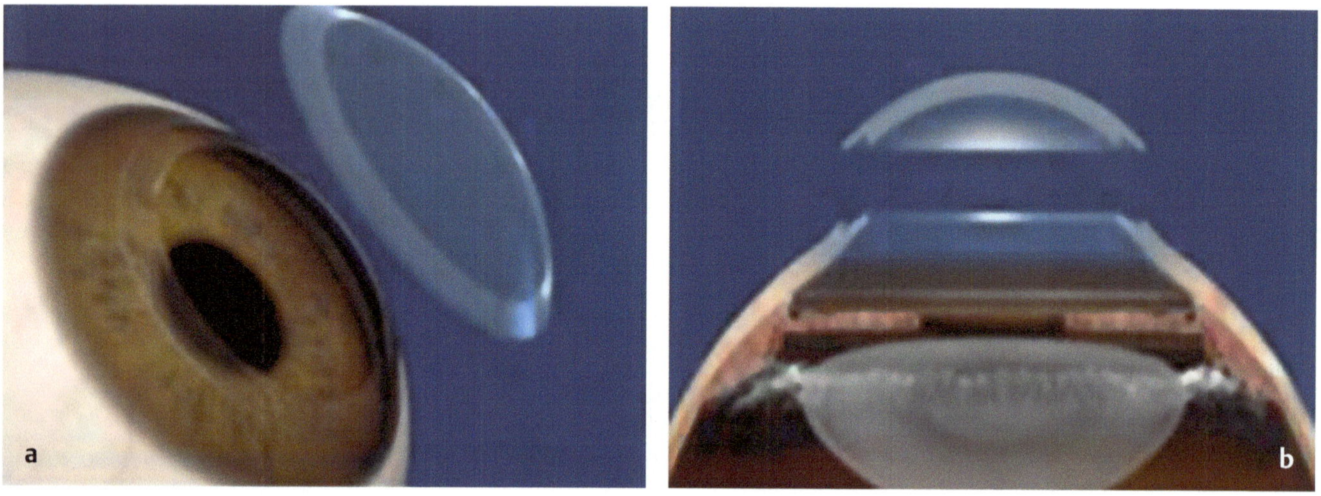

Fig. 6-7. Mushroom. (Reproduzida com autorização de Johnson & Johnson Vision.)

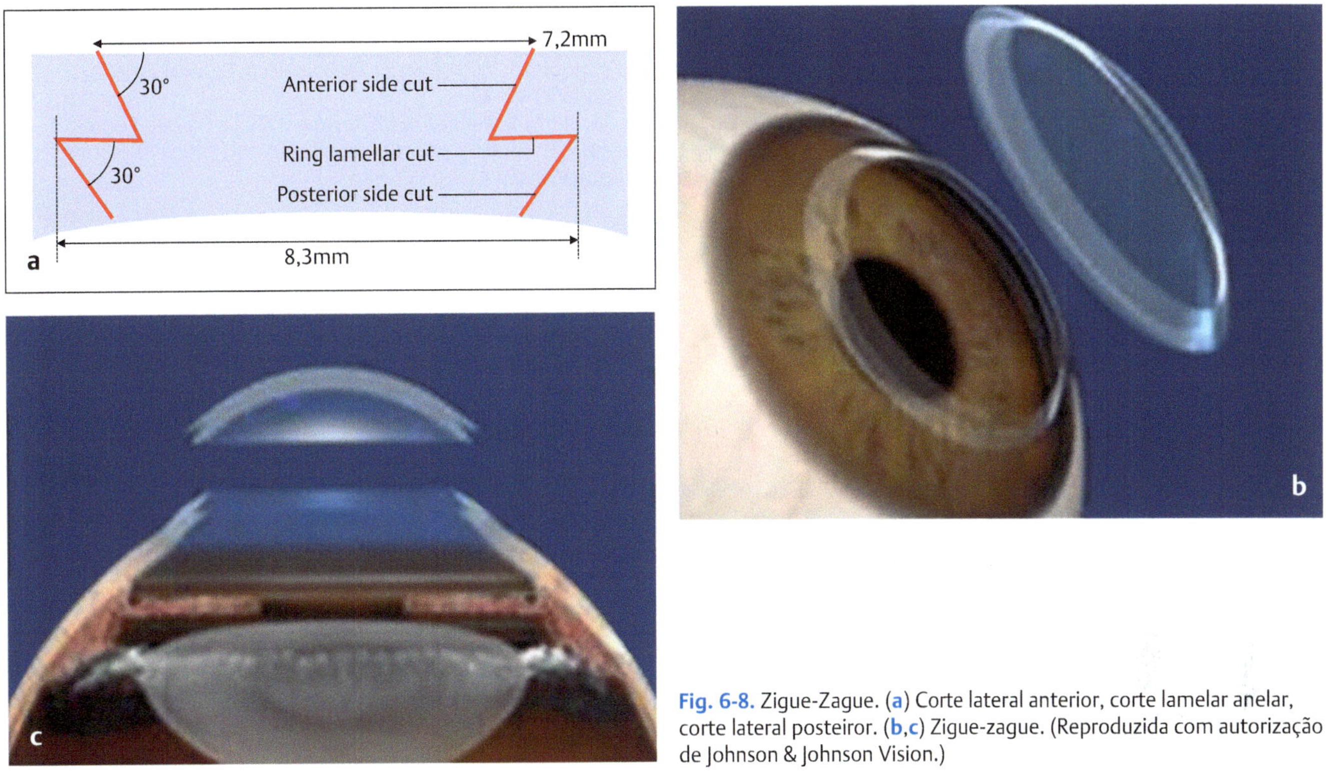

Fig. 6-8. Zigue-Zague. (a) Corte lateral anterior, corte lamelar anelar, corte lateral posteiror. (b,c) Zigue-zague. (Reproduzida com autorização de Johnson & Johnson Vision.)

No transplante lamelar anterior profundo (DALK) com a técnica de *big-bubble* (BB), na qual o ar é injetado no estroma da córnea para separar o estroma profundo da membrana de Descemet, o *laser* de femtossegundo tem possibilitado melhores resultados de formação de bolha. Alguns trabalhos descrevem inclusive o uso do *laser* de femtossegundo para a criação do túnel de inserção da canela para injetar o ar, obtendo uma maior taxa de formação de bolha tipo 1.

A seleção de pacientes para a realização do transplante com uso do *laser* deve levar em consideração alguns aspectos; opacidades de córnea e neovascularizações intensas podem dificultar a confecção do corte, paciente com bolha conjuntival pós-trabeculectomia ou tubo de drenagem devido à necessidade de vácuo na região conjuntival. Além disso, pacientes com fenda palpebral estreita também devem ser cuidadosamente avaliados antes do procedimento pois podem dificultar o encaixe do anel de sucção.

O uso do *laser* de femtossegundo nas cirurgias para tratamento do ceratocone, anel intraestromal e transplante, tem demonstrado possibilitar um resultado mais preciso, reprodutível, menos complicações, menor tempo cirúrgico e reabilitação visual mais rápida dos pacientes.

BIBLIOGRAFIA

Asota I, Farid M, Garg S, Steinert RF. Femtosecond laser-enabled keratoplasty. Int Ophthalmol Clin. 2013 Spring;53(2):103-14.

Blériot A, Martin E, Lebranchu P, Zimmerman K, Libeau L, Weber M, et al. Comparison of 12-month anatomic and functional results between Z6 femtosecond laser-assisted and manual trephination in deep anterior lamellar keratoplasty for advanced keratoconus. J Fr Ophtalmol. 2017 Jun;40(6):e193-e200.

Chamberlain WD. Femtosecond laser-assisted deep anterior lamellar keratoplasty. Curr Opin Ophthalmol. 2019 Jul;30(4):256-263.

Gadhvi KA, Romano V, Fernández-Vega Cueto L, Aiello F, Day AC, Gore DM, et al. Femtosecond Laser-Assisted Deep Anterior Lamellar Keratoplasty for Keratoconus: Multi-surgeon Results. Am J Ophthalmol. 2020 Dec;220:191-202.

Gogri PY, Bore MC, Rips AGT, Reddy JC, Rostov AT, Vaddavalli PK. Femtosecond laser-assisted big bubble for deep anterior lamellar keratoplasty. J Cataract Refract Surg. 2021 Jan 1;47(1):106-110.

Módis L, Szalai E, Flaskó Z, Kolozsvári B, Berta A. Femtoszekundumlézeres keratoplasztika [Femtosecond laser-assisted keratoplasty]. Orv Hetil. 2018 Apr;159(17):671-676. Hungarian.

Monterosso C, Antonini M, Di Zazzo A, Gaudenzi D, Caretti L, Coassin M, et al. Femtosecond laser-assisted deep anterior lamellar keratoplasty: A safer option in keratoconus surgery. Eur J Ophthalmol. 2022 Jan;32(1):59-65.

Mounir A, Radwan G, Farouk MM, Mostafa EM. Femtosecond-assisted intracorneal ring segment complications in keratoconus: from novelty to expertise. Clin Ophthalmol. 2018 May 22;12:957-964.

Pedrotti E, Bonacci E, De Rossi A, Bonetto J, Chierego C, Fasolo A, et al. Femtosecond Laser-Assisted Big-Bubble Deep Anterior Lamellar Keratoplasty. Clin Ophthalmol. 2021;15:645-650. Published 2021 Feb 16.

Rabinowitz YS. Keratoconus. Surv Ophthalmol. 1998 Jan-Feb;42(4):297-319.

Rocha G, Silva LNP, Chaves LFOB, Bertino P, Torquetti L, de Sousa LB. Intracorneal Ring Segments Implantation Outcomes Using Two Different Manufacturers' Nomograms for Keratoconus Surgery. J Refract Surg. 2019 Oct 1;35(10):673-683.

Salouti R, Zamani M, Ghoreyshi M, Dapena I, Melles GRJ, Nowroozzadeh MH. Comparison between manual trephination versus femtosecond laser-assisted deep anterior lamellar keratoplasty for keratoconus. Br J Ophthalmol. 2019 Dec;103(12):1716-1723.

Torquetti L, Ferrara G, Almeida F, Cunha L, Araujo LP, Machado A, et al. Intrastromal corneal ring segments implantation in patients with keratoconus: 10-year follow-up. J Refract Surg. 2014 Jan;30(1):22-6.

Wade M, Muniz Castro H, Garg S, Kedhar S, Aggarwal S, Shumway C, et al. Long-Term Results of Femtosecond Laser-Enabled Keratoplasty With Zig-Zag Trephination. Cornea. 2019 Jan;38(1):42-49.

Yu AC, Spena R, Pellegrini M, Bovone C, Busin M. Deep Anterior Lamellar Keratoplasty: Current Status and Future Directions. Cornea. 2022;41(5):539-544.

PRK *VS.* LASIK

Alexandre Campana Rodrigues ▪ Henrique Monteiro Balarin

Photorefrative keratectomy (PRK) e *Laser in situ keratomileusis* (LASIK) são as formas mais comuns de se realizar a correção refrativa em todo o mundo.

PRK foi o primeiro procedimento realizado com *Excimer Laser* e vem sendo utilizado, clinicamente, desde a década de 1990, com grande eficácia e segurança. Em determinado momento, chegou a ser utilizado apenas nos casos em que o LASIK era contraindicado. Hoje, com o uso da mitomicina, voltou a ganhar protagonismo, passando a ser a técnica de escolha de muitos cirurgiões.

VARIAÇÕES NA TÉCNICA

Tanto o LASIK como o PRK possuem muitas variantes. O PRK, por exemplo, pode ser feito com desepitelização mecânica (com espátula ou com escova), química, pela utilização de álcool, ou mesmo por meio do *laser*, na técnica transepitelial. Não existem diferenças importantes em relação a resultados obtidos com as diferentes técnicas, cabendo ao cirurgião escolher a técnica que se adapta melhor.

O LASIK, por sua vez, pode ser feito com microcerátomo mecânico ou com a utilização do *laser* de femtossegundo. O segundo tem maior previsibilidade de espessura do *flap*, mas o seu custo termina por limitar seu uso no nosso país.

INDICAÇÕES ESPECÍFICAS

Antes de falarmos sobre comparações entre as técnicas, é importante citarmos que existem indicações específicas para os métodos. Por exemplo, em casos com histórico de herpes ocular prévio, o LASIK apresenta menor incidência de recidivas; já em pacientes com profissões mais exposta a possibilidade de trauma, como lutadores, policiais, entre outros, o PRK se mostra mais indicado. Em córneas muito finas (abaixo de 500 micra) também existe preferência pelo PRK.[1]

Alterações de membrana basal e opacidades de estroma anterior também são indicações para o PRK.

RESULTADOS REFRATIVOS

Os estudos têm mostrado resultados muito similares entre o LASIK (com microcerátomo mecânico ou com femto) e o PRK (independentemente da técnica usada para retirada do epitélio). Se existir alguma pequena vantagem para o LASIK, ela seria muito pouco significativa.[2]

RECUPERAÇÃO VISUAL E DOR NO PÓS-OPERATÓRIO

A córnea é o tecido com mais inervação no corpo humano. Possui aproximadamente 7.000 terminações nervosas para cada milímetro quadrado de tecido.

O tempo para que a inervação da córnea seja refeita varia na literatura entre 3 e 12 meses após a cirurgia.[3,4]

Tanto a recuperação visual quanto a dor no pós-operatório são, provavelmente, dois grandes motivos da popularidade do LASIK, em que a recuperação visual se dá de forma quase imediata e com pouca ou nenhuma dor.

No PRK, por sua vez, existem várias técnicas, como a utilização de BSS e colírios gelados, o uso de analgésicos potentes (como a Codeína) via oral, colírio anti-inflamatório não hormonal nos primeiros dias e cicloplegia para amenizar a dor e desconforto que, nos primeiros dias, é significativa.[5,6]

A recuperação da visão no PRK também se faz de forma mais lenta,[7] sendo boa nos primeiros 2 dias, quando o epitélio ainda está ausente na zona óptica da córnea, caindo nos 2 dias seguintes, quando ele chega na zona óptica e ainda está irregular e não totalmente transparente, melhorando depois disso, mas apresentando flutuações importantes no primeiro mês, podendo ainda acontecer, em menor intensidade, até o terceiro mês.

COMPLICAÇÕES

As complicações do LASIK relacionadas com o *flap*, apesar de incomuns, são variadas, sendo algumas de difícil manejo, como crescimento epitelial de interface, *buttonhole* e *free cap*. É importante ainda lembrar que o *flap* sempre apresentará possibilidade de se deslocar, mesmo após vários anos da cirurgia.[8]

O risco de ectasia também parece ser maior no LASIK.[9] Não existe um desenho de estudo que comprove isso, categoricamente, mas a menor agressão biomecânica causada pelo PRK, certamente é benéfica em córneas com indícios de serem menos resistentes.

O PTA (*percentage tissue altered*) mostrou-se um guia efetivo e seguro para a avaliação de risco no LASIK. Dessa forma, eventualmente, faz-se necessário trocar o LASIK pelo PRK afim de diminuir o risco de ectasia.[10]

Um grande problema do PRK foi o *haze* que inviabilizava o seu uso de graus mais altos, mas que podia ocorrer mesmo em graus mais baixos. A utilização rotineira da mitomicina foi um divisor de águas que trouxe o PRK de volta ao cenário.

Após muitos anos em uso, ele se mostrou eficaz e sem efeitos deletérios, mesmo no longo prazo.[11,12]

RETOQUE

Ambas as técnicas estão sujeitas à necessidade de retoque, eventualmente.

No PRK, recomenda-se tempo maior de mitomicina que na primeira cirurgia, podendo-se, no mais, valer-se da mesma técnica utilizada nos casos de primeira intervenção.

No LASIK, pode-se levantar o *flap*, independentemente do tempo da primeira cirurgia, lembrando apenas da maior incidência de crescimento epitelial de interface[13] em cirurgias prévias com mais de 4 a 5 anos.[14]

Para se evitar esse risco e para manter o leito residual intocado, gostamos muito da técnica de PRK sobre LASIK, desepitelizando com álcool para menor manipulação do *flap*. Assim procedendo, geralmente, atingimos o resultado desejado consumindo apenas um tecido que já não tinha função biomecânica,[15] qual seja, o próprio *flap* (Fig. 7-1).

Importante frisar que o pedículo deixa uma porção de córnea sem cortar, ou seja, o *flap* não chega até o final da córnea.

Os números são 45, 50, 120 e 500 micras.

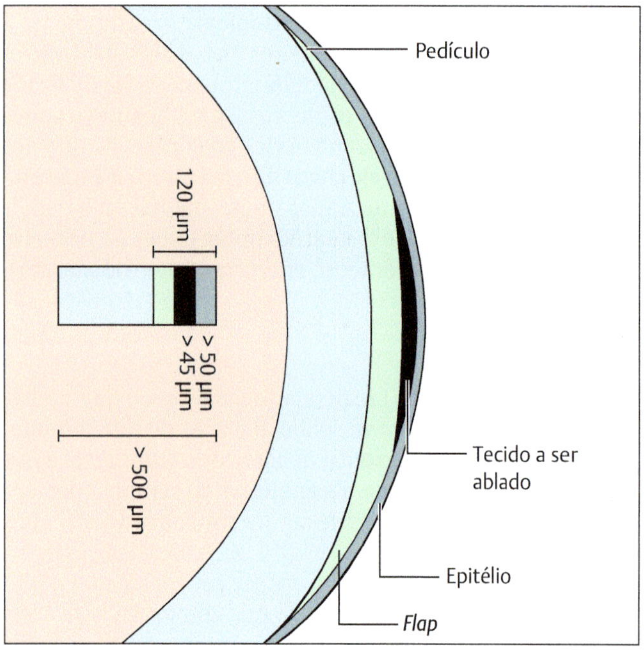

Fig. 7-1. Retoque de três dioptrias esféricas, zona óptica de 6,5 mm. PRK sobre LASIK, com *flap* de 120 micra. Observar que houve consumo apenas de tecido do *flap*, que já não tinha função na estabilização da córnea.

REFERÊNCIAS BIBLIOGRÁFICAS

1. Ambrósio R Jr, Wilson S. LASIK vs LASEK vs PRK: advantages and indications. Semin Ophthalmol 2003 Mar;18(1):2-10.
2. Gershoni A, Mimouni M, Livny E, Bahar I. Z-LASIK and Trans-PRK for correction of high-grade myopia: safety, efficacy, predictability and clinical outcomes. Int Ophthalmol 2019 Apr;39(4):753-63.
3. Matsui H, Kumano Y, Zushi I, Yamada T, Matsui T, Nishida T. Corneal sensation after correction of myopia by photorefractive keratectomy and laser in situ keratomileusis. J Cataract Refract Surg 2001;27:370-3.
4. Kanellopoulos AJ, Pallikaris IG, Donnenfeld ED, Detorakis S, Koufala K, Perry HD. Comparison of corneal sensation following photorefractive keratectomy and laser in situ keratomileusis. J Cataract Refract Surg 1997;23:34-8.
5. Golan O, Randleman JB. Pain management after photorefractive keratectomy. Curr Opin Ophthalmol 2018 Jul;29(4):306-12.
6. Palochak CMA, Reed DS, Apsey DA, Legault GL, Carlton D, Caldwell MC, Townley JR, Madsen MH, Evangelista CB. Pain control following photorefractive keratectomy: A prospective clinical trial comparing codeine versus oxycodone for the management of postoperative pain. J Refract Surg 2021 Sep;37(9):582-9.
7. Walker MB, Wilson SE. Recovery of uncorrected visual acuity after laser in situ keratomileusis or photorefractive keratectomy for low myopia. Cornea 2001 Mar;20(2):153-5.
8. Moshirfar M, West DG, Miller CM, West WB Jr, McCabe SE, Shmunes KM, et al. Incidence, risk, and visual outcomes after repositioning of acute non-traumatic flap dislocations following femtosecond-assisted LASIK. J Clin Med 2021 Jun 3;10(11):2478.
9. Moshirfar M, Tukan AN, Bundogji N, Liu HY, McCabe SE, Ronquillo YC, Hoopes PC. Ectasia after corneal refractive surgery: A systematic review. Ophthalmol Ther 2021 Dec;10(4):753-76.
10. Sorkin N, Rosenblatt A, Smadja D, Cohen E, Santhiago MR, Varssano D, Yatziv Y. Early refractive and clinical outcomes of high-myopic photorefractive keratectomy as an alternative to LASIK surgery in eyes with high preoperative percentage of tissue altered. J Ophthalmol 2019 Jan 28;2019.
11. Carlos de Oliveira R, Wilson SE. Biological effects of mitomycin C on late corneal haze stromal fibrosis following PRK. Exp Eye Res 2020 Nov;200.
12. Chang YM, Liang CM, Weng TH, Chien KH, Lee CH. Mitomycin C for the prevention of corneal haze in photorefractive keratectomy: a meta-analysis and trial sequential analysis. Acta Ophthalmol 2021 Sep;99(6):652-62.
13. Ting DSJ, Srinivasan S, Danjoux JP. Epithelial ingrowth following laser in situ keratomileusis (LASIK): prevalence, risk factors, management and visual outcomes. BMJ Open Ophthalmol 2018 Mar 29;3(1):e000133.
14. Friehmann A, Mimouni M, Nemet AY, Sela T, Munzer G, Kaiserman I. Risk factors for epithelial ingrowth following microkeratome-assisted LASIK. J Refract Surg 2018 Feb 1;34(2):100-5.
15. Fang L, Wang Y, Yang R, Deng S, Deng J, Wan L. Effects of the LASIK flap thickness on corneal biomechanical behavior: a finite element analysis. BMC Ophthalmol 2020 Feb 24;20(1):67.

LASERS EM GLAUCOMA

CAPÍTULO 8

Victor Cvintal ▪ Juliana Almodin

ANATOMIA CIRÚRGICA

A Figura 8-1 exemplifica os diferentes locais onde cada *laser* atua.

Na Figura 8-2, notamos pela ultrassonografia biomicroscópica (UBM) o fechamento angular causado por múltiplos mecanismos, destacando-se o fator cristaliniano e a rotação anterior do corpo ciliar. Indica-se aqui os possíveis locais de tratamento a *laser*: iridotomia, iridoplastia e endociclofotocoagulação (ECP)/cilioplastia.

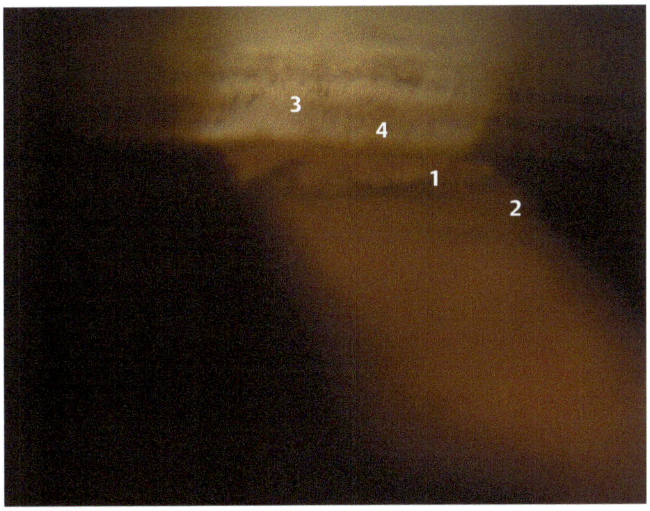

Fig. 8-1. Exemplificado: *1.* Iridotomia, *2.* iridoplastia, *3.* trabeculoplastia ALT e *4.* trabeculoplastia SLT. Os procedimentos ciclodestrutivos por atuarem no corpo ciliar não são visíveis na gonioscopia.

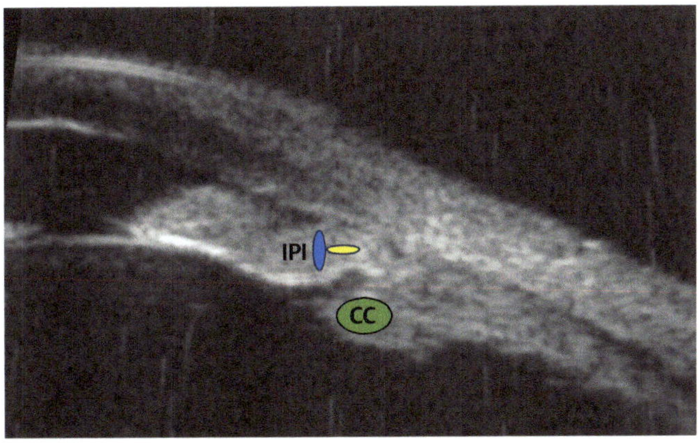

Fig. 8-2. Locais de aplicação dos *lasers*: (i) azul, iridotomia; (ii) amarelo, iridoplastia; e verde, cilioplastia – ECP. Note a anteriorização do corpo ciliar (CC) e consequente íris em *plateau* (IPI).

ALGORITMO DE TRATAMENTO A *LASER* DO GLAUCOMA

No GPAA (glaucoma primário de ângulo aberto), podemos ter um estágio inicial, moderado, avançado e/ou refratário. Nos casos iniciais a moderados, e em casos seletos de glaucoma avançado, a trabeculoplastia pode ser considerada. O SLT (*selective laser trabeculoplasty*) inclusive pode ser realizado como primeira opção de tratamento, antes mesmo do uso de colírios, uma vez que reorganiza a malha trabecular. Nos glaucomas refratários ou de difícil controle, procedimentos cirúrgicos, como a ciclofotocoagulação (ECP, transescleral), passam a ser uma boa opção. Atualmente, o *laser* micropulsado tem a vantagem da repetibilidade e, eventualmente, pode ser também indicado em casos menos graves, a critério do cirurgião. A trabeculostomia por *excimer laser* é uma moderna alternativa de cirurgia minimamente invasiva de glaucoma (MIGS) que pode ser indicada em casos de glaucoma leve a moderado controlado, enquanto o sistema CLASS, esclerotomia assistida por *laser* de CO_2, é bem indicado em glaucomas leves a mais severos. Essas duas últimas opções são promissoras, e já são realidade na Europa.

Já em pacientes com ângulo estreito, GPAF (glaucoma primário de ângulo fechado) e fechamento angular primário, a iridotomia (*Yag laser*) está indicada, principalmente quando a causa é por aposição de íris. Após o procedimento, reavaliamos o paciente por meio da gonioscopia para dar o seguimento adequado. Em casos de íris em *plateau*, a iridoplastia (*laser* de argônio) pode ser realizada em determinados casos ou passar para a própria facectomia, dependendo do mecanismo do bloqueio. Alguns autores apresentaram casos do uso da ECP como uma cicloplastia naqueles casos em que o componente de *plateau* não é resolvido pela extração do cristalino (ver Fig. 8-3).

Os *lasers* são ótimos adjuvantes no acompanhamento e sucesso das cirurgias filtrantes, como a trabeculectomia, nas não penetrantes, como esclerectomia profunda, e nos implantes de dispositivos de drenagem. Na trabeculectomia, quando o *flap* é suturado com pontos fixos de *nylon*, e o cirurgião decide pelo aumento da drenagem para diminuição da pressão intraocular (PIO), o mesmo pode ser rompido com o *laser* de argônio. Já em situações que o aumento de PIO se dá pela obstrução do óstio trabecular, como membrana e herniações, *Nd:Yag laser* pode ser utilizado para ampliar e desobstruir o óstio. Já cirurgias não penetrantes podem ter sua eficácia aumentada realizando goniopunturas na malha trabecular adjacente ao *flap* profundo. Cirurgias de implantes de drenagem, em especial aqueles não valvulados, podem necessitar de diminuição da PIO antes da degradação do *vicryl*, e, para tanto, o *laser* de argônio pode ser utilizado; já em casos de suspeita de obstrução do lúmen do tubo, *Nd:Yag laser* pode auxiliar na sua desobstrução.

Algoritmo do Tratamento a *Laser* no Fechamento Angular e Glaucoma de Ângulo Fechado (Fig. 8-3)

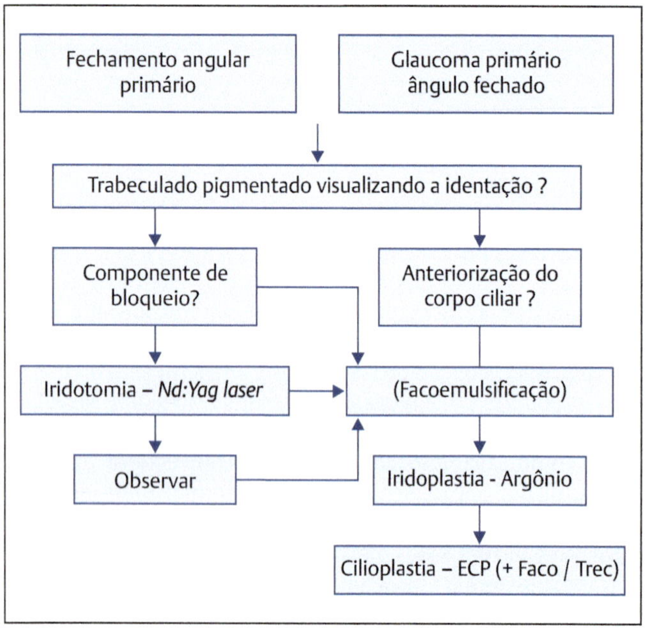

Fig. 8-3. Algoritmo possível do uso de *lasers* no tratamento do fechamento angular primário e glaucoma de ângulo fechado. Não necessariamente devem ser usados nesta ordem, pois estudos recentes demonstram o benefício da facoemulsificação mesmo antes da iridotomia em casos específicos (ver texto).

Algoritmo do Tratamento a *Laser* no Glaucoma de Ângulo Aberto (Fig. 8-4)

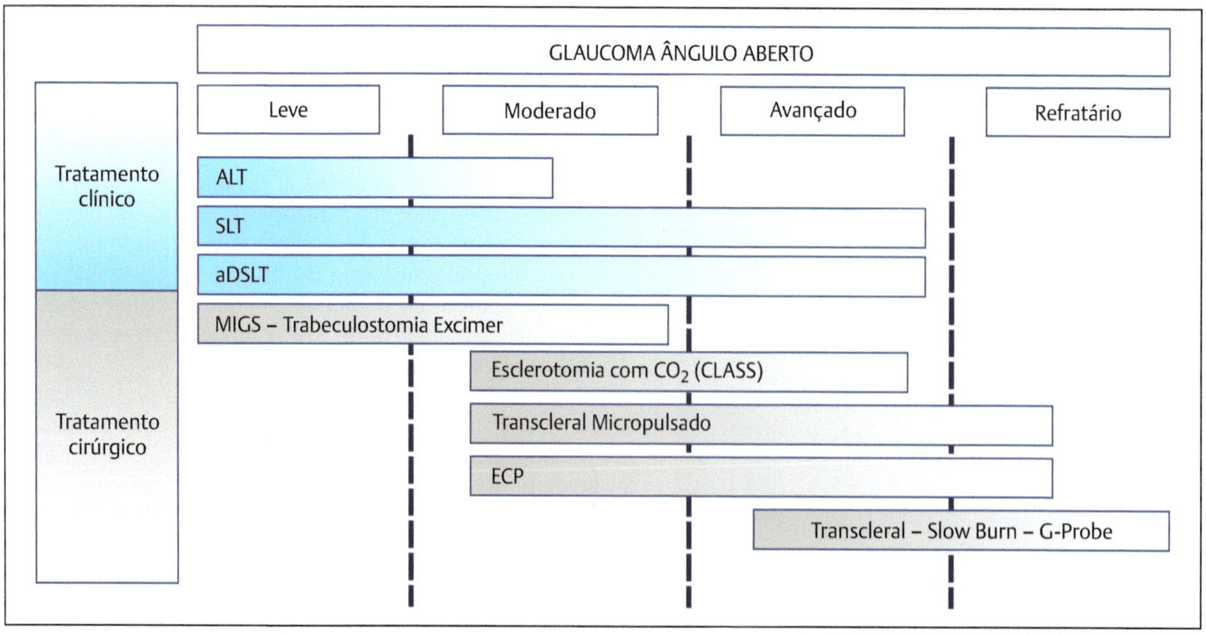

Fig. 8-4. Uso possível de *lasers* no tratamento do glaucoma de ângulo aberto.

Algoritmo do Tratamento a *Laser* como Adjuvante nas Cirurgias de Glaucoma

1. *Trabeculectomia (Fig. 8-5).*
2. *Cirurgias não penetrantes (Fig. 8-6).*

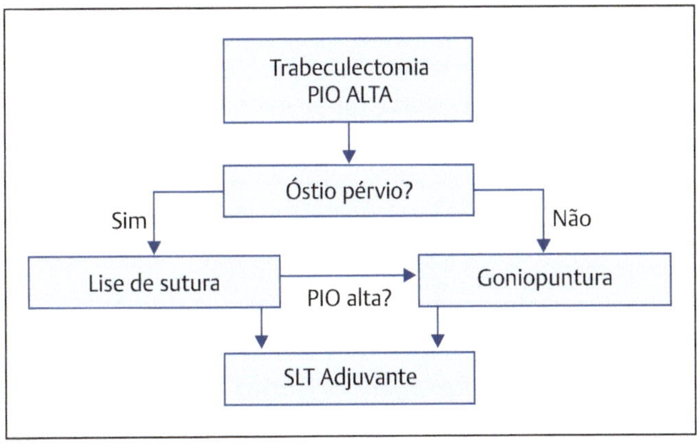

Fig. 8-5. Algoritmo possível do uso de *lasers* como tratamento adjunto ao período de pós-operatório de trabeculectomia.

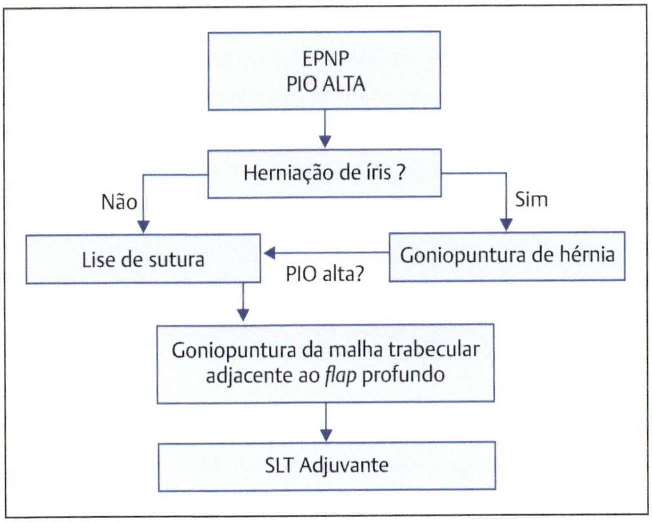

Fig. 8-6. Algoritmo possível do uso de *lasers* como tratamento adjunto ao período de pós-operatório de cirurgias não penetrantes (esclerectomia não penetrante, canaloplastia *ab-externo* e viscocanaloplastia etc.).

PROCEDIMENTOS PRIMÁRIOS A *LASER* EM CONSULTÓRIO

Iridotomia por *Nd:Yag Laser* (Quadro 8-1)

1. *O que é:* a iridotomia é um *laser* aplicado na íris que consiste na criação de um pertuito de comunicação da câmara anterior com a câmara posterior do olho.
2. *Como funciona:* funciona aliviando o bloqueio pupilar por igualar a diferença de pressão entre as duas câmaras (Fig. 8-7a).
3. *Indicações:* profilaxia e tratamento do fechamento angular primário agudo;[1] pós-resolução da crise de glaucoma agudo; indicação questionável para a síndrome de dispersão pigmentar e glaucoma pigmentar para eliminar o bloqueio pupilar reverso.[2] Em estudo recente, notou-se que a conversão de suspeitos de fechamento primário (mais de 180 graus de aposição sem aumento da PIO) para fechamento primário foi menor que o esperado em 5 anos. Quando aconteceu, o principal indicativo foi a formação de goniossinéquias, contudo tal estudo foi realizado em população chinesa, e pacientes com PIO elevada após dilatação foram excluidos.[3] Desta forma, não só a aposição deve ser avaliada, mas também outros comemorativos, como sinequias anteriores, padrão do pigmento em LS e TP, dor de cabeça e histórico familiar.
4. *Contraindicações:* edema de córnea, midríase excessiva; fechamento angular secundário; pouca colaboração do paciente.
5. *Materiais necessários:* lente de Abraham (Fig. 8-7b) associada à utilização de viscoelástico para apropriada magnificação da imagem e para evitar dispersão da energia do *laser*.

Quadro 8-1. Iridotomia por Nd:YAG *laser*

Procedimento	Iridotomia
Cuidados pré	Pilocarpina/Brimonidina 1 hora antes
Parâmetros	Periferia da íris/criptas 4-6 mJ/Íris grossas: Argônio pré
Cuidados pós	Anti-inflamatórios tópicos por 5-10 dias

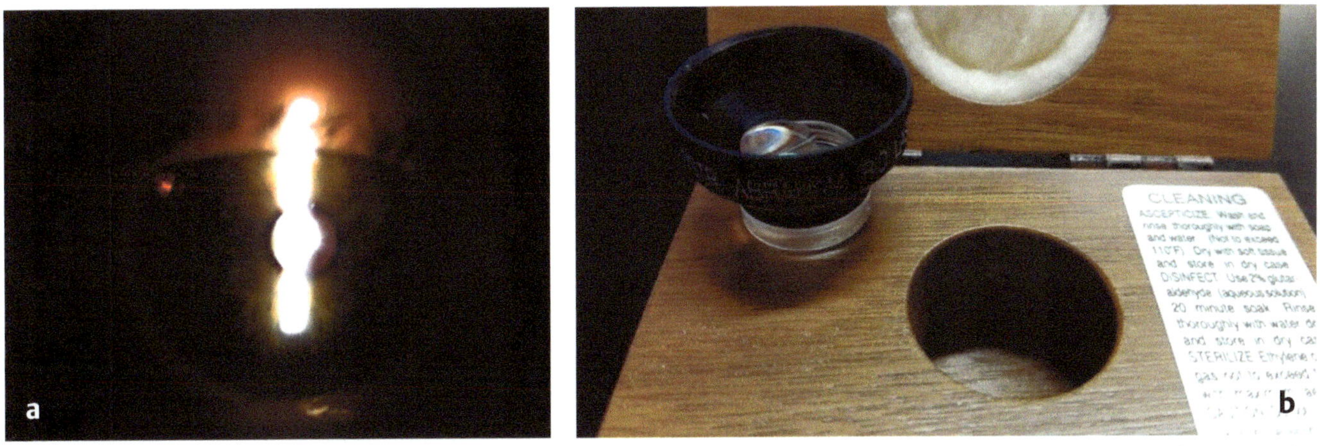

Fig. 8-7. (**a**) Posição possível com visualização por transluminação de uma iridotomia (ler texto para possíveis posições) e (**b**) lente de Abraham usada.

6. *Técnica:*
   A) Aferição da PIO prévia.
   B) Instilação de colírio hipotensor + pilocarpina 1% (alguns autores preferem uso de luz direta no olho contralateral em vez da pilocarpina pelo risco de descolamento de vítreo) meia hora antes do procedimento.
   C) Instilação de colírio anestésico.
   D) Colocação de lente de Abraham com viscoelástico ou similar para melhor visualização da área a ser aplicado o *laser*.
   E) Aplicação do *laser*. Tradicionalmente são realizados dois pertuitos, um às 11 horas e outro a 1 hora, contanto que cobertos pela pálpebra, ou alguns autores preferem 3 e 5 horas pelo menor risco de imagens fantasmas. Os parâmetros são de 4 a 6 mJ de energia, em torno de 1 a 4 tiros por pertuito e, dependendo do cirurgião, opta-se por setar o tiro mais posterior em relação a mira (+1,50).
   F) Início de anti-inflamatórios tópicos e hipotensor por 4 a 7 dias.
7. *Resultados:* o sucesso é diretamente resultante da causa do estreitamento ou fechamento angular. As principais causas são o bloqueio pupilar, o componente cristaliniano e a anteriorização do corpo ciliar. Ao longo da vida, a proporção das causas do fechamento muda num mesmo olho, por exemplo, numa pessoa hipermetrope, o bloqueio pupilar tende a ser a causa principal, mas, com o passar dos anos, o componente cristaliniano pode-se sobrepor. Em Indivíduos diferentes, a proporção das causas também muda, explicando, assim, a diferença da proporção de fechamento agudo primário entre populações asiáticas e caucasianas, não se podendo extrapolar estudos de diferentes etnias para toda a população. Em caucasianos, o controle da PIO varia entre 65 e 76% após iridotomia.[1] Já para síndrome de dispersão pigmentar e glaucoma pigmentar, foi reportada a diminuição de aproximadamente 2,5 mm Hg entre grupos que fizeram e os que não fizeram o *laser*, além da íris apresentar-se mais plana; porém, em recente revisão sistemática, concluiu-se que não há evidência de boa qualidade atestando a eficácia da iridotomia em tais casos.[2]
8. *Complicações:* a intercorrência mais comum é o sangramento durante o procedimento, e, caso aconteça, sugere-se pressionar a lente de Abraham por alguns segundos até a cessão do sangramento. Já outra intercorrência frequente é não conseguir completar o pertuito, o que geralmente está relacionado com a escolha do local inadequado, e sugere-se optar pelas criptas, ou, em caso de íris mais espessa, como em asiáticos, a aplicação de *laser* de argônio prévio, parâmetros semelhantes ao de iridoplastia ou nova aplicação de *Yag laser* em um segundo momento. As complicações mais comuns são o aumento de pressão transitório, edema de mácula, formação de catarata e há relatos de glaucoma maligno.[4,5]

Iridoplastia por *Laser* de Argônio (Quadro 8-2 e Fig. 8-8)

1. *O que é:* tratamento a *laser* que envolve a realização de *contraction burns* levando a contração e afinamento da íris periférica com o intuito de abrir o ângulo iridocorneano, quebrando o fechamento aposicional (contato iridotrabecular não sinequial).

Quadro 8-2. Iridoplastia por *Laser* de Argônio

Procedimento	Iridoplastia
Cuidados pré-*laser*	Pilocarpina – Brimonidina – 30 minutos antes
Parâmetros	Periferia da íris (região limbar na lente) Tamanho do *spot*: 300-500 micra Duração: 300-500 ms/6-8 tiros por quadrante Energia inicial: 200-300 mW 360°
Cuidados pós-*laser*	Brimonidina após Medir PIO 1 hora após Corticoide tópico 4-6× por 5-7 dias

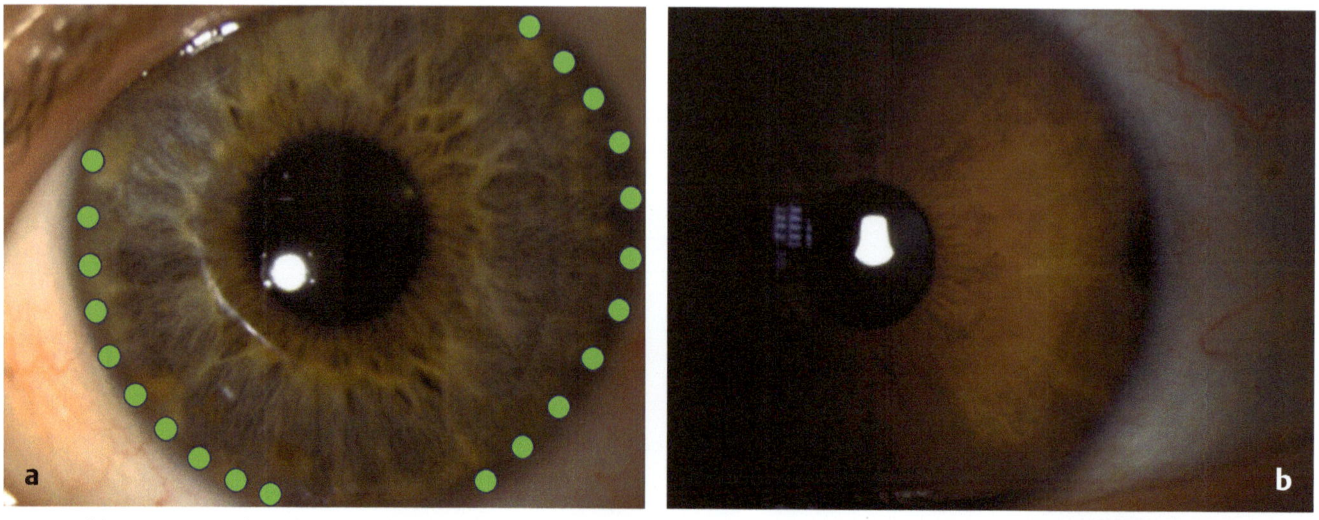

Fig. 8-8. (**a**) Posição que o *laser* deve ser aplicado, ligeiramente sobre o limbo, quando visualizado pela lente de Abraham; (**b**) visualização pós-*laser* na periferia da íris: note sombras enegrecidas na base da íris e uma iridotomia às 3 horas.

2. *Como funciona:* realizado geralmente com *laser* de argônio com parâmetros com baixa energia, longa duração, com tamanho do *spot* grande. A aplicação deve ser realizada na extrema periferia da íris promovendo um *contraction burn* que leva a retração e atrofia do tecido iriano, afastando-a da parede do ângulo – quebra o contato iridotrabecular aposicional e promove a ampliação da abertura angular.
3. *Indicações:* em olhos que apresentam contato iridotrabecular persistente mesmo após a obtenção de uma iridotomia patente. Geralmente trata-se de casos de íris em *plateau*, componente facomórfico, ou uma associação de mecanismos. Estima-se que 20-30% dos casos permanecem estreitos após a iridotomia. Na crise aguda, a iridoplastia pode ser considerada uma alternativa terapêutica, principalmente quando o tratamento clássico com hiperosmóticos não pode ser realizado. A iridotomia deve ser realizada na sequência, preferencialmente com o olho calmo após a iridoplastia.
4. *Contraindicações:* casos com fechamento angular sinequial, ou seja, casos em que o trabeculado posterior não é visível mesmo na gonioscopia de indentação. Opacificação de córnea ou edema de córnea, glaucoma neovascular. Cuidado com olhos com câmara anterior muito rasa, e olhos com glaucoma secundário a uveítes.
5. *Materiais necessários:* lente de Abraham, metilcelulose, *laser* de Argônio.
6. *Técnica:*
   A) Aferição da PIO prévia.
   B) Instilação de colírio hipotensor + pilocarpina 1% meia hora antes do procedimento.
   C) Instilação de colírio anestésico.
   D) Colocação de lente de Abraham com viscoelástico ou similar para melhor visualização da área a ser aplicado o *laser*.
   E) Aplicação do *laser*. A mira deve ser posicionada na região limbar para que o tiro seja dado bem na periferia da íris. Tradicionalmente se dá um tiro até observar o encolhimento dela, sem que haja dispersão de pigmento ou formação de pertuito.
   F) Início de anti-inflamatórios tópicos e hipotensor por 4 a 7 dias.
7. *Resultados:* os resultados variam, não evidenciando maior redução da PIO em relação a outros tratamentos para glaucoma crônico de ângulo fechado. Em relação a formação futura de sinequias, alguns estudos demonstram redução, enquanto outros, aumento delas. Em recente revisão sistemática, concluiu-se que não há evidência concreta que a iridoplastia após iridotomia confira diminuição da PIO e, assim, previna a progressão do glaucoma, contudo há pequena indicação que a morfologia seja positivamente modificada.[6] Já em glaucoma agudo de ângulo fechado, Cai demonstrou que a iridoplastia é mais efetiva em diminuir a PIO em relação a medicamentos, contudo similar aos 6 meses.[7]
8. *Complicações:* hifema é a intercorrência mais comum durante o procedimento, enquanto picos hipertensivos podem ocorrer em 17 a 33% dos casos. Menos comuns: uveíte persistente, atonia pupilar transitória e glaucoma maligno.[8,9]

Trabeculoplastia (ALT/SLT) – (Quadros 8-3 e 8-4, Fig. 8-9)

Quadro 8-3. Trabeculoplastia - ALT

Procedimento	Trabeculoplastia – ALT
Cuidados pré-*laser*	Pilocarpina – Brimonidina – 1 hora antes
Parâmetros	Local: junção do trabeculado pigmentado/não pigmentado Tamanho do *spot*: 50 micra Duração: 0,1 s/6-8 tiros por quadrante Energia inicial: 500 a 1.200 mW 180° – cerca de 50 tiros
Cuidados pós-*laser*	Brimonidina após Medir PIO uma hora após Corticoide tópico 4× por 7 dias

Quadro 8-4. Trabeculoplastia - SLT

Procedimento	Trabeculoplastia – SLT
Cuidados pré-*laser*	Pilocarpina – Brimonidina – 1 hora antes
Parâmetros	Local: região trabecular Tamanho do *spot*: fixo pelo fabricante Duração: fixa pelo fabricante Energia inicial: 0,8 mJ (ajustar para mínimas bolhas) – Mais pigmentado: menor energia 360° – contíguos – cerca de 100 tiros Pigmentar: 180° – cerca de 50 tiros
Cuidados pós-*laser*	Brimonidina após Medir PIO uma hora após AINH 2× por 2 dias

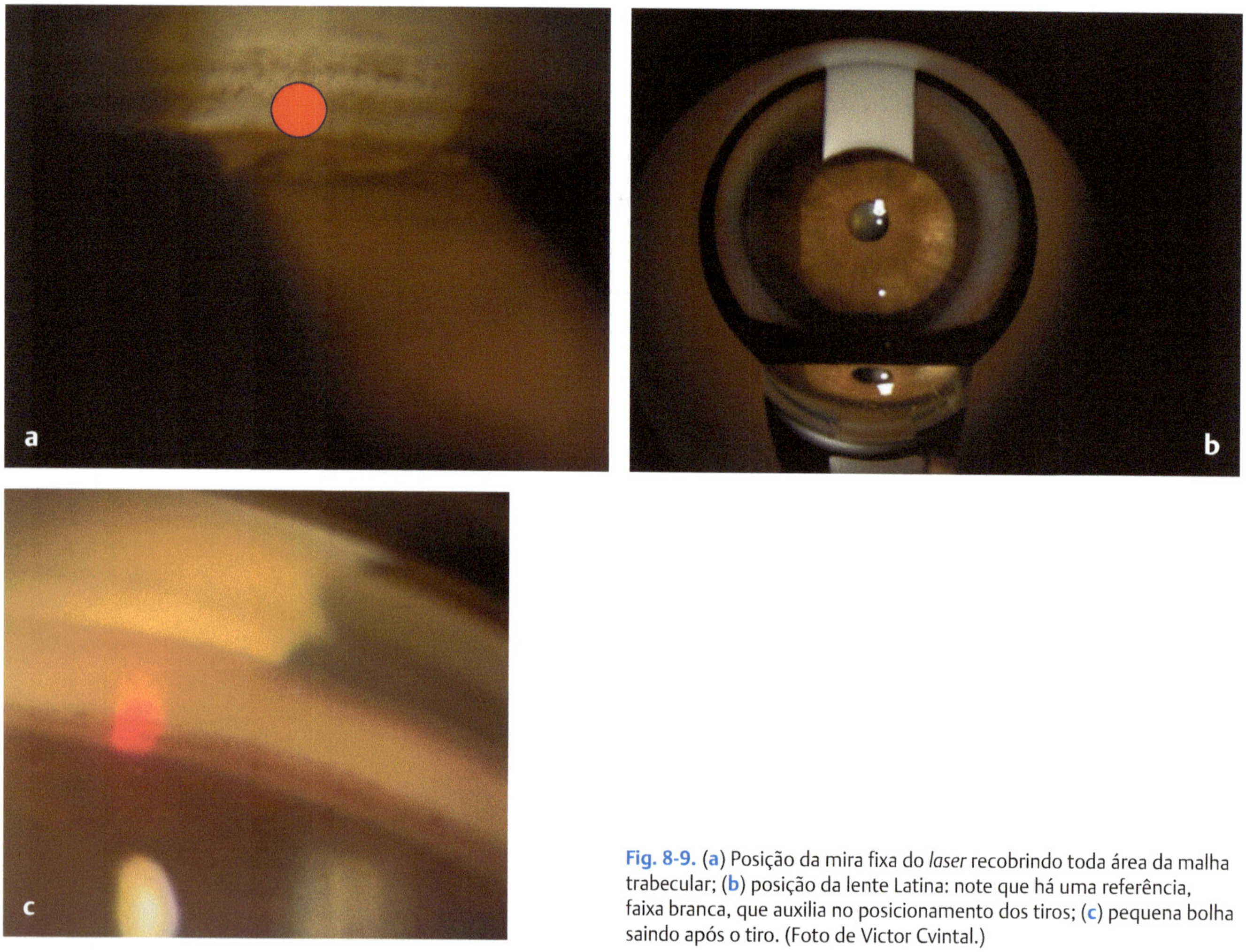

Fig. 8-9. (a) Posição da mira fixa do *laser* recobrindo toda área da malha trabecular; (b) posição da lente Latina: note que há uma referência, faixa branca, que auxilia no posicionamento dos tiros; (c) pequena bolha saindo após o tiro. (Foto de Victor Cvintal.)

Trabeculoplastia Seletiva a *Laser* (SLT)

1. *O que é:* este *laser* consiste em um *laser* de YAG de 532 nm com padrão Q-switched, desenvolvido por Latina e Park especificamente para esta técnica. É um procedimento não invasivo, com ação localizada na malha trabecular.[10]
2. *Como funciona:* o *laser* é aplicado com uma baixa energia e durante um intervalo curto de tempo (fixo em 3 nanossegundos). Esta energia aplicada na malha trabecular atinge células pigmentadas sem causar lesão térmica nos tecidos adjacentes. O *laser* modifica a atividade celular liberando citoquinas, aumentando o número de monócitos e macrófagos na malha trabecular. Tal liberação de mediadores inflamatórios leva ao aumento do fluxo de humor aquoso pelo trabeculado e, com isso, a diminuição da PIO.[11]
3. *Indicações:* há evidências cada vez mais robustas do benefício do uso do SLT inclusive como tratamento inicial antes mesmo da introdução de colírios hipotensores. Tem sido comprovado seu benefício em pacientes com glaucoma de ângulo aberto, glaucoma de ângulo fechado que o ângulo abriu após iridotomia/facectomia, glaucoma pseudoexfoliativo, glaucoma pigmentar e glaucoma juvenil. É também especialmente útil em casos em que os pacientes apresentam alterações importantes na superfície ocular secundária ao uso dos colírios, contraindicações clínicas ao uso de hipotensores tópicos ou dificuldades de aderência ao tratamento com colírios, visto que a aplicação do *laser* pode implicar em diminuição da necessidade de medicações.
4. *Contraindicações:* olhos com glaucomas inflamatórios (neovascular e secundário à uveíte); olhos com glaucomas secundários a trauma ou cirurgias oculares; glaucomas congênitos; olhos em que o alvo pressórico está fora do alcance esperado pelo *laser* (até 20-30% de redução pressórica).
5. *Materiais necessários:* lente de gonioscopia que deve ter espelhos com proteção para a aplicação de *laser*. Caso contrário, o espelho será danificado. Hoje há lentes, como a de Latina, que possuem marcações no espelho onde os tiros devem ser dados, facilitando o processo.
6. *Técnica:*
   A) Aferição da PIO prévia.
   B) Instilação de colírio hipotensor + pilocarpina 1% meia hora antes do procedimento.
   C) Instilação de colírio anestésico.
   D) Colocação de lente de Latina, com viscoelástico, ou similar, para visualização da área a ser aplicado o *laser*.
   E) Aplicação do *laser*. A mira é fixa, deve ser posicionada acima da íris e, por ser grande, engloba esporão escleral, trabeculado pigmentar e não pigmentar. Tradicionalmente se dá um tiro até visualização de bolhas

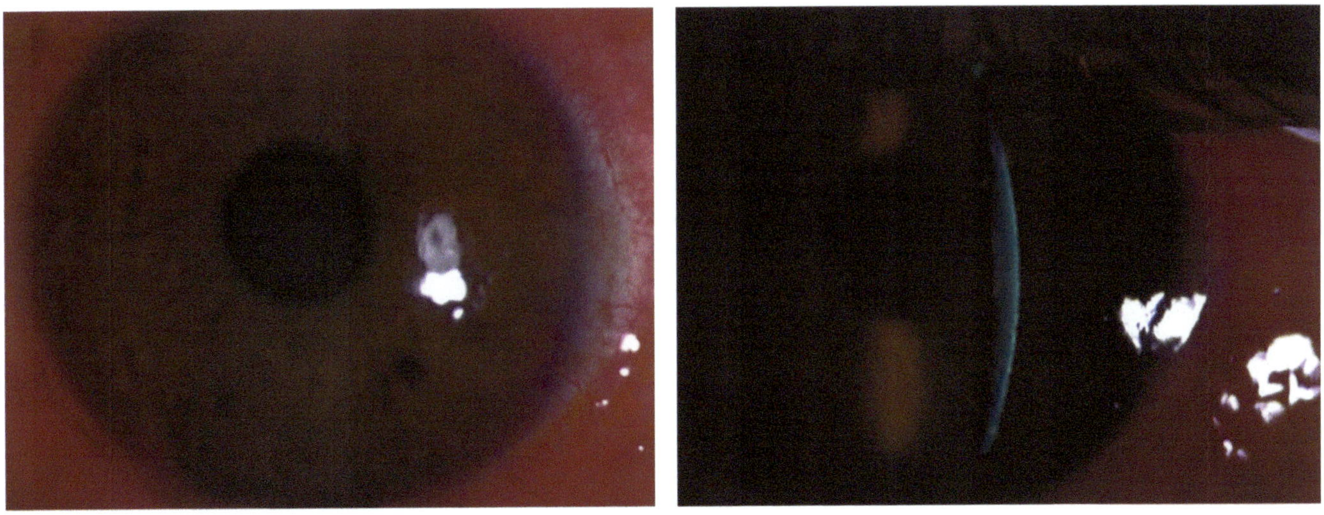

Fig. 8-10. Caso raro de edema de córnea pós-SLT.

móveis e pequenas. Inicia-se com uma energia de 0,6-0,7 e, ao se ajustar a potência conforme as bolhas, o ideal é que se trabalhe no limiar inferior de energia, ou seja, saindo uma a nenhuma bolha. Como o pigmento é variável no trabeculado, a cada 3-4 tiros deve-se regular a energia, aumentando a mesma até saída de bolhas e diminuição dela. Os tiros devem ser realizados um ao lado do outro, 360 graus, totalizando em torno de 100 tiros. Em ângulos mais pigmentados (3-4+), como síndrome de dispersão pigmentar ou glaucoma pigmentar, inicia-se com uma energia menor (0,5) e realiza-se 180 graus, pois existe uma chance maior de picos de hipertensão.

F) Mensuração da PIO uma hora após o procedimento.

G) Início de anti-inflamatórios tópicos não hormonais, 2 vezes ao dia por 2 dias. Há uma vertente que prefere o uso de corticoides milisemais por 1 semana.

H) O ideal é que a PIO seja reavaliada após 2 e 6 semanas, período em que o resultado do *laser* será mais bem observado. Costumamos reaplicar o *laser* em 6 semanas caso o abaixamento da PIO não seja de 20%.

7. *Resultados:* a redução média da PIO pós-SLT em glaucoma de ângulo aberto e hipertensão ocular pode variar de 21,8 a 29,4% em 6 meses, 16,9 a 30% em 12 meses, 7,7 a 27,8% em dois anos, 24,5 a 25,1% em 3 anos, 23,1 a 29,3% em 4 anos e 22,6 a 32,1% em 5 anos e 22,8% em 6 anos. O tratamento mostra-se eficaz como primeira opção, assim como adjunto ao tratamento medicamentoso, controlado ou não, com redução de PIO em torno de 24 a 29% de 6 meses a 4 anos de acompanhamento.[12,13] De um modo geral, o retratamento tem taxa de sucesso semelhante ao primeiro tratamento com uma redução de PIO um pouco menor, inclusive quando feito de modo precoce, 2 meses, ou tardio.[14] O *laser* não é comumente indicado em casos de glaucoma de ângulo fechado; estudos com pelo menos 180° de abertura angular e pós-iridotomia demonstraram um abaixamento de PIO de 17 e 38% em 6 e 11 meses.[15,16] Em glaucomas pigmentares ou síndrome de dispersão pigmentar, há relatado um abaixamento de aproximadamente 14%, quando realizado com 360°.[13] Já em glaucomas de pressão normal, há reportado um abaixamento de aproximadamente 15%, muito provavelmente devido ao platô mais baixo.[17]
Vale ressaltar que um recente estudo prospectivo em larga escala que comparou SLT ao tratamento medicamentoso como primeira linha de tratamento concluiu que ambos atingiram a PIO-alvo em 36 meses, SLT 95%, sendo 78% desses sem nenhum medicamento a mais, e grupo medicamentoso 93%. Outros achados importantes foram: (i) no grupo medicamentoso, 3% foram para trabeculectomia, enquanto, no SLT, nenhum; (ii) maior aumento do uso de colírios no grupo medicamentoso, provavelmente refletindo a adesão ao tratamento e (iii) a qualidade de vida foi a mesma entre os grupos.[11,18]

8. *Complicação:* o procedimento é seguro e geralmente as intercorrências são transitórias. As mais comuns são a reação inflamatória, em 80% dos casos, e picos hipertensivos, em 30% dos casos, geralmente em ângulos mais pigmentados ou síndromes pigmentares. Mais raramente: edema cistoide, efusão de coroide, edema de córnea (Fig. 8-10).[11,13]

Trabeculoplastia a *Laser* Direta (DSLT) – (Quadro 8-5)

1. *O que é:* semelhante ao SLT proposto mais recentemente foi introduzido o conceito de trabeculoplastia a *laser* seletiva realizada de forma transcleral sem o uso de lente de gonioscopia.
2. *Como funciona:* mesma ação já descrita, contudo a energia do *laser* deve ser aumentada, pois ela é perdida ao atravessar tecidos (Fig. 8-11).[19]
3. *Indicações:* as mesmas já descritas, adicionando córneas com baixa transparência e interroga-se ângulos fechados.
4. *Contraindicações:* semelhantes ao já descrito.
5. *Técnica:*

A) Aferição da PIO prévia.

B) Instilação de colírio hipotensor + pilocarpina 1% meia hora antes do procedimento.

C) Instilação de colírio anestésico.

D) Aplicação do *laser*. A mira é fixa, deve ser posicionada em área justalimbar, na parte escleral. Ainda não há

Quadro 8-5. Trabeculoplastia a *Laser* Direta – DSLT

Procedimento	Trabeculoplastia – DSLT
Cuidados pré-*laser*	Pilocarpina – Brimonidina – 1 hora antes
Parâmetros	Local: perilimbar – esclera Tamanho do *spot*: fixo pelo fabricante Duração: fixa pelo fabricante Energia inicial: 0,8-1,2 mJ – Mais pigmentado: menor energia 360° – contíguos – cerca de 100-120 tiros
Cuidados pós-*laser*	Brimonidina após Medir PIO uma hora após AINH 2 × por 2 dias

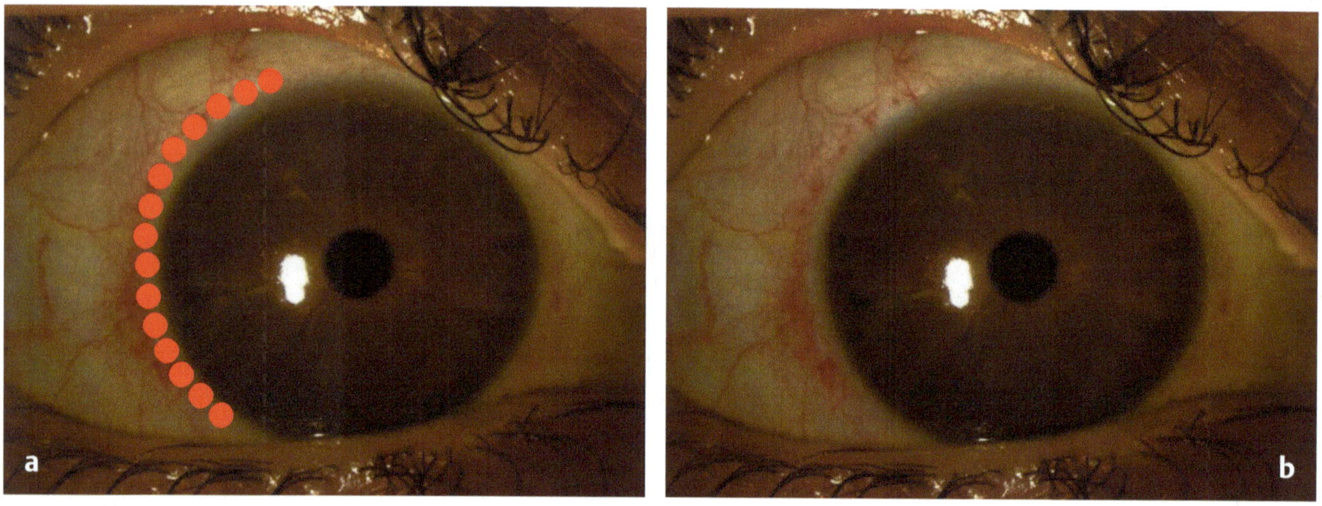

Fig. 8-11. (a) Posição do *laser* a ser realizado 360°, justalimbar; (b) hemorragia subconjuntival visualizada com frequência pós-procedimento.

padronização quanto a energia, pois não é possível ver a pigmentação; como protocolo, usamos 0,8-1,4 mJ, tiros sequenciais 360°. Na nossa prática, realizamos em média 100-120 tiros tentando evitar os vasos conjuntivais.

E) Mensuração da PIO uma hora após o procedimento.
F) Início de anti-inflamatórios tópicos não hormonais, 2 vezes ao dia por 2 dias.
G) O ideal é que a PIO seja reavaliada após 2 e 6 semanas, período em que o resultado do *laser* será mais bem observado. Costumamos reaplicar o *laser* em 6 semanas, caso o abaixamento da PIO não seja de 20%.

6. *Resultados:* há pouca literatura no assunto, a experiencia dos autores revela resultado similar a menor, contudo a energia usada de praxe foi 0,8 mJ.
7. *Complicações:* há pouca literatura no assunto, a experiencia dos autores revela apenas hemorragias subconjuntivais (em 1 ano de realização).

Trabeculoplastia a *Laser* Direta Automatizada (aDSLT)

1. *O que é:* caracteriza-se como uma evolução dos estudos de DSLT, é um aparelho de *laser* automatizado que trata a malha trabecular, aplicado de modo transcleral, e segue três etapas: (i) mapeia e localiza a área a ser tratada por câmera interna, (ii) o algoritmo localiza a área exata de tratamento, e (iii) aplica 100 tiros em aproximadamente 1 segundo.
2. *Como funciona:* o *laser per se* assemelha-se a um SLT tradicional, Q-switch, frequência-dupla Nd:YAG *laser* de 532 nm. A duração estimada é de 7 ns por tiro com uma mira de 400 micra, e a energia direcionada à malha trabecular é de 0,3-0,4 mJ (Figs. 8-12 e 8-13).[20]

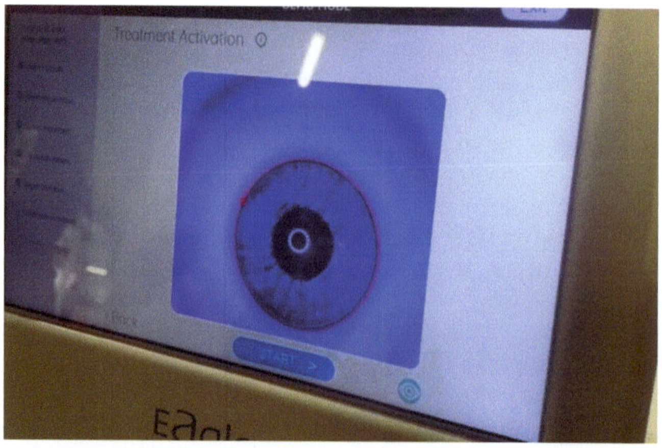

Fig. 8-12. Novo laser Eagle de DSLT. Demonstrativo da tela de comandos do *laser*, onde o mesmo captura uma imagem do limbo, localiza a área de tratamento e o técnico pode ajustar conforme necessidade. (Imagem de Victor Cvintal.)

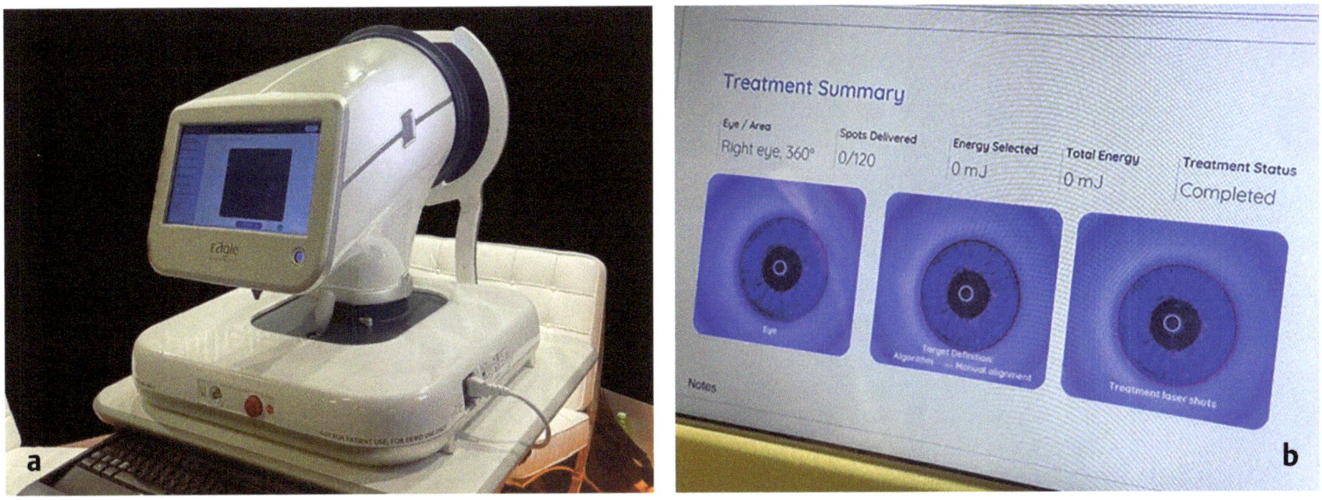

Fig. 8-13. (**a**) Imagem do aparelho e (**b**) demonstração do tratamento realizado ao final do procedimento (aparelho em exposição no congresso, sem laser funcionante).

3. *Técnica:* segundo os estudos, o aparelho localiza a área de tratamento, a técnica ajusta os parâmetros e o *laser* é acionado.
4. *Resultados:* há apenas um estudo do grupo que inventou o protótipo. A resposta à diminuição da PIO variou entre 40 e 83%, dependendo da energia aplicada. A PIO média, considerando todas as energias utilizadas, abaixou de 26,7 ± 2,3 para 21,5 ± 4 em 6 meses, e o número de colírios diminuiu de 1,6 ± 1 para 0,4 ± 0,7. As únicas complicações descritas foram hemorragias subconjuntivais leves que melhoraram em 1 semana.[20]

PROCEDIMENTOS PRIMÁRIOS A *LASER* EM CENTRO CIRÚRGICO

Ciclofotocoagulação Transescleral (Quadro 8-6)

1. *O que é:* trata-se de uma das técnicas de ciclodestruição com *laser*, ou seja, a lesão provocada do corpo ciliar.
2. *Como funciona:* o *laser* de diodo, que emite um comprimento de onda de 810 nm, destrói o epitélio pigmentar do corpo ciliar diminuindo a produção de humor aquoso. A técnica tradicional, transcleral utilizando o G-Probe, promove uma liberação contínua do *laser*, sem pausas, cuja regulagem da energia usada se dá pela disrupção dos tecidos, podendo acometer estruturas adjacentes além do corpo ciliar. Tal acometimento pode levar a lesão vascular, hipóxia, uveíte, perda de visão, hipotonia persistente e até *phthisis bulbi*. O mecanismo certo para a queda na PIO ainda não é completamente esclarecido, podendo ser por lesão direta do corpo ciliar na *pars plicata* ou por lesão vascular no corpo ciliar, gerando hipoperfusão (Fig. 8-14).
3. *Indicações:* tradicionalmente para glaucomas refratários a outras medidas terapêuticas, tratamento de glaucomas em estágios avançados com múltiplas cirurgias e tratamento de olho cego doloroso por PIO elevada. Também pode ser indicado em casos especiais, como indicação social ou casos que contraindiquem outras cirurgias.
4. *Contraindicações:* contraindicações relativas: glaucomas secundários a uveítes (maior risco de inflamação ocular importante) e pacientes com olhos únicos (devem ser bem orientados quanto aos riscos de piora da acuidade visual e *phthisis bulbi*).

Quadro 8-6. Ciclofotocoagulação Transescleral

Procedimento	Ciclofoto – transcleral
Cuidados pré	Bloqueio retrobulbar
Parâmetros	▪ Tradicional: 2.000 ms; energia inicial 1.750 mW (+250 até ouvir um "pop", quando se diminui até não mais se ouvir) ▪ *Slow burn*: • Fixo: 4.000 ms; 1.250 mW (olhos mais pigm.) • 3.500 ms; 1.500 mW (menos pigm.) • Não se deve ouvir um "pop"
Cuidados pós	Corticoide: 4× por 10 dias Atropina 2× por 10 dias Analgesia oral

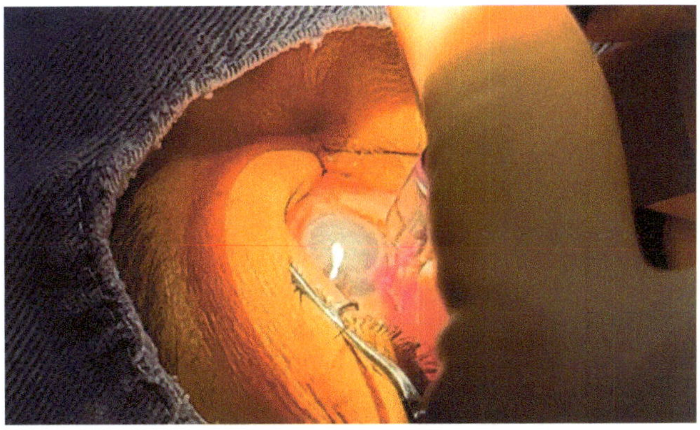

Fig. 8-14. Posicionamento do *probe* na região limbar indentando discretamente o aparelho.

5. *Materiais necessários:* fonte de *laser* diodo e sonda G-Probe.
6. *Técnica:*
   A) Realizada em centro cirúrgico.
   B) Bloqueio peri ou retrobulbar com ou sem sedação.
   C) Assepsia local e colocação de campos cirúrgicos.
   D) Blefaróstato para manter boa exposição do limbo.
   E) Pode ser realizada sob visualização no microscópio com filtro de *laser* utilizando *zoom* pequeno, ou sob visualização direta, mas utilizando óculos especiais com filtros próprios para o *laser*.
   F) Para aplicação, o G-Probe deve ser colocado perpendicularmente ao olho e justaposto ao limbo; note que há uma curvatura no *probe* que se alinha ao limbo. Deve-se indentar um pouco o limbo com o *probe*, inclinando discretamente, como se a parte curvada fosse ficar no mesmo plano da parte posterior do *probe*. Em qualquer técnica, deve-se evitar as 3 e 9 h por causa dos vasos e nervos ciliares, e são realizados de 5 a 6 tiros por quadrante, totalizando 20 a 24 tiros. Há duas técnicas possíveis: 1. tradicional: inicia-se com 2.000 ms e 1.750 mW, e, a cada tiro, aumenta-se 250 mW até ouvir um pop; ao ouvir diminui-se 250 e mantém-se a energia por mais 3 tiros, quando se aumenta a energia em 250 até ouvir o pop, e reinicia-se o processo. Toda vez que se ouvir o pop, a energia deve ser diminuída. onde, ao ouvir o pop, diminui-se 50 mJ. 2. *slow-burn/coagulation*: nesta técnica, o tempo é mantido em 4.000 ms e a energia em 1.250 mW; tradicionalmente não se ouve o pop, mas, caso haja, deve-se reduzir a energia.
   G) Curativo oclusivo com pomada de associação por causa do bloqueio.
   H) Uso de atropina 1%, 2 a 3 vezes ao dia, e prednisolona 1%, 4 a 6 vezes ao dia, tópica, por 7 a 10 dias; após deverá ser regredido de acordo com a inflamação local ao longo do mês.
7. *Resultados:* os resultados variam conforme a indicação e estágio do glaucoma. Em glaucomas avançados refratários, há o sucesso relatado de 74%, com PIOs finais variando entre 5 e 21 mm Hg, e melhora da dor em 84%,[21] com uma média de 17 e 20 mm Hg em 12 e 24 meses.[22] Os resultados entre as duas técnicas são similares, com alguns estudos mostrando menor complicações, como inflamação prolongada, no grupo de *slow-burn*.[23]
8. *Complicações:* diminuição da acuidade visual, inflamação prolongada, hifema, aumento da PIO, lesão da conjuntiva, dor e hipotonia persistente.[21,23]

Laser Micropulsado Transcleral (Quadro 8-7)

1. *O que é:* o *laser* micropulsado é um *laser* diodo com comprimento de onda de 810 nm aplicado sobre a esclera na região da *pars plana* e que apresenta tempos alternados entre tratamento (*ON*) e período de descanso (*OFF*), com o objetivo de coagular o epitélio pigmentar do corpo ciliar, sem aumentar a temperatura local, evitando necrose.[24]
2. *Como funciona:* o *laser* é aplicado em ciclos *on-off* alternados, curtos e repetitivos, alcançando uma temperatura no corpo ciliar entre 35° e 40° C, acumulando energia no epitélio pigmentar do corpo ciliar sem atingir o limite de disrupção local, preservando tecidos adjacentes. Não é claro o mecanismo de redução da pressão intraocular, mas acredita-se em três possibilidades: a) ação direta por dano celular subliminar no epitélio pigmentado e não pigmentado do corpo ciliar, levando a menor produção de humor aquoso; b) efeito semelhante a pilocarpina, agindo nas fibras longitudinais do músculo ciliar; e c) aumento da drenagem pela via uveoescleral.[25,26]
3. *Indicações:* pacientes já submetidos a cirurgias e mal controlados, glaucoma traumático, glaucoma neovascular (indicação controversa), pacientes vitrectomizados com óleo de silicone, pacientes transplantados de córnea e pediátricos (indicação controversa).[25,26]
4. *Contraindicações:* tratamento primário do glaucoma congênito, fendas palpebrais estreitas, pacientes com escleromalacia limbar, olhos com alto risco de *phthisis bulbi*. É importante ter muito cuidado em olhos com glaucoma neovascular, pelo maior risco de hipotensão permanente e/ou *phthisis bulbi*.[24]
5. *Materiais necessários:* 1. viscoelástico: ajuda no deslizamento da sonda e na concentração dos raios do *laser*. 2. aparelho e sonda própria (denominação varia conforme empresa).
6. *Técnica:*
   A) Realizada em centro cirúrgico.
   B) Bloqueio peri ou retrobulbar ou sedação mais profunda.
   C) Assepsia local e colocação de campos cirúrgicos.
   D) Blefaróstato para manter boa exposição do limbo.
   E) Pode ser realizada sob visualização no microscópio com filtro de *laser* utilizando zoom pequeno, ou sob visualização direta, mas utilizando óculos especiais com filtros próprios para o *laser*.
   F) Para aplicação do *probe*, deve ser colocado perpendicularmente ao olho e viscoelástico ou BSS usado para ajudar no deslizamento da sonda. Aplicar o *laser* de forma contínua, como se pintasse a região perilimbar, pelos segundos determinados em cada hemisfério, evitando 3 e 9 horas.
   G) Curativo oclusivo com pomada de associação se bloqueio.
   H) Uso de atropina 1%, 2 vezes ao dia, e prednisolona 1%, 4 vezes ao dia, tópica por 7, AINH oral.
7. *Resultados:* varia conforme pigmentação do epitélio pigmentar e da energia – protocolo utilizado. De um modo geral, quando usada uma energia média de 112 a 150 J (180 s × 2-2,5 W × 31,3% DC), obtiveram uma diminuição da PIO de 35% por 15 meses, com poucas ou sem complicações. Energias menores que 100 J não causaram complicações, mas tiveram menor decréscimo de PIO. Já

Quadro 8-7. *Laser* Micropulsado Transcleral

Procedimento	Trabeculoplastia – DSLT
Cuidados pré-*laser*	Bloqueio retrobulbar – sedação
Parâmetros	Energia: 2.000 mW Ciclos alternados: 90° inferior; 45° superior; 45° inferior (poupa-se 3 e 9 horas)
Cuidados pós-*laser*	AINH oral por 5 dias Corticoide tópico 4x por 10 dias Atropina 2× por 5 dias

quando usados mais de 200 J (320 s × 2 W × 31,3% DC) houve maior redução da PIO, mas complicações mais graves. De forma prática, estudos que ajustaram a energia segundo a visão obtiveram diminuição da PIO de 25 a 15 mm Hg aproximadamente por 1 ano.[26]

8. *Complicações:* hipotonia persistente, inflamação persistente e perda de mais de duas linhas de Snellen.[26]

Endociclofotocoagulação Endoscópica a *Laser* (ECP) – (Quadro 8-8)

1. *O que é:* a ECP é um tratamento a *laser* realizado via endoscópica, que consiste na aplicação direta de *laser* no corpo ciliar, com o intuito de diminuir a produção de humor aquoso.[24]
2. *Como funciona:* endoscópio: a porção do endoscópio intraocular é de 30 mm com uma espessura de 1,4 mm. O endoscópio contém um sistema de vídeo (câmera), iluminação e *laser*, e é acoplado a um aparelho e monitor de vídeo. As imagens obtidas com o endoscópio são transmitidas ao monitor. O *laser* utilizado é o *laser* diodo de 810 nm. Geralmente utilizamos uma agulha/qualquer outro instrumento (bisturi) de 20 *gauge* (0,89 mm) para entrar com a sonda tanto pela CA como pela CP. A mira do endoscópio é de aproximadamente 100 a 200 micra de diâmetro. Devemos iniciar a ECP após introdução da cânula ajustando o poder do *laser* entre 300 e 500 mW no modo contínuo e adequar a distância da cânula ao tecido. Para ter sucesso com essa técnica, o cirurgião deve aprender a manusear o endoscópio, precisa aprender como adquirir a imagem correta das estruturas internas, ajustar a iluminação e controlar o *laser* (Fig. 8-15).[24]
3. *Indicações:* no início, as maiores indicações eram glaucomas refratários e glaucomas pediátricos. Hoje já tem sido mais utilizada em cirurgias combinadas (glaucoma e catarata), além de pacientes portadores de desordens corneanas, pacientes com histórico para doenças esclerais e síndrome de íris em *plateau*.[24]
4. *Contraindicações:* as principais contraindicações são o glaucoma neovascular e o glaucoma uveítico. Tomar muito cuidado também em pacientes fácicos. Evitar passar pela sonda em qualquer tecido intraocular que não possa ser viscodissecado, como restos corticais ou adesões iridocapsulares, evitar fotocoagular através de qualquer prótese intraocular como implantes de drenagem ou hápticas de LIO, evitar tecidos neovascularizados, ficar longe da conjuntiva de bolhas de TREC, evitar olhos com uveíte e evitar as explosões de tecido.[24]
5. *Materiais necessários/técnica que utilizo:*
   A) Segmento anterior:
   - As incisões para a CA podem ser *clear cornea*, limbar ou escleral (a critério do cirurgião). O uso do viscoelástico é essencial para a cirurgia e sua função é basicamente abrir espaço entre as estruturas não deixando haver o colabamento da CA além de expor melhor as estruturas. O viscoelástico de hialuronato é o mais indicado. Os outros não permanecem muito tempo no olho e não abrem as estruturas de forma

Quadro 8-8. Endociclofotocoagulação Endoscópica a *Laser* (ECP)

Procedimento	Ciclofoto – ECP
Cuidados pré	Bloqueio retrobulbar
Parâmetros	Ver texto
Cuidados pós	Semelhante a faco

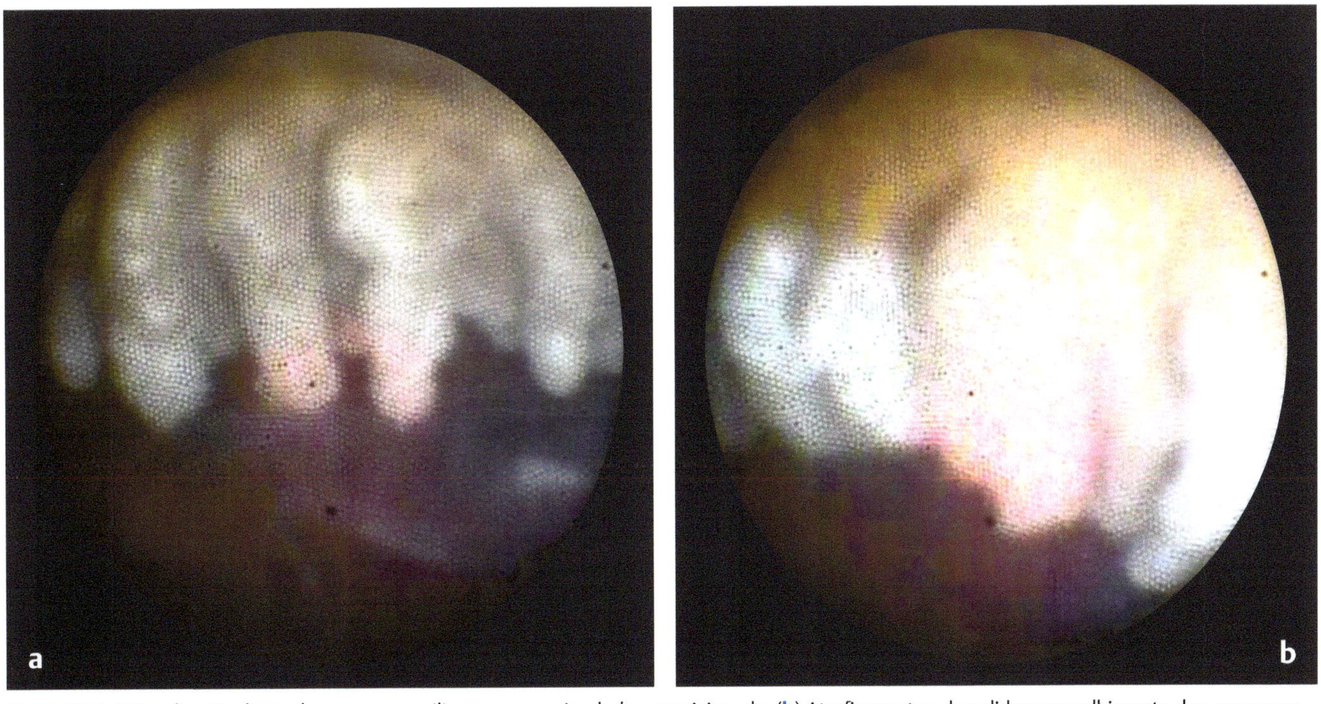

Fig. 8-15. (a) Visualização direta dos processos ciliares com a mira do *laser* posicionada. (b) Atrofia mostrando palidez e encolhimento dos processos, à esquerda, pós-*laser*.

que se tenha uma boa visualização. O melhor método para a retirada do visco na CA é por meio da irrigação e aspiração do faco.

- Dilatação pupilar: para o cirurgião experiente de segmento anterior não é importante, mas para os mais novatos geralmente é mais fácil ter a pupila dilatada para poder manipular de uma forma mais fácil e poder visualizar melhor as estruturas.
- Depressão escleral: pode ser feita por um cotonete ou qualquer outro instrumento deprimindo a esclera posterior ao limbo para acessar os processos ciliares. A depressão também pode abrir um pequeno espaço entre os processos para completar a fotocoagulação, além de melhorar a exposição.
- Vitrectomia: para o acesso dos instrumentos, antes é indicada uma pequena vitrectomia, tanto para o acesso anterior como para o posterior.

B) Segmento posterior:

- Geralmente utilizado quando o paciente é pseudofácico. Fazemos uma incisão *clear cornea* de 1,5 a 2,0 mm para a colocação de um mantenedor de CA e uma esclerectomia a 5 mm do limbo. Não esquecer de fazer uma vitrectomia anterior para remoção do vítreo.

C) Cirurgia combinada:

- É a técnica mais utilizada hoje em dia por sua facilidade. A mais usada é a técnica *over the bag*, que é a mais segura para o cirurgião. Após a facoemulsificação, injetamos viscoelástico entre a cápsula anterior e a face posterior da íris. Esta manobra promove um colapso do saco e o desloca posteriormente promovendo um efeito íris em *bombé*. A sonda entra pela incisão da catarata, passa pela pupila e é direcionada em direção ao sulco. Assim, os processos ciliares são facilmente visíveis e a fotocoagulação é iniciada. Conseguimos tratar aproximadamente 180 graus por uma incisão de cirurgia de catarata; caso precise de mais, apenas aumentar uma das paracenteses para continuar. Após, implantar a LIO e retirar o visco por meio da irrigação e aspiração do faco. Quando acessar os processos ciliares pela *pars plana*, o cirurgião deve entender que os processos ciliares estão acima e a sonda deve ser direcionada para cima por incisão para chegar ao tecido, enquanto, na via *clear cornea*, estará para baixo. Existem duas sondas hoje no mercado:
  - Sonda reta × curva:
    - Sonda reta: consegue fotocoagular 180 graus e, se for necessário mais, fazer outra incisão a 90 ou 180 graus da incisão principal.
    - Sonda curva: 300 graus.
- Na minha técnica convencional costumo fotocoagular entre 210° e 270°.

6. *Resultado:* durante as primeiras duas semanas, a hipotonia pode aparecer, mas não é preocupante e essa situação geralmente se resolve espontaneamente nos primeiros dias. Já uma PIO alta requer suporte e até o uso de hipotensores oculares. Uma outra opção é fazer a drenagem do HA por meio de uma incisão preexistente. Simplesmente pressione o olho com um cotonete para tentar aliviar um pouco do HA pela incisão da cirurgia. Uma PIO alta no PO imediato não quer dizer que a cirurgia não deu certo, geralmente um aumento da PIO é causado pela presença de visco que ficou no final da cirurgia e que se resolve facilmente com o uso de hipotensores oculares ou drenagem do HA.[24]
7. *Complicações:* hemorragias, inflamação, dor e EMC são as principais complicações. Ao se evitar a explosão do tecido, essas complicações são minimizadas.[24]

Trabeculostomia por *Excimer Laser*

1. *O que é:* a trabeculostomia por *excimer laser* é uma cirurgia minimamente invasiva de glaucoma, que cria múltiplos canais ao longo da malha trabecular e parede interna do Canal de Schlemm, utilizando *laser* a frio, minimizando a fibrose de tecidos ao redor, e, com isso, aumentando a drenagem de humor aquoso.[27] A malha trabecular é a principal área responsável pela resistência à drenagem do humor aquoso, e é nela onde as principais MIGS atuam. A literatura demonstra um abaixamento de PIO de 20 a 40%, sem *washout* de colírios, podendo perdurar até 8 anos.[28]
2. *Como funciona:* o conceito não é novo e seu primeiro uso data do final dos anos 1980. Hoje é representado pelo ExTra Laser System (MLase AG, Germering, Germany; ExTra ELT). Tal sistema usa uma fibra óptica que conduz 308 nm *xenon chloride* (XeCl) *excimer laser*, e aplica pulsos de 1,2 a 1,3 mJ de energia e duração de 80 ns, e cria aberturas de 200 μm e canais de 20 μm de profundida ao longo da MT e CS, além de um efeito pneumodilatador do canal pela formação de gás.
3. *Indicação:* semelhante a MIGS, glaucomas leves a moderados.
   - Passos da cirurgia: Como uma MIGS, pode ser realizada no mesmo tempo cirúrgico da facoemulsificação ou de maneira solo.
   - Ao final da cirurgia de catarata, sob visualização direta por uma lente de gonioscopia, o *probe* de 500 μm de diâmetro é introduzido por uma incisão via *clear cornea* de 0,8 mm até a malha trabecular. O *laser* é efetuado, criando aproximadamente 10 canais, com 500 μm de distância entre eles, ao longo de 90 graus de extensão.
4. *Pós-operatório:* semelhante ao da catarata.
5. *Resultados:* a diminuição da PIO variou entre 20 e 40%, com poucos estudos prospectivos randomizados.[27]
6. *Complicações:* a mais relatada é hifema.[27]

Procedimento: Trabeculostomia por Femtosecond Laser

A Trabeculostomia por Laser de Femtosecondo guiada por imagem (FLigHT) é uma nova modalidade, ainda não aprovada pela FDA, que utiliza imagens alta precisão de OCT para guiar a aplicação do Laser de Femtosegundo na malha trabecular criando aberturas customizadas. Diferente da trabeculostomia por excimer laser não necessita de incisão corneana, deste modo, é realizada com o olho fechado, sendo mais próxima de uma cirurgia minimamente invasiva de glaucoma. Diferencia-se do SLT pois enquanto este remodela a malha trabecular, o femtossegundo cria aberturas físicas.

Nagy et al. demonstrou em um estudo prospectivo não randomizado que após 24 meses em 18 olhos que sofreram a confecção de uma trabeculotomia de 500 x 200 µm a pressão intraocular diminuiu 34,6%. A pressão intraocular diminuiu de 22,3 ±5,5 para 14,5 ±2,6 mm Hg com o uso de 2,0 ±1.2 medicamentos hipotensores em comparacão com 2,2 ±1,1 antes do tratamento.

PROCEDIMENTOS SECUNDÁRIOS: *LASERS* COMO ADJUVANTES ÀS CIRURGIAS DE GLAUCOMA

Lise de Sutura (Quadro 8-9)

1. *O que é:* primeiro descrita por Lieberman, Hoskins e Maggliazzo, consiste na rotura da sutura do *flap* escleral de cirurgias filtrantes de glaucoma, como a trabeculectomia e esclerectomia não penetrante.[29] Considerado um procedimento inofensivo e adjuvante à cirurgia, tem por objetivo aumentar o fluxo de drenagem pela válvula escleral, idealmente realizado entre a 2ª e 8ª semana após a cirurgia. Tal tempo de confecção pode variar conforme o período de cicatrização dos tecidos, diversificando de acordo com a concentração e tempo de exposição à mitomicina-C e à tensão das suturas.
2. *Como funciona:* o olho deve ser anestesiado com anestésico tópico de escolha do cirurgião. Há no mercado inúmeras lentes para o procedimento, sendo a de Hoskins e Blumenthal as mais usadas. Tais lentes são necessárias, pois, ao posicioná-las sobre a região da sutura do *flap*, a leve pressão que é realizada afinará e deixará mais translúcida a conjuntiva e seus vasos, além de aumentar a imagem, facilitando a aplicação do *laser*. De maneira improvisada, lugares que não possuam lentes específicas podem utilizar a parte de intersecção entre as lentes da lente de gonioscopia, caso ela seja transparente, por exemplo, Lente de Sussman Volk G-4 (Fig. 8-16).
   Após anestesiado, o paciente olha para baixo e a lente é posicionada na região do flap escleral.
3. *Indicações:* no pós-operatório de cirurgia filtrante quando é utilizada sutura de *nylon* 8-0 para fechamento do *flap* escleral. Se efetuado com *nylon* 9-0, o procedimento é mais difícil de ser realizado. Indica-se quando: a PIO começa a elevar, a ampola filtrante apresenta sinais de falha como aplanamento e o óstio da trabeculectomia encontra-se pérvio. A técnica cirúrgica da trabeculectomia é variada entre cirurgiões, diferenciando-se quanto a números e tensão das suturas, tamanho do *flap* e óstio da trabeculectomia, uso de adjuvantes (mitomicina e implantes de colágeno) e pressão-alvo de cada paciente. Portanto, é recomendado que, após a cirurgia, junto à descrição cirúrgica, um desenho com as suturas e a ordem de lise deva ser anotado.
4. *Contraindicação:* óstio da trabeculectomia impérvio, não visualização das suturas por espessura da conjuntiva/Tenon ou hemorragia local. Contraindicação relativa em conjuntivas isquêmicas ou afinadas, pois aumenta o risco de perfuração, e casos de PIOs baixas com cirurgias recentes pelo risco de hipotonia.
5. *Técnica:*
   A lise pode ser realizada com diferentes lasers, e os parâmetros variam conforme os diferentes aparelhos; logo, a energia deve ser titulada. Os mais comumente usados são o laser de argônio (514 mn) e o laser de diodo (814 mn).
   Parâmetros:
   - Energia: 250-1.000 mW.
   - Tamanho da mira: 50-100 micra.
   - Tempo de exposição: 20-100 ms.
   - Aplicações: usualmente não mais que 5 por sutura.
   - Pós-operatório: segue o da trabeculectomia.

Quadro 8-9. Lise de Sutura

Procedimento	Lise de sutura
Cuidados pré	Anestesia tópica
Parâmetros	Argônio/diodo: E: 250-1.000 mW, *spot*: 50-100 µm, duração: 20-100 ms
Cuidados pós	Os mesmos da trabeculectomia

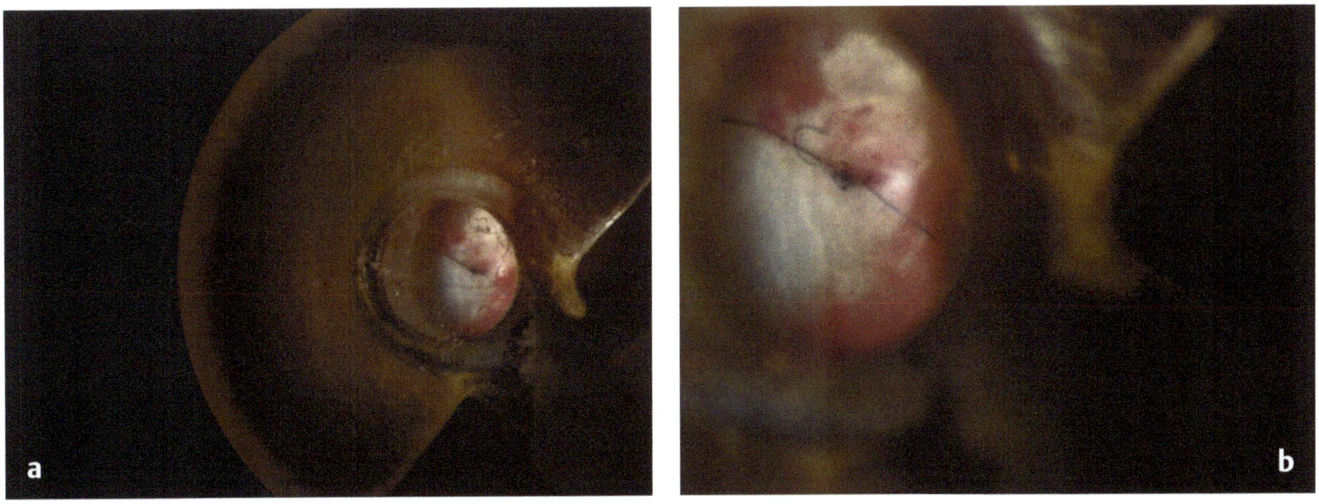

Fig. 8-16. (**a**) Visão geral do posicionamento da lente; (**b**) visualização da sutura do *flap* para realização da lise.

6. *Complicações:* durante o procedimento, abertura da sutura da conjuntiva, hemorragia subconjuntival e perfuração. Quando pequena a abertura ou perfuração, curativo oclusivo pode ajudar. Hipotonia, câmara anterior rasa, hifema, herniação de íris e glaucoma maligno já foram descritos, assim como hipotonia tardia.

Goniopuntura – Pós-Cirurgias Penetrantes (Trabeculectomia)

1. *O que é:* desobstrução do óstio de drenagem pós trabeculectomias. Geralmente tal obstrução, pode ser visível ou não visível e são causadas por membranas, vitreous, íris e debrís. Nesta técnica é fundamental a localização prévia do óstio, o que pode ser difícil em córneas opacas e olhos com múltiplas cirurgias. Para facilitar o procedimento, sugere-se ou desenho prévio da localização do óstio ou a descrição cirúrgica. Alguns cirurgiões relatam o uso de técnica similar para rebater um flap fixo que tenha o óstio aberto ou mesmo criar pequenos pertuitos no flap que pode estar afinado pelo uso de antifibróticos.[30]
2. *Como funciona:* realizado com Nd:Yag *Laser*: Energia: 7-8; tiros 8-20 (Figs. 8-17 a 8-20).[30]
3. *Pós-operatório:* autores sugerem massagem local por 3 dias e pós-operatório similar ao da trabeculectomia.

Goniopuntura – Pós-Cirurgias Não Penetrantes

1. *O que é:* confecção de pequenos furos na membrana de Descemet para diminuir sua resistência e aumentar o fluxo de aquoso da câmara anterior ao espaço subtenoniano. Indicada quando há o aumento da PIO pós-esclerectomia profunda não penetrante, viscocanaloplastia ou canaloplastia, sendo procedimento adjunto à cirurgia, não sendo considerado falha no tratamento. Realizado entre 4,7–72% dos casos de EPNP, com taxa de sucesso reportado de 49–95%, quando usado o Nd-YAG *laser*, e 90-100% com SLT.
2. *Como funciona:* pode ser realizado com Nd:YAG *laser* ou SLT realizado anterior ou lateral à área cirúrgica da malha trabecular (Fig. 8-21).
   *Nd:*YAG *laser*: energia: 2-6 mJ. Fará pequenos furos de 8 mu. Aproximadamente 8-10 tiros.
   SLT: realizado em trabeculados mais pigmentados, com mira fixa de 400 μm e energia 0,6-1,0 mJ, 4 a 6 tiros.
3. *Complicações:* a mais comumente reportada é o encarceramento de íris. Para diminuir sua incidência, é indicada após o primeiro mês de cirurgia, ou até mesmo realizar uma iridoplastia no local. Outras complicações relatadas foram: hifema, descolamento de coroide, hipotonia, maculopatia hipotônica, blebite, Seidel tardio e glaucoma maligno.[31,32]

Manejo a *Laser* Pós-Implante de Válvulas (Tubo)

Lise de sutura de restrição de fluxo do implante de drenagem e obstrução do tubo.

1. *O que é/como funciona:* lise da sutura de restrição de fluxo geralmente realizada em implantes de drenagem avalvulados, como de Baervelt e Susanna. Note que menos comumente alguns cirurgiões realizam a mesma sutura também em implantes valvulados como o Ahmed FP7 para evitar casos de hipotonia. Em tais implantes, o fluxo de drenagem é regulado pela formação de um tecido fibroso ao redor do prato ao longo de 6 a 8 semanas. Neste período, para evitar a hipotonia, cirurgiões realizam uma ligadura com suturas de *vicryl* 7 ou 8-0, que será reabsorvida ao longo de 4-7 semanas, liberando o fluxo do aquoso. Contudo, em casos em que esta pressão intraocular está aquém do esperado, mesmo com uso de colírios hipotensores, indica-se a lise, evitando-se o procedimento antes de 4 semanas.[33,34]
2. *Como é realizado:*
   - *Laser* de argônio: energia: 500 mW, tempo 0,5 s, tamanho da mira 50 μm.
3. *Adendo:* em casos reservados, em que há aumento da PIO pós-implante de drenagem onde há a suspeita de obstrução do lúmen do tubo intracameral por membrana, que usualmente não é visível, pode-se aplicar Nd:YAG *laser* com baixa energia.

Fig. 8-17. (a) Herniação da íris em óstio pós-TREC; (b) fenda em linha facilitando a visualização do óstio.

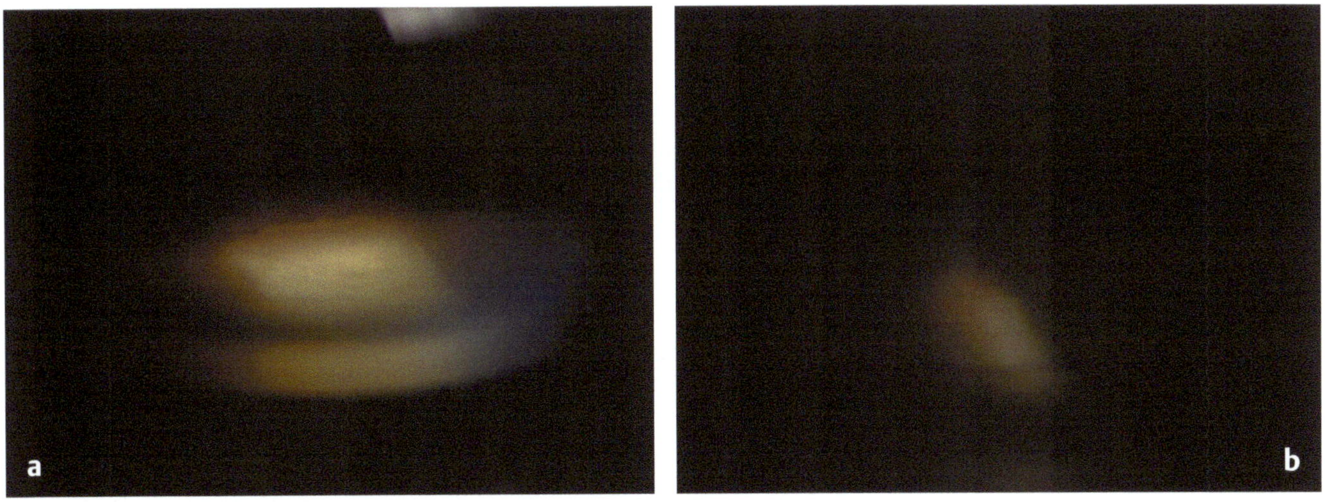

Fig. 8-18. (**a**) Óstio de difícil visualização para ser captado e realizada goniopuntura para abertura do *flap*; (**b**) fenda em linha que ajuda a localização.

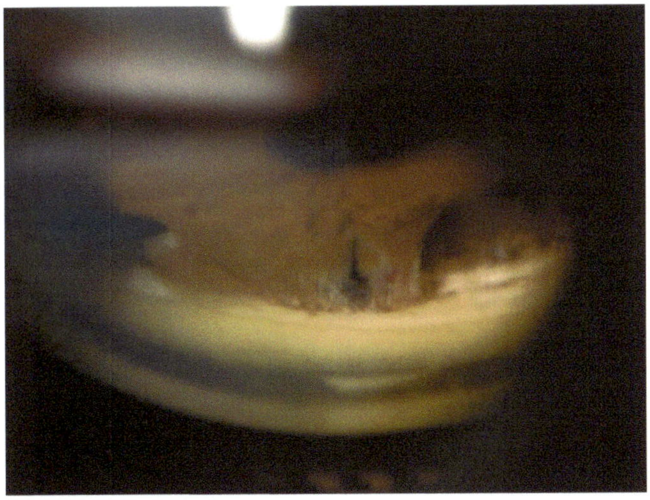

Fig. 8-19. Ângulo complexo com múltiplas cirurgias antiglaucomatosas. Goniopuntura realizada em região das 12 h. Notem rarefação da íris.

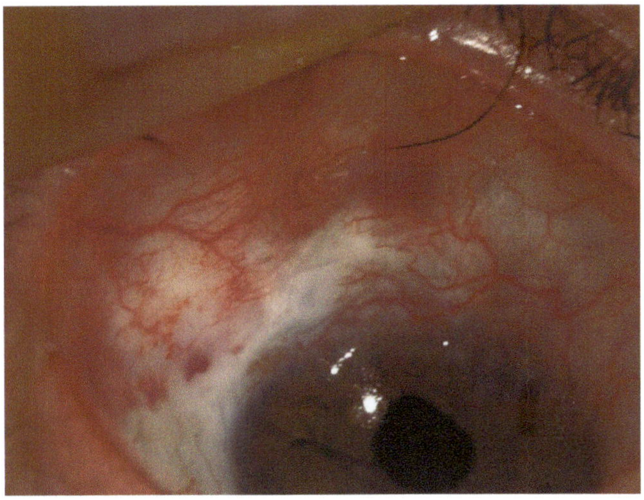

Fig. 8-20. Hemorragia subconjuntival pós-goniopuntura.

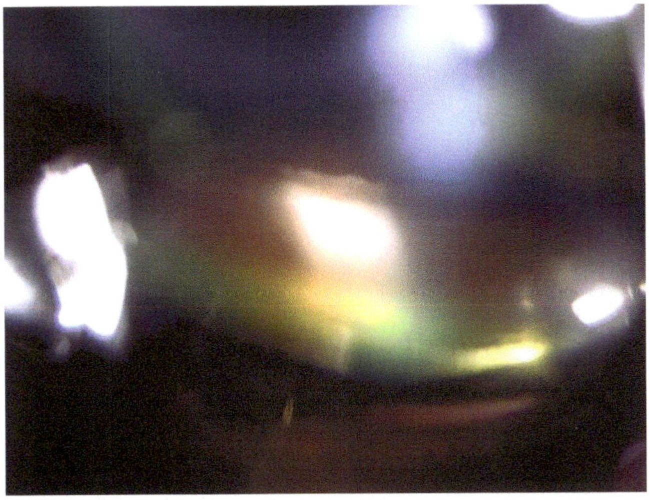

Fig. 8-21. Note a área de acúmulo de pigmento na região da janela da esclerectomia profunda.

Esclerectomia Profunda Assistida por *Laser* de CO_2 (CLASS)

1. *O que é:* a esclerectomia profunda não penetrante é uma cirurgia em que há a confecção de um *flap* escleral de aproximadamente 4 mm por 4 mm, e sob este um outro *flap* escleral mais profundo atingindo poucas fibras acima do tecido uveal. Com isso, há o destelhamento da parede externa do canal de Schlemm, na porção mais limbar do *flap* profundo, levando a uma filtração do humor aquoso de forma indireta ao preservar a parede interna do canal de Schlemm. Este *flap* mais profundo será excisado, formando um reservatório abaixo do *flap* superficial onde o humor aquoso permanecerá. Pela drenagem mais branda do humor aquoso devido à permanência da membrana de Descemet e trabeculado, esta cirurgia apresenta menor PIO final e menores complicações que uma trabeculectomia, como hipotonia e descolamento de coroide. Contudo, sua curva de aprendizado é longa e a principal intercorrência é a penetração na câmara anterior ao perfurar a membrana externa, convertendo-se numa trabeculectomia. Para tanto, há alguns anos, usa-se o *laser* de CO_2 para ablação do tecido sob este primeiro *flap* escleral até atingir o canal de Schlemm, confeccionando de forma automática o *flap* profundo.[35,36]
2. *Como funciona:* a radiação infravermelha do *laser* de CO_2 (10.600 nm) é eficaz na ablação (energia 18 W, intervalo: 3 s) do tecido escleral profundo e da parede externa do canal de Schlemm, contudo é bloqueada por soluções aquosas. Assim, na ablação da parede externa do canal de Schlemm, há saída de humor aquoso deixando a área úmida, bloqueando a ação do *laser* e preservando a parede interna do canal de Schlemm. O *laser* de CO_2 não só confecciona este *flap* profundo, mas também promove a homeostasia local e inibe a cicatrização deste reservatório.[37]
3. *Indicações:* glaucomas de leves a avançados de ângulo aberto cuja pressão intraocular-alvo seja ao redor de 14 de PIO.[38]
4. *Técnica:* semelhante a uma cirurgia não penetrante. Após a confecção do *flap* superficial, o *laser* é aplicado na esclera formando um compartimento profundo que represará o aquoso e abrirá a membrana externa do canal de Schlemm, saindo, então, o humor aquoso. Note que, com a saída do humor aquoso, o *laser* é inativado, não penetrando na câmara anterior. Segue com os passos de uma cirurgia não penetrante (Figs. 8-22 e 8-23).[40]
5. *Resultados:* estudos demonstram sucesso qualitativo de 86% após 24 meses, semelhante ao da trabeculectomia, com uma PIO média de 15,36 mm Hg.[36]
6. *Complicações:* poucas complicações são relatadas, e a mais prevalente é a formação de sinequias anteriores.

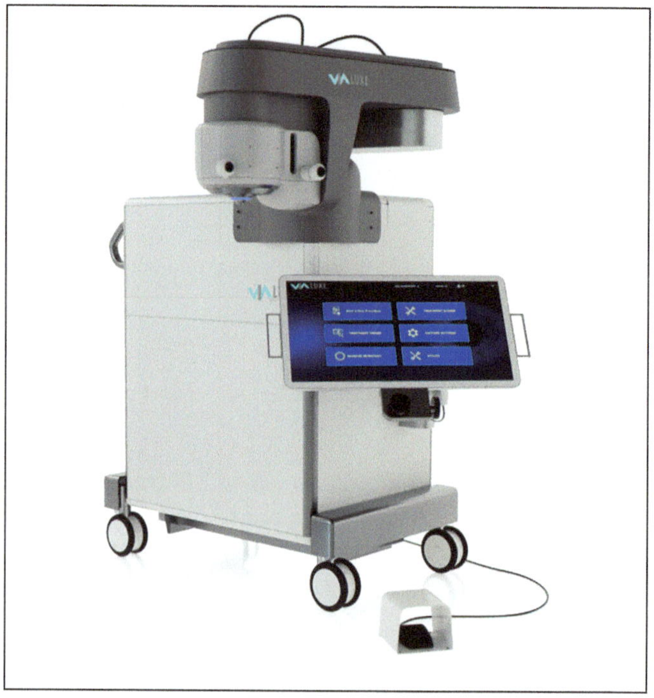

Fig. 8-22. Aparelho de *Laser* de Femtosegundo para realização de trabeculostomia na malha trabecular.

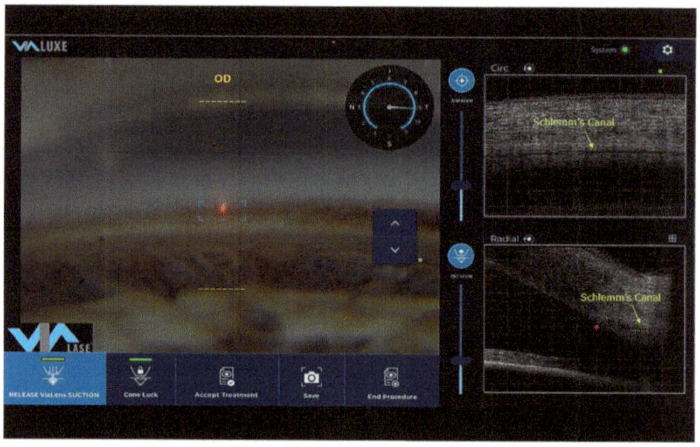

Fig. 8-23. Imagem da tela do ViaLuxe durante realização do procedimento FLIgHT.

REFERÊNCIAS BIBLIOGRÁFICAS

1. Chan PP, Pang JC, Tham C. Acute primary angle closure-treatment strategies, evidences and economical considerations. Eye [Internet]. 2019 [cited 2022 Aug 14];33:110–9. Available from: https://doi.org/10.1038/s41433-018-0278-x

2. Michelessi M, Lindsley K. Cochrane library cochrane database of systematic reviews peripheral iridotomy for pigmentary glaucoma (Review). 2016 [cited 2022 Aug 14]; Available from: www.cochranelibrary.com
3. He M, Jiang Y, Huang S, Chang DS, Munoz B, Aung T, et al. Laser peripheral iridotomy for the prevention of angle closure: a single-centre, randomised controlled trial. Lancet [Internet]. 2019 Apr 20 [cited 2022 Aug 14];393 (10181):1609-18. Available from: https://pubmed.ncbi.nlm.nih.gov/30878226/
4. Azuara-Blanco A, Burr J, Ramsay C, Cooper D, Foster PJ, Friedman DS, et al. Effectiveness of early lens extraction for the treatment of primary angle-closure glaucoma (EAGLE): a randomised controlled trial. The Lancet [Internet]. 2016 Oct 1 [cited 2022 Aug 14];388 (10052):1389-97. Available from: http://www.thelancet.com/article/S0140673616309564/fulltext
5. Waisbourd M, Shafa A, Delvadia R, Sembhi H, Molineaux J, Henderer J, et al. Bilateral same-day laser peripheral iridotomy in the Philadelphia Glaucoma Detection and Treatment Project. J Glaucoma [Internet]. 2016 Oct 1 [cited 2022 Aug 14];25 (10):e821-5. Available from: https://pubmed.ncbi.nlm.nih.gov/26950579/
6. Bayliss JM, Ng WS, Waugh N, Azuara-Blanco A. Laser peripheral iridoplasty for chronic angle closure. Cochrane Database Syst Rev [Internet]. 2021 Mar 23 [cited 2022 Jul 31];3 (3). Available from: https://pubmed.ncbi.nlm.nih.gov/33755197/
7. Cai W, Lou Q, Fan J, Yu D, Shen T, Yu J. Efficacy and safety of argon laser peripheral iridoplasty and systemic medical therapy in Asian patients with acute primary angle closure: A meta-analysis of randomized controlled trials. J Ophthalmol [Internet]. 2019 [cited 2022 Aug 23];2019. Available from: https://pubmed.ncbi.nlm.nih.gov/31192000/
8. Sun X, Liang YB, Wang NL, Fan SJ, Sun LP, Li SZ, et al. Laser peripheral iridotomy with and without iridoplasty for primary angle-closure glaucoma: 1-year results of a randomized pilot study. Am J Ophthalmol [Internet]. 2010 Jul [cited 2022 Aug 23];150 (1):68-73. Available from: https://pubmed.ncbi.nlm.nih.gov/20472226/
9. Lee JR, Choi JY, Kim YD, Choi J. Laser peripheral iridotomy with iridoplasty in primary angle closure suspect: anterior chamber analysis by pentacam. Korean J Ophthalmol [Internet]. 2011 [cited 2022 Aug 23];25 (4):252-6. Available from: https://pubmed.ncbi.nlm.nih.gov/21860572/
10. Latina MA, Park C. Selective targeting of trabecular meshwork cells: in vitro studies of pulsed and CW laser interactions. Exp Eye Res [Internet]. 1995 [cited 2022 Aug 24];60 (4):359-71. Available from: https://pubmed.ncbi.nlm.nih.gov/7789416/
11. Sarenac T, Bečić Turkanović A, Ferme P, Gračner T. A Review of selective laser trabeculoplasty: "The Hype Is Real." J Clin Med [Internet]. 2022 Jul 4 [cited 2022 Aug 24];11 (13):3879. Available from: https://pubmed.ncbi.nlm.nih.gov/35807163/
12. Leahy KE, White AJ. Selective laser trabeculoplasty: current perspectives. Clin Ophthalmol [Internet]. 2015 May 11 [cited 2022 Aug 26];9:833-41. Available from: https://pubmed.ncbi.nlm.nih.gov/26005327/
13. Garg A, Gazzard G. Selective laser trabeculoplasty: past, present, and future. Eye (Lond) [Internet]. 2018 May 1 [cited 2022 Jul 30];32 (5):863-76. Available from: https://pubmed.ncbi.nlm.nih.gov/29303146/
14. Garg A, Vickerstaff V, Nathwani N, Garway-Heath D, Konstantakopoulou E, Ambler G, et al. Efficacy of repeat selective laser trabeculoplasty in medication-naive open-angle glaucoma and ocular hypertension during the LiGHT Trial. Ophthalmology [Internet]. 2020 Apr 1 [cited 2022 Aug 26];127 (4):467-76. Available from: https://pubmed.ncbi.nlm.nih.gov/32005561/
15. Narayanaswamy A, Leung CK, Istiantoro DV, Perera SA, Ho C, Nongpiur ME, et al. Efficacy of selective laser trabeculoplasty in primary angle-closure glaucoma: a randomized clinical trial. JAMA Ophthalmol [Internet]. 2015 Feb 1 [cited 2022 Aug 26];133 (2):206-12. Available from: https://pubmed.ncbi.nlm.nih.gov/25429421/
16. Aljasim LA, Owaidhah O, Edward DP. Selective laser trabeculoplasty in primary angle-closure glaucoma after laser peripheral iridotomy: A case-control study. J Glaucoma [Internet]. 2016 Mar 23 [cited 2022 Aug 26];25 (3):e253-8. Available from: https://pubmed.ncbi.nlm.nih.gov/26945310/
17. Lee JW, Ho WL, Chan JC, Lai JS. Efficacy of selective laser trabeculoplasty for normal tension glaucoma: 1 year results. BMC Ophthalmol [Internet]. 2015 Dec 12 [cited 2022 Aug 26];15 (1). Available from: https://pubmed.ncbi.nlm.nih.gov/25571769/
18. Gazzard G, Konstantakopoulou E, Garway-Heath D, Garg A, Bunce C, Wormald R, et al. Selective laser trabeculoplasty versus eye drops for first-line treatment of ocular hypertension and glaucoma (LiGHT): a multicentre randomised controlled trial. Lancet [Internet]. 2019 Apr 13 [cited 2022 Aug 26];393 (10180):1505-16. Available from: https://pubmed.ncbi.nlm.nih.gov/30862377/
19. Sacks ZS, Dobkin-Bekman M, Geffen N, Goldenfeld M, Belkin M. Non-contact direct selective laser trabeculoplasty: light propagation analysis. Biomed Opt Express [Internet]. 2020 Jun 1 [cited 2022 Aug 27];11 (6):2889. Available from: https://pubmed.ncbi.nlm.nih.gov/32637231/
20. Cvintal V, Belkin M. SLT: Tchau querido. Oftalmologia em Foco [Internet]. 2021 May;46-9. Available from: www.brascrs.com.br
21. Schlote T, Derse M, Rassmann K, Nicaeus T, Dietz K, Thiel HJ. Efficacy and safety of contact transscleral diode laser cyclophotocoagulation for advanced glaucoma. J Glaucoma [Internet]. 2001 [cited 2022 Aug 28];10 (4):294-301. Available from: https://pubmed.ncbi.nlm.nih.gov/11558814/
22. Mistlberger A, Liebmann JM, Tschiderer H, Ritch R, Ruckhofer J, Grabner G. Diode laser transscleral cyclophotocoagulation for refractory glaucoma. J Glaucoma. 2001;10(4):288-93.
23. Duerr ERH, Sayed MS, Moster SJ, Holley TD, Peiyao J, Vanner EA, et al. Transscleral diode laser cyclophotocoagulation: A comparison of slow coagulation and standard coagulation techniques. Ophthalmol Glaucoma [Internet]. 2018 Sep 1 [cited 2022 Aug 28];1 (2):115. Available from: /pmc/articles/PMC7337205/
24. Cvintal V, Daga F, Berg A van den, Barros DM, Sakata L, Tecchio LT, et al. Snap It: Wet lab sessions laser em glaucoma - Tudo o que quer saber em um click. Oftalmologia em Foco [Internet]. 2020 Mar;74-86. Available from: www.brascrs.com.br
25. Souissi S, le Mer Y, Metge F, Portmann A, Baudouin C, Labbé A, et al. An update on continuous-wave cyclophotocoagulation (CW-CPC) and micropulse transscleral laser treatment (MP-TLT) for adult and paediatric refractory glaucoma. Acta Ophthalmol [Internet]. 2021 Aug 1 [cited 2022 Aug 29];99(5):e621-53. Available from: https://pubmed.ncbi.nlm.nih.gov/33222409/
26. Sanchez FG, Peirano-Bonomi JC, Brossard Barbosa N, Khoueir Z, Grippo TM. Update on micropulse transscleral cyclophotocoagulation. J Glaucoma [Internet]. 2020 Jul 1 [cited 2022 Aug 29];29(7):598-603. Available from: https://pubmed.ncbi.nlm.nih.gov/32398591/
27. Durr GM, Töteberg-Harms M, Lewis R, Fea A, Marolo P, Ahmed IIK. Current review of Excimer laser trabeculostomy. Eye Vis (Lond) [Internet]. 2020 Dec 1 [cited 2022 Jul 9];7(1):24. Available from: http://www.ncbi.nlm.nih.gov/pubmed/32391398

28. Nguyen A, Simon B, Doan R, Chen E, Lamrani R, Shakibkhou J, et al. Clinical medicine advances in excimer laser trabeculostomy within the landscape of minimally-invasive glaucoma surgery. J Clin Med [Internet]. 2022 [cited 2022 Jul 31];2022:3492. Available from: https://doi.org/10.3390/
29. Hoskins HD, Migliazzo CV. Management of failing filter blebs with argon laser. Klin Monbl Augenheilkd. 1989;195 (5):328-9.
30. Susanna R, de Moraes CG, Alencar LM, Ritch R. Nd:YAG laser goniopuncture for late bleb failure after trabeculectomy with adjunctive mitomycin C. JAMA Ophthalmol [Internet]. 2014;132(3):286-90. Available from: https://jamanetwork.com/
31. al Obeidan SA. Incidence, efficacy and safety of YAG laser goniopuncture following nonpenetrating deep sclerectomy at a university hospital in Riyadh, Saudi Arabia. Saudi Journal of Ophthalmology [Internet]. 2015 Apr 1 [cited 2022 Jul 30];29 (2):95. Available from: /pmc/articles/PMC4398810/
32. Almobarak FA. Aqueous misdirection after Nd:YAG goniopuncture in deep sclerectomy treated with Nd:YAG irido-zonulo-hyaloidotomy. Eur J Ophthalmol [Internet]. 2021 May 20 [cited 2022 Jul 30];11206721211019556. Available from: http://www.ncbi.nlm.nih.gov/pubmed/34015956
33. Glaucoma drainage device implantation - Kahook's essentials of glaucoma therapy [Internet]. [cited 2022 Jul 30]. Available from: https://www.keogt.com/Glaucoma_Drainage_Device_Implantation
34. Hill R, Brown R, Heuer DK. Laser suture lysis for non-valved aqueous drainage implants. J Glaucoma [Internet]. 2003 Aug [cited 2022 Jul 30];12(4):390-1. Available from: https://pubmed.ncbi.nlm.nih.gov/12897588/
35. Chen M, Li Y, Cheng B, Zhang Q, Liu X, Wang K. CO2 laser-assisted sclerectomy vs. microcatheter-assisted trabeculotomy in the management of a bilateral congenital ectropion uveae with glaucoma: A case report and literature review. Front Med (Lausanne). 2022 May 19;9.
36. Zhang Y, Mao J, Zhou Q, Li L, Zhang S, Bian A, et al. Comparison of long-term effects after modified CO2 laser-assisted deep sclerectomy and conventional trabeculectomy in Chinese primary open-angle glaucoma. Ophthalmol Ther. 2022 Feb 1;11(1):321-31.
37. Geffen N, Ton Y, Degani J, Assia EI. CO2 laser-assisted sclerectomy surgery, part II: multicenter clinical preliminary study. J Glaucoma [Internet]. 2012 Mar [cited 2022 Aug 2];21(3):193-8. Available from: https://pubmed.ncbi.nlm.nih.gov/21173710/
38. Yick DWF, Lee JWY, Tsang S, Yeung BYM, Yuen CYF. Preliminary results of CO2 laser-assisted sclerectomy surgery (CLASS) in the treatment of advanced glaucoma in a Chinese population. Medicine (United States). 2016;95(45).
39. Zhang H, Tang Y, Yan X, Ma L, Geng Y, Li F, et al. CO2 laser-assisted deep sclerectomy surgery compared with trabeculectomy in primary open-angle glaucoma: Two-year results. J Ophthalmol. 2021;2021.
40. Ehud Assia. IOPtimate. https://www.ioptima.com/product/ioptimate-system#classprocedure. 2022. Acesso em 18/02/2023

CAPÍTULO 9

APLICAÇÕES DO *LASER* DE FEMTOSSEGUNDO NA CIRURGIA DE CATARATA

Roberto Pinto Coelho ▪ Renata Zaltron Neumann ▪ Vanessa de Melo Giachetto

INTRODUÇÃO

A catarata é uma das principais causas de visão subnormal e cegueira no mundo. Embora seja um dos procedimentos médicos mais antigos, a cirurgia de catarata ainda é foco de intensas pesquisas em busca de inovações tecnológicas, visando a modernizar a facoemulsificação convencional, bem como implementar novas fontes de energia e plataformas automatizadas com o intuito de reduzir complicações, além de aprimorar os resultados pós-operatórios.

Com a introdução do *laser* de femtossegundo, foi possível alcançar tratamentos com durações ultracurtas, permitindo obter maior eficiência do *laser* e minimizar qualquer efeito térmico ou disruptivo nos tecidos adjacentes.

O uso do *laser* de femtossegundo na oftalmologia foi implementado em 2001, inicialmente para cirurgias de córnea, como LASIK (*laser-assisted in situ keratomileusis*), confecção do túnel para anel intraestromal, ceratotomia astigmática e ceratoplastia assistida por *laser*. Em 2008, foi realizado o primeiro tratamento para catarata em Budapeste, na Universidade Semelweis, pelo Dr. Zoltan Z. Nagy. No entanto, foi aprovada pela FDA somente em 2010, com base no desenvolvimento técnico alcançado pelos pesquisadores para incisão, *capsulorhexis* e fragmentação do cristalino.

A cirurgia de catarata assistida por *laser* de femtossegundo, ou *femtosecond laser assisted cataract surgery* (**FLACS**), configura um desenvolvimento recente na história da cirurgia de catarata moderna.

O *laser* atua em um comprimento de onda de infravermelho, próximo de 1.053 nm, e é capaz de penetrar na córnea transparente e agir nas estruturas intraoculares. Ele faz com que a energia focada seja aplicada no tecido com uma duração extremamente curta, 10^{-15} segundos, tornando-o mais eficiente e com mínimo efeito térmico ou perturbador aos tecidos adjacentes.

Quando aplicado à córnea e ao cristalino, a energia do *laser* é absorvida resultando na formação de plasma, composto de elétrons livres e moléculas ionizadas, que se expandem e contraem-se rapidamente, gerando bolhas de cavitação. Essas bolhas rompem os tecidos oculares com extrema exatidão e com mínimo dano colateral. A conversão da energia do *laser* em energia mecânica denomina-se fotodisrupção.

As plataformas do *laser* são vinculadas a duas modalidades de captação de imagens bi e tridimensionais, em tempo real: por meio do sistema Scheimpflug, como no caso do LensAR; ou por meio da tomografia de coerência óptica do segmento anterior (OCT), utilizado nos outros *lasers* disponíveis. Dessa forma, a obtenção de imagens no intraoperatório permite realizar cortes pré-planejados com precisão e segurança, sem trauma para estruturas importantes, como endotélio da córnea, íris e capsula posterior do cristalino.

TIPOS DE *LASER* DE FEMTOSSEGUNDO DISPONÍVEIS

Atualmente possuímos disponíveis cinco plataformas de *laser* de femtossegundo aprovadas pela FDA; estas incluem: Catalys (Johnson & Johnson, NJ, Estados Unidos), Femto LDV Z8 (Ziemer ophthalmic systems AG, Suíça), LensAR (LensAR, Orlando, FL, Estados unidos), LenSx (Alcon Laboratories, Inc., Fort Worth, TX, Estados Unidos) e VICTUS (Bausch & Lomb, Rochester, NY, Estados Unidos). Todas as plataformas nomeadas compartilham de tecnologia semelhantes, todavia podem diferir na modalidade de captura da imagem, versatilidade, acoplamento, padrões de fragmentação do cristalino e velocidade de ação (Fig. 9-1).

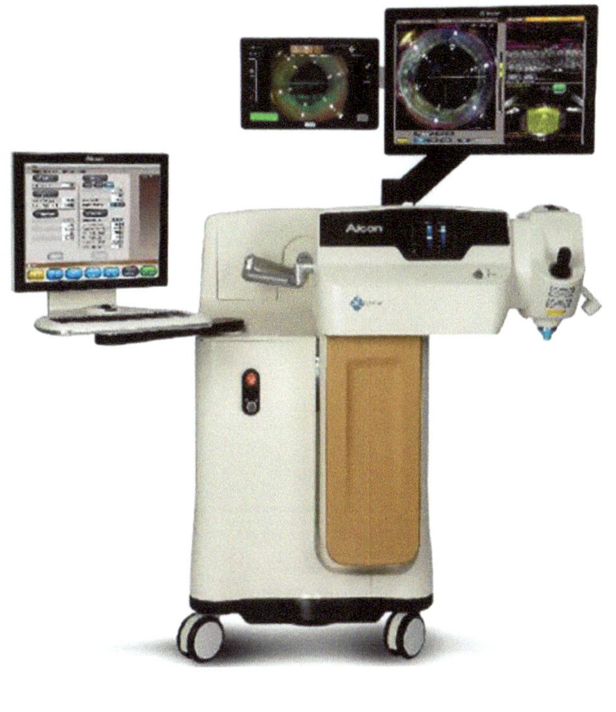

Fig. 9-1. LenSx (Alcon Laboratories, Inc., Fort Worth, TX, Estados Unidos).

INDICAÇÕES

Até o momento, a FLACS pode ser usada para auxiliar o cirurgião, criando planos de tecido para:

- Incisões corneanas.
- Ceratotomias arqueadas.
- Capsulotomias anteriores.
- Fragmentação nuclear.

ACOPLAGEM

A interface de encaixe é responsável por conectar o olho ao sistema FLACS. Por sua vez, configura um passo extremamente importante para o sucesso cirúrgico. Uma interface optomecânica desempenha diversas funções: permite o acoplamento óptico para a correta entrega dos feixes de *laser* nos tecidos oculares, mantém a estabilidade mecânica durante a aplicação do *laser* e permite a aquisição de imagens da anatomia ocular que são registradas a fim de guiar o tratamento (Fig. 9-2).

As plataformas de *laser* disponíveis têm diferentes sistemas de interface, que podem ser divididos em interfaces de contato e de não contato. Esta última ocorre através de uma interface óptica-líquida que circunda a córnea, em contato apenas com a esclera e a conjuntiva ao redor do limbo, como nos *lasers* Catalys Z8 e LensAr. Já a interface de contato age por meio de aplanação de contato com uma lente curva, levando a uma sucção limbar, usada nos *lasers*, como LenSx e VICTUS (Fig. 9-3).

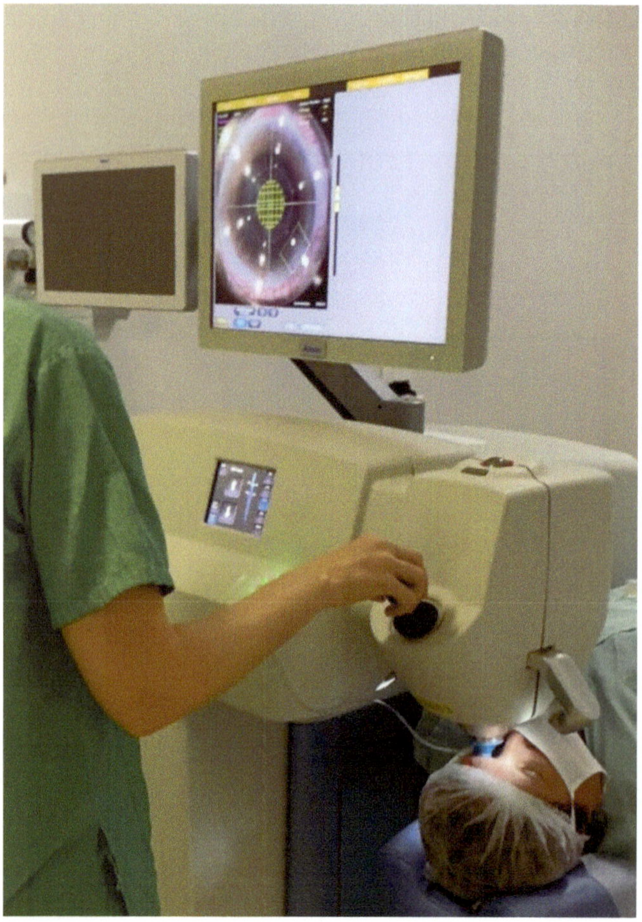

Fig. 9-2. Momento de acoplagem do *laser* no paciente com interface de contato.

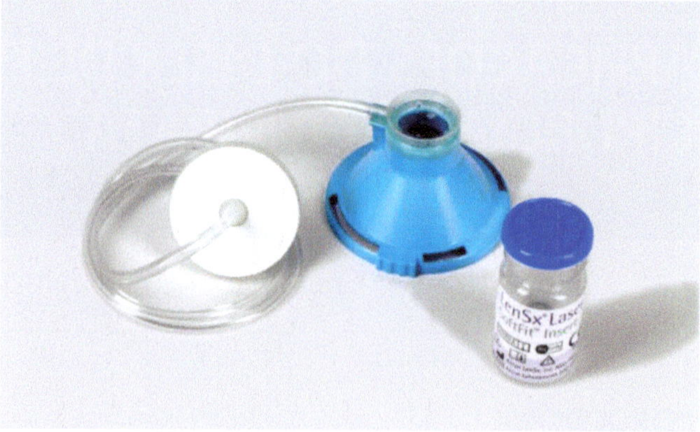

Fig. 9-3. Interface de contato do *laser* LenSx (Alcon Laboratories, Inc., Fort Worth, TX, Estados Unidos).

TRATAMENTO COM *LASER* E FACOEMULSIFICAÇÃO

A FLACS atualmente automatiza os principais estágios da cirurgia de catarata. Após a acoplagem, imagens do segmento anterior são obtidas no monitor do aparelho por meio das quais podemos definir os tamanhos e as formas das incisões corneanas e capsulorrexis, bem como escolher o tipo e a forma de fragmentação do cristalino.

Ao nível da córnea, o *laser* cria a incisão principal e acessória para acesso à câmara anterior. Além disso, tem o poder de alterar o componente cilíndrico da refração corneana, ao reduzir o seu astigmatismo por meio de cortes arqueados penetrantes ou intraestromais periféricos. No cristalino, é realizada a capsulotomia anterior por meio de uma abertura circular extremamente precisa e a fragmentação do cristalino em segmentos ou em padrão de grade. O tratamento do *laser* pode durar de 30 segundos a alguns minutos, dependendo da plataforma utilizada. Após finalizado o tratamento, a sucção é libertada e a interface é desconectada do olho do paciente com cautela (Figs. 9-4 a 9-6).

Após a aplicação do *laser* nos tecidos corneanos e do cristalino, dá-se início a segunda etapa da cirurgia. Pode ser que haja a necessidade de troca de sala para finalização do procedimento. Então, cirurgiões concluem o procedimento cirúrgico de catarata manualmente seguindo com a facoemulsificação (Fig. 9-7).

A incisão principal e as acessórias são abertas com o auxílio de uma espátula. Em seguida, é realizada a injeção de viscoelástico na câmara anterior, e uma pinça de utrata, em um movimento circular, é usada para remover a cápsula anterior. A hidrodissecção deve ser feita com cuidado no início e as bolhas de ar devem ser descomprimidas suavemente quando estão atrás do cristalino.

De forma subsequente, a facoemulsificação é utilizada para remover o material do cristalino previamente fragmentado. Os sulcos feitos pelo *laser* se abrirão com facilidade e a cirurgia é feita com a utilização de menos energia que a facoemulsificação tradicional. Por fim, o implante de lente intraocular (LIO), a aspiração do viscoelástico e o selamento das incisões seguem conforme a técnica manual.

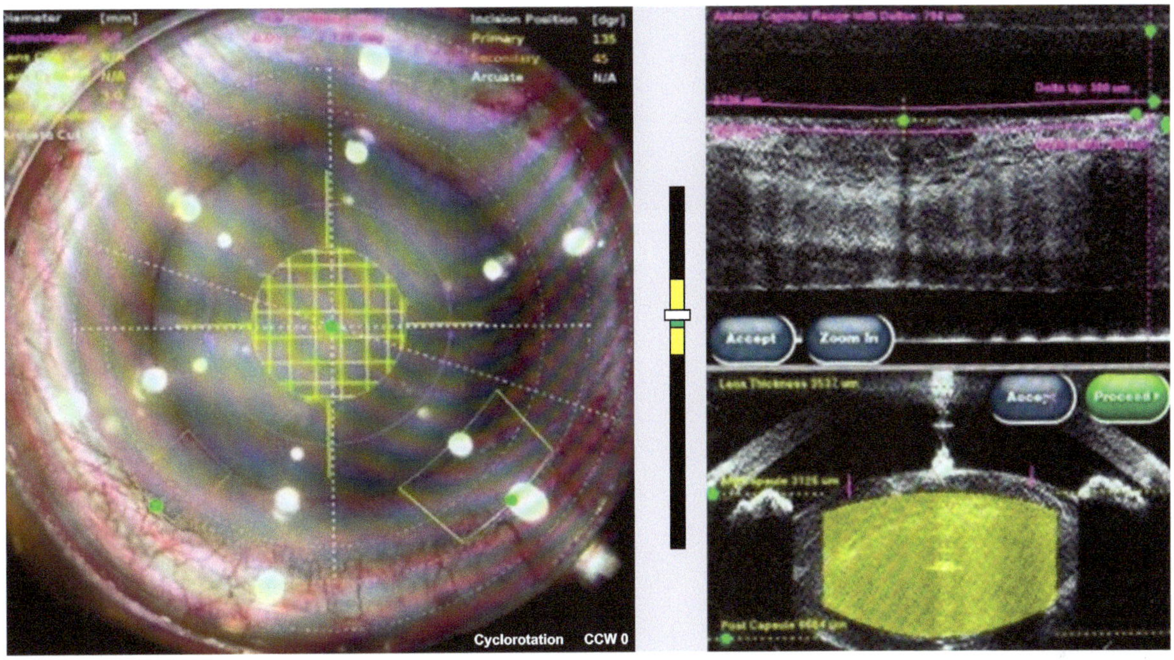

Fig. 9-4. Imagens intraoperatórias com a tomografia de coerência óptica, visualizando onde serão realizados os cortes na cápsula anterior, fragmentação do cristalino, incisão principal.

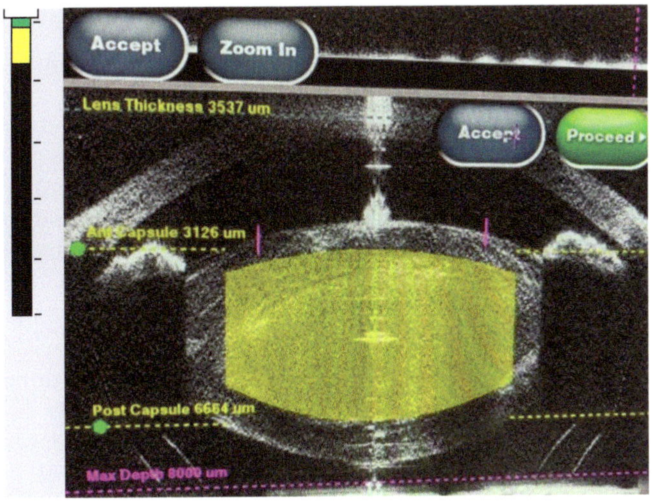

Fig. 9-5. Corte mostrando detalhes do cristalino e marcando onde será feita a sua fragmentação.

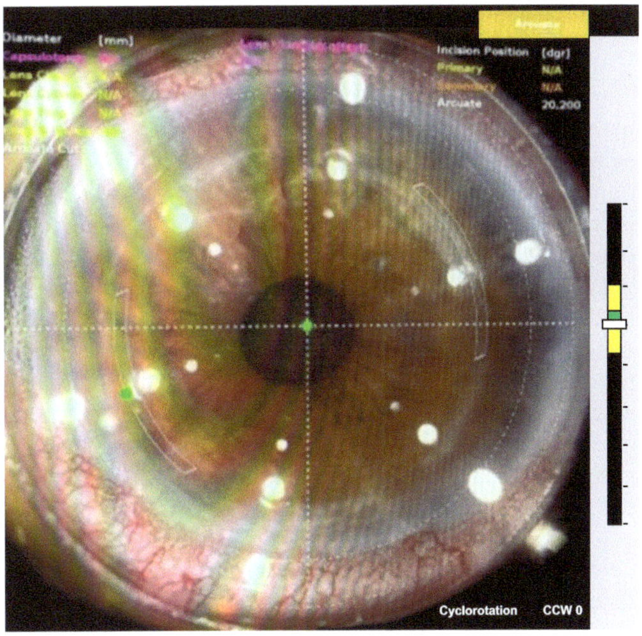

Fig. 9-6. Incisões arqueadas feita pelo *laser* para correção do astigmatismo corneano.

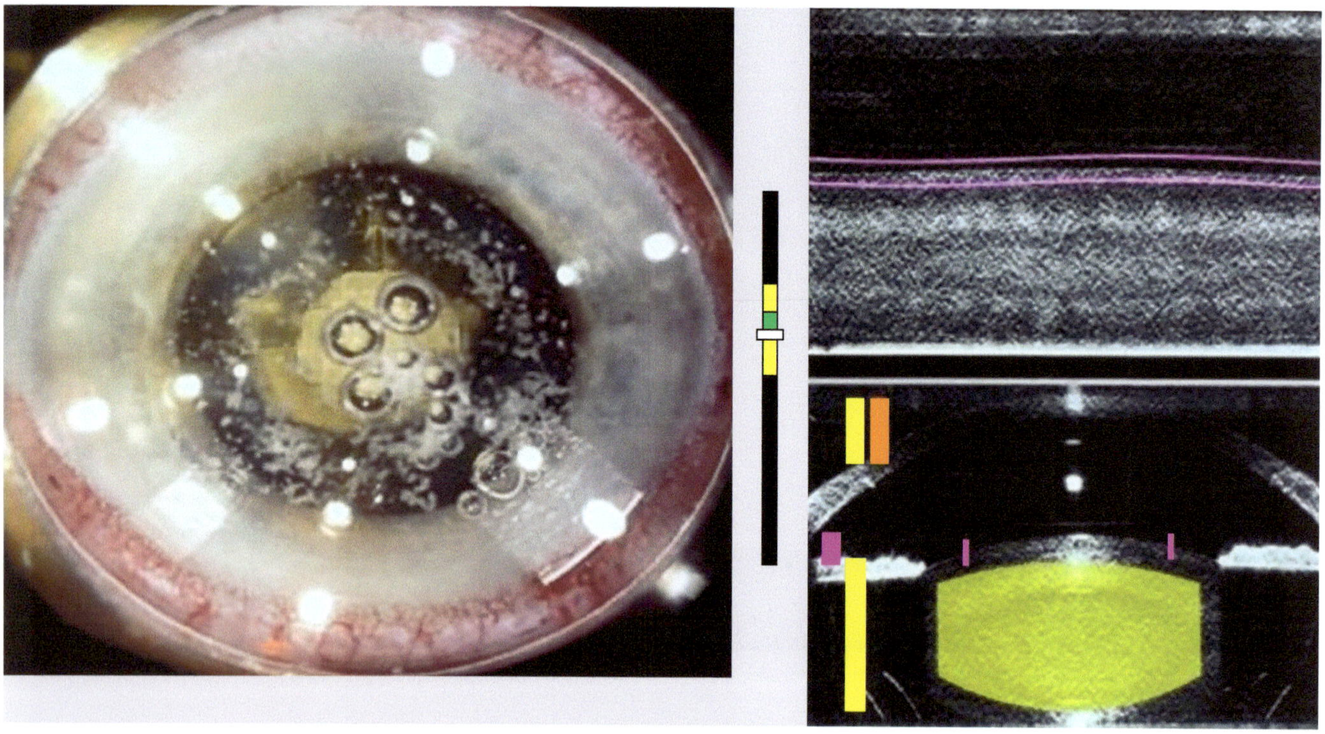

Fig. 9-7. Imagem no fim do tratamento do LensX (capsulotomia anterior, fragmentação do cristalino e incisões já realizadas).

VANTAGENS DA FLACS

Dentre as vantagens do uso da FLACS comparado a técnica manual, podemos citar, em relação às incisões, que existem evidências de menor abertura e vazamento da incisão e diminuição do seu edema, além de ser mais consistentemente reproduzível e gerar um astigmatismo mais previsível. Em relação à capsulotomia, podemos citar um formato mais regular, com maior centralização da LIO e menos inclinação da lente intraocular com menos aberrações internas. Vale notar que a centralização e posicionamento de lentes intraoculares tóricas e multifocais torna-se uma etapa mais precisa devido à perfeição da *capsulorhexis*. Também é muito útil na criação de uma capsulotomia perfeita em casos complexos de catarata, como instabilidade zonular, catarata traumática, pseudoexfoliação, catarata intumescente e síndrome de Marfan.

Quando se observa a fragmentação do cristalino, é exigido uma menor quantidade de energia de facoemulsificação, tendo um impacto menor nas células do endotélio corneano, sendo muito indicado FLACS em casos de baixa contagem endotelial.

COMPLICAÇÕES

A FLACS não é isenta de complicações, e, dentre elas, podemos citar:

- Hemorragia subconjuntival, que ocorre pela pressão durante a acoplagem nos vasos conjuntivais. Existe um risco maior nos pacientes em uso de medicações anticoagulantes no pré-operatório. Geralmente, é um quadro leve e sem consequências na cirurgia e dura cerca de 1 dia.
- Perda da sucção podendo ser ocasionada pelo encaixe inadequado (anatomia do paciente ou movimento dele) e sendo capaz de gerar etapas incompletas da cirurgia. Todas as etapas podem ser completadas manualmente.
- Constrição pupilar que pode ser causada pela liberação de bolhas na câmara anterior ou prostaglandinas e outros mediadores inflamatórios liberados no humor aquoso durante a capsulotomia pelo *laser*. Ocorre mais comumente quando o intervalo entre a aplicação do *laser* e a facoemulsificação é longo.

LIMITAÇÕES

Infelizmente, a FLACS apresenta limitações de cunho operacional e econômico. Como as plataformas do *laser* dependem de meios transparentes para a atuação, opacidades corneanas importantes são grandes limitadoras do uso desta tecnologia. Outras limitações de natureza operacional são: pacientes com pescoço curto, pálpebras com fenda estreita e problemas de coluna, que impedem o posicionamento e acoplagem da interface adequados. Lateralização da cabeça, imobilização dos olhos e não fechamento forçado das pálpebras pelo paciente são medidas necessárias para uma realização correta do procedimento.

Outro fator também considerado limitante é o seu elevado custo, tanto para o cirurgião de catarata quanto para o paciente, em comparação à técnica manual. No início, questões foram levantadas se o valor incrementado no procedimento desta nova tecnologia justificaria o substancial investimento de capital necessário para a aquisição e manutenção desses sistemas. Porém, semelhante ao que ocorreu com as lentes intraoculares Premium, observamos que muitos pacientes estão dispostos a pagar pelos benefícios desta moderna tecnologia. Apesar disso, o alto custo continua sendo o maior limitante na popularização do *laser* na cirurgia de catarata.

Por ser um procedimento realizado em duas etapas e ainda necessitar da troca de sala a depender do serviço, o tempo necessário para concluir a cirurgia poderá ser maior que o tempo necessário gasto na facoemulsificação convencional. Alterações na logística do centro cirúrgico são fundamentais para otimizar o tempo do procedimento.

LASER VERSUS FACOEMULSIFICAÇÃO TRADICIONAL

Em comparação com a facoemulsificação, em que a técnica é dependente da habilidade exclusivamente do cirurgião, a FLACS pode oferecer um maior nível de exatidão por ser uma plataforma automatizada, além de ser uma técnica minimamente invasiva. As taxas de complicações com a FLACS são menores, pois são mais precisas e mais reproduzíveis do que as realizadas manualmente.

CONSIDERAÇÕES FINAIS

A medicina automatizada e a cirurgia robótica já são uma realidade nos tempos atuais. Inovações tecnológicas permitiram a migração da cirurgia de catarata intracapsular e extracapsular de pequena incisão para a facoemulsificação graças a uma sociedade que incentiva e permite a modernização das técnicas. O desejo crescente dos pacientes por procedimentos minimamente invasivos e a busca por tecnologias de ponta mostram que a FLACS tem muito espaço para crescimento na oftalmologia.

As evidências até agora mostram que a tecnologia é segura e possui várias vantagens técnicas, apesar de alguns trabalhos mostrarem poucos benefícios em relação à facoemulsificação tradicional. Embora os resultados visuais e refrativos apresentem-se muito semelhantes nas cirurgias a *laser* e convencional, diversos fatores contribuem a favor na escolha da técnica mais moderna: o procedimento torna-se mais reprodutível, menos dependente da habilidade do cirurgião e ainda mais vantajoso quando usamos lentes Premium tóricas e multifocais, devido à extrema precisão no posicionamento e centralização da LIO. Estas vantagens devem ser levadas em consideração a despeito do custo desta moderna tecnologia.

BIBLIOGRAFIA

Agarwal K, Hatch K. Femtosecond laser assisted cataract surgery: A review. Seminars in Ophthalmology; 2021. p. 1-10.

Alió JL, Abdou AA, Puente AA, Zato MA, Nagy Z. Femtosecond laser cataract surgery: updates on technologies and outcomes. J Refract Surg. 2014 Jun;30(6):420-7.

Chung SH, Mazur E. Surgical applications of femtosecond lasers. J Biophotonics 2009;2(10):557-72.

Day AC, Gore DM, Bunce C, Evans JR. Laser-assisted cataract surgery versus standard ultrasound phacoemulsification cataract surgery. Cochrane Database Syst Rev. 2016;7:CD010735

Day AC, Smith PR, Tang HL, Aiello F, Hussain B, Maurino V, et al. Surgical efficiency in femtosecond laser cataract surgery compared with phacoemulsification cataract surgery: a case-control study. BMJ Open. 2018;8(2):e018478.

Feldman BH. Femtosecond laser will not be a standard method for cataract extraction ten years from now. Surv Ophthalmol. 2015;60(4):360-5.

Grewal DS, Schultz T, Basti S, Dick HB. Femtosecond laser–assisted cataract surgery—current status and future directions. Survey of Ophthalmology. 2016;61(2):103-31.

Kanclerz P, Alio JL. The benefits and drawbacks of femtosecond laser-assisted cataract surgery. Eur J Ophthalmol. 2020;112067212092244.

Kent C. Femto laser cataract: avoiding complications. Rev Ophthalmol. 2014;https://www.reviewofophthalmology.com/article/femto-laser-cataract-avoiding-complications

Mastropasqua L, Toto L, Mastropasqua A, Vecchiarino L, Mastropasqua R, Pedrotti E, et al. Femtosecond laser versus manual clear corneal incision in cataract surgery. J Refract Surg. 2014;30(1):27-33.

Nagy ZZ, Szaflik JP. The role of femtolaser in cataract surgery. Klin Oczna. 2012;114(4):324-7.

Popiela MZ, Young-Zvandasara T, Nidamanuri P, Moore T, Leccisotti A, Kumar V. Factors influencing pupil behaviour during femtosecond laser assisted cataract surgery. Contact Lens Anterior Eye. 2019;42(3):295-8.

Roberts HW, Day AC, O'Brart DP. Femtosecond laser-assisted cataract surgery: A review. Eur J Ophthalmol. 2020 May;30(3):417-29.

Schumacher S, Fromm M, Oberheide U, Gerten G, Wegener A, Lubatschowski H. In vivo application and imaging of intralenticular femtosecond laser pulses for the restoration of accommodation. J Refract Surg 2008;24(9):991-5

Sun H, Fritz A, Dröge G, Neuhann T, Bille JF. Femtosecond-laser-assisted cataract surgery (FLACS). In: Bille JF, ed. High resolution imaging in microscopy and ophthalmology. Springer International Publishing. 2019;301-17.

CAPÍTULO 10

CIRURGIA DE CATARATA COM *NANOSECOND LASER*

Eduardo Paulino ▪ Leonardo Verri Paulino ▪ Isabella Carnio Paulino Habib

HISTÓRICO

A cirurgia de catarata a *laser* não é uma novidade, pois já existem relatos de investigação na utilização de *laser* em vez de ultrassom na facoemulsificação há duas décadas.[1-15]

Kelman introduziu, em 1967, a facoemulsificação ultrassônica, o que modificou a técnica das cirurgias extracapsulares de catarata para sempre.[16] A evolução tecnológica dos aparelhos atuais trouxe grande melhora na fluídica e estabilidade cirúrgica, além de aumento no controle da liberação e precisão do uso da energia, a caneta de ultrassom ainda é a tecnologia de escolha. Apesar da grande precisão e reprodutibilidade, a cirurgia com ultrassom apresenta alguns efeitos colaterais negativos, como lesões térmicas na incisão e no endotélio.

Na evolução da busca pela facoemulsificação a *laser* foram testadas diferentes energias e comprimentos de onda. Entre 1985 e 1989, majoritariamente, foram utilizados *lasers* ultravioleta sem muito sucesso, e a partir de 1994 foram introduzidos aparelhos com *lasers* infravermelhos (Quadro 10-1).

Apenas o erbium:YAG (Er:YAG) e o neodymium:YAG (Nd:YAG) *laser* foram fabricados comercialmente (Quadro 10-2).

A radiação de *lasers* ultravioleta causa uma decomposição fotoquímica das proteínas, resultando em uma remoção precisa de tecido com um mínimo de dano térmico ao redor. Na cirurgia fotorrefrativa de superfície este efeito foi uma grande revolução, mas para a cirurgia de catarata a dificuldade de liberação focal por meio de fibra óptica e o fato de este comprimento de onda ser cataratogênico para a equipe cirúrgica limitaram seu uso.

Os *lasers* infravermelhos (Nd:YAG e Er:YAG) tiveram mais sucesso e podem ser utilizados em sistemas de ação direta e indireta (diferença de como a energia do *laser* interage com o tecido lenticular) (Quadro 10-3). Nos sistemas diretos o *laser* atinge as fibras e causa um efeito de fragmentação pela ação tecidual da energia. Nos sistemas indiretos, desenvolvidos com base na tecnologia criada por Jack M Dodick em 1989, o *laser* atinge uma placa de titânio que quebra a energia opticamente e forma o plasma energético.[4,5] Este plasma cria ondas de choque que emanam da ponta do *probe* e que, por si, fragmentam os pedaços do núcleo que são então aspirados.

O último lançamento na cirurgia de catarata a *laser* foi o aparelho Cetus NanoLaser da ARC (Fig. 10-1).

Esse aparelho é baseado na tecnologia infravermelha do Nd:YAG *laser* de ação indireta e tem como grande diferencial o fato de ser um aparelho modular que se adapta ao aparelho tradicional de facoemulsificação por meio da saída do vitreófago pneumático. Esta característica trouxe vantagens em relação aos modelos anteriores, pois permite mais fácil

Quadro 10-1. Trabalhos Publicados sobre o Uso de Laser em Cirurgia de Catarata

Laser	Autor	Ano
	***Laser* ultravioleta**	
193 Nm (Argon)	Puliafito *et al.*[8]	1985
	Nanevicz *et al.*[9]	1986
248 nm (Krypton)	Bath *et al.*[10]	1987
308 nm (Xênon)	Maguen *et al.*[11]	1989
	***Laser* infravermelho**	
Holmium:YAG	Ross e Puliafito[12]	1994
Nd:YLF	Gwon *et al.*[13]	1995
Er:YSGG	Gailitis *et al.*[17]	1993
Er:YAG	Peyman e Katoh[14]	1987
	Lin *et al.*[6]	1990
	Tsubota[15]	1990
	Gailitis *et al.*[17]	1993
	Ross e Puliafato[12]	1994
	Snyder *et al.*[2]	1994
	Berger *et al.*[7]	1997
	Stevens *et al.*[1]	1998
Nd:YAG	Dodick[4]	1991
	Gwon *et al.*[13]	1995

Quadro 10-2. Sistemas de *Laser* para Facoemulsificação Comercializados

Modelo	Tipo *laser*	Mecanismo de ação
MCL29 Phacolase	Er:YAG	Direta
Centauri Premier Laser System	Er:YAG	Direta
Coherent Laser	Er:YAG	Direta
Adagio Wavelight Laser	Er:YAG	Direta
Dodick Laser Lens Ablation Device	Nd:YAG	Indireta
Photon (Paradigm Medical Industries)	Nd:YAG	Indireta
CETUS Nano Laser	Nd:YAG	Indireta

Quadro 10-3. Comparação dos Sistemas de Nd:YAG e Er:YAG para Catarata

Característica	Nd:YAG	Er:YAG
Comprimento de onda	1064 nm	2.940 nm
Mecanismo de ação	Indireto ou direto	Direto
Absorção de água	Mínima	Máxima

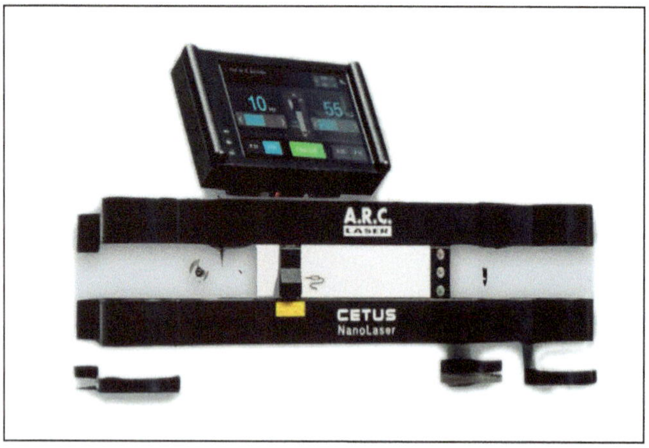

Fig. 10-1. Cetus NanoLaser. (Reproduzida com permissão de A.R.C. Laser GmbH©.)

adoção do método sem a necessidade de grandes mudanças no centro cirúrgico (Fig. 10-2).

A fase de transição da curva de aprendizado também apresenta a praticidade da troca entre a caneta de ultrassom e a caneta do *laser* no intraoperatório sem grandes dificuldades (Fig. 10-3).

O Nanosecond (10^{-9} segundo) permite a real emulsificação do cristalino, diferentemente do Femto laser (10^{-15} segundo), que realiza somente certas fases da cirurgia.

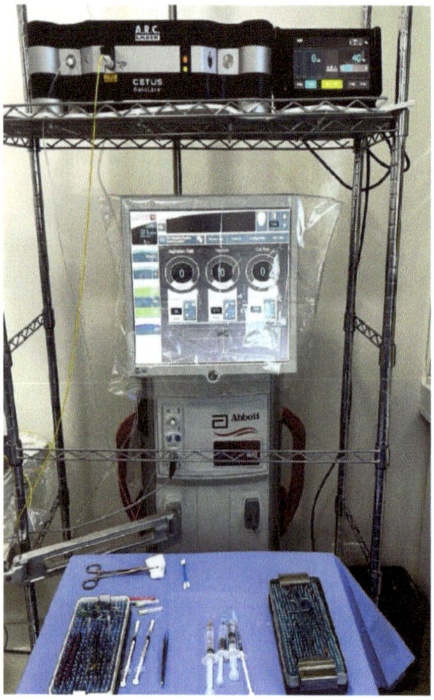

Fig. 10-2. Conexão com aparelho de faco. (Reproduzida com permissão de A.R.C. Laser GmbH©.).

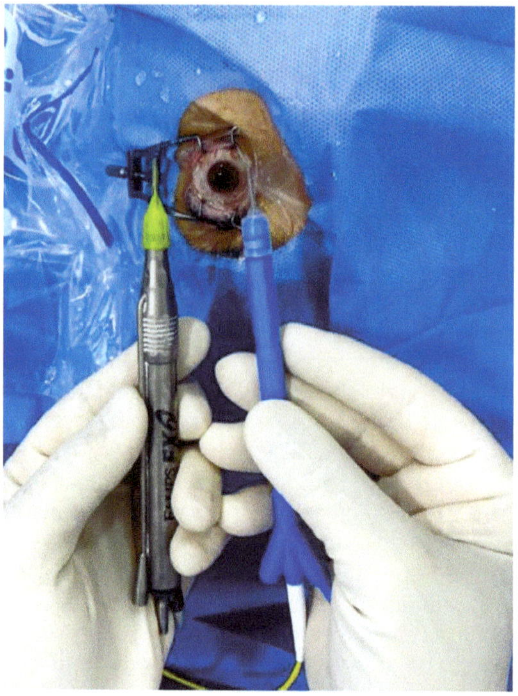

Fig. 10-3. Canetas do ultrassom e do Nanolaser. (Reproduzida com permissão de A.R.C. Laser GmbH©.)

O aparelho utiliza um Q-switched Nd:Yag *laser*, comprimento de onda de 1064 nm, com pulsos de 5 a 10 nanosegundos de duração, liberando de 3 a 10 milijoules por pulso. A grande diferença é que esse sistema, além de um aparelho de pequenas dimensões com peso de 12 kg é ligado ao sistema de vitrectomia pneumática e aspiração de vários modelos de facos em uso (Quadros 10-4 e 10-5).[18]

Quadro 10-4. Diferenças entre Femto e Nano

Femto	Nano
Fases preparatórias	Emulsifica e aspira
Tamanho e custo do aparelho	Móvel e baixo custo
Uso pré-faco, córnea e refrativa	Faco e facorrefrativa

Quadro 10-5. Especificações Nanolaser

Max energia	10 mj
Modo de operação	Pulsado
Frequência de disparo	Até 10 h
Comprimento de onda	1064 mm
Energia por pulso	3 a 10 mj
Comprimento por pulso	5 ns
Controle	Tela 7 polegadas *touch screen*
Alimentação	110-240 Vol – 650 VA – 50-60 Hz
Dimensão	135' 478' 421 mm
Peso	12 kg

A fim de melhor compreender, vamos rememorar a seguinte definição:

- Hertz é a frequência de um fenômeno periódico cujo período tem a função de um segundo. Com base neste conceito, o aparelho, ao ser conectado à saída de vitreófago dos modernos facos, transforma o impulso de estímulo de ciclos para a ponteira do vitreófago em disparos do *laser* na proporção de 1/60, ou seja: se programarmos 300 ciclos/min no aparelho vitreófago e dividirmos por 60 teremos 5 disparos por segundo, podendo ser ajustado de 5 a 10 disparos em 1 segundo (600 ciclos/60 = 10 disparos/s).

No que se refere à energia, o *laser* é transmitido por fibra ótica à ponteira da caneta intraocular, que tem bordas arredondadas sem áreas de corte (diferentemente do faco), o *laser* atinge internamente, nesta ponta, um espelho de titânio e gera um plasma emulsificador de ação sobre o cristalino e não sobre a ação direta do próprio Nd:Yag *laser* (Figs. 10-4 e 10-5).

Rememorando que joule é usado no sistema internacional de unidades para medir a energia mecânica ou térmica adotada pelo sistema internacional de unidades, o NanoLaser pode variar de 3 a 10 mj.

Através de um monitor móvel (Fig. 10-6) podemos ajustar, em tempo real, o número de pulsos bem como a intensidade do mesmo. Podemos citar como vantagens, então:

- A caneta que é extremamente mais leve que a do faco tradicional, é descartável com custo acessível, apresenta, ainda, um sistema de luvas da ponteira semelhante ao do faco, que utiliza todo o sistema de infusão e aspiração do aparelho do próprio cirurgião a que for conectado, ressaltando ser necessário um faco de recente geração em decorrência do sistema de vitreófago pneumático.[19]

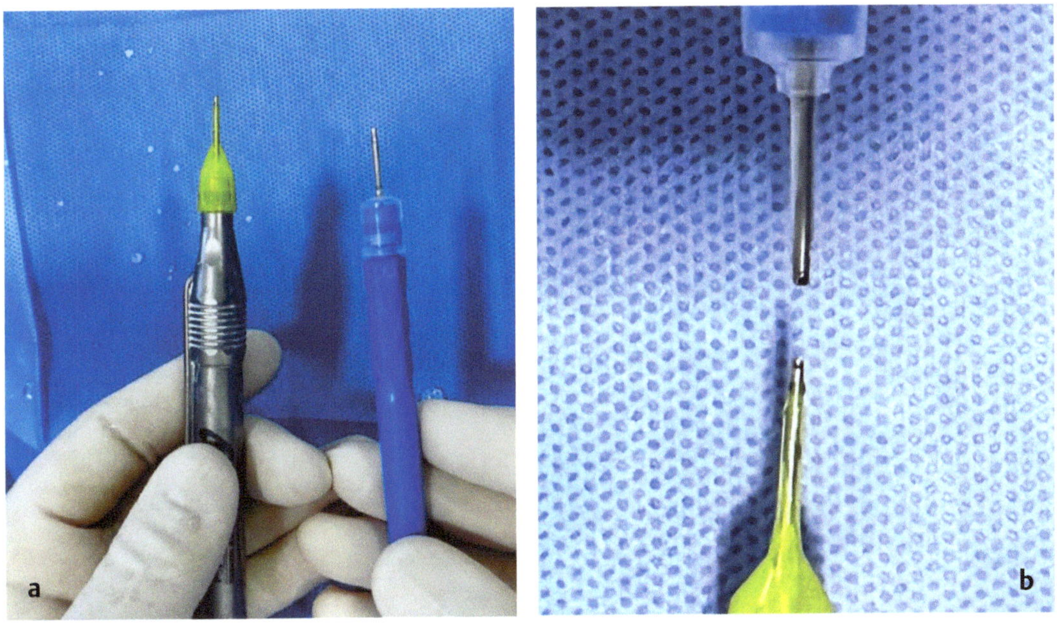

Fig. 10-4. (a) Aspecto comparativo das canetas. (b) Aspecto comparativo das ponteiras. (Reproduzida com permissão de A.R.C. Laser GmbH©.)

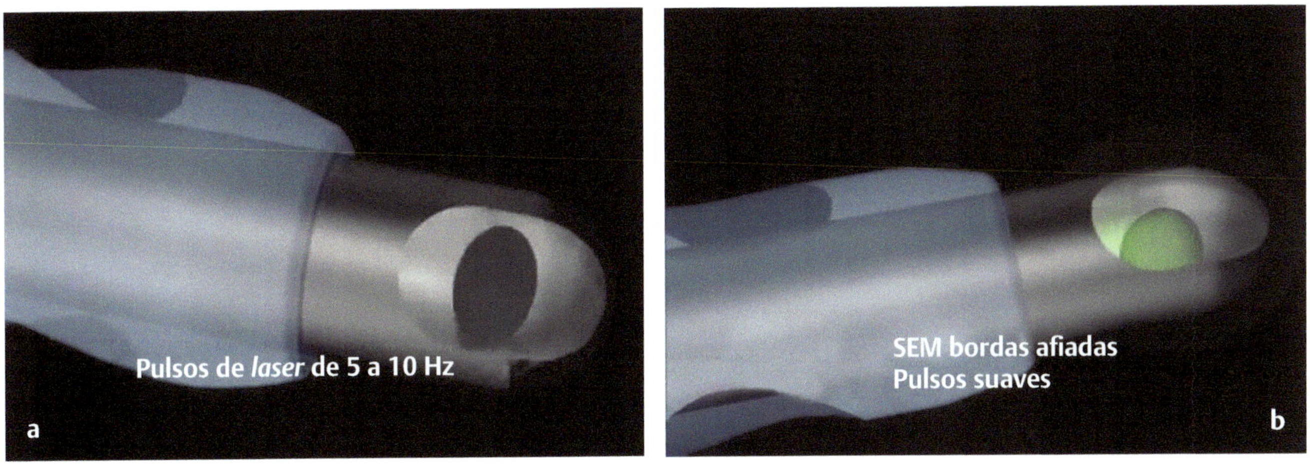

Fig. 10-5. (a,b) Ponteira e espelho interno de titâneo. (Reproduzida com permissão de A.R.C. Laser GmbH©.)

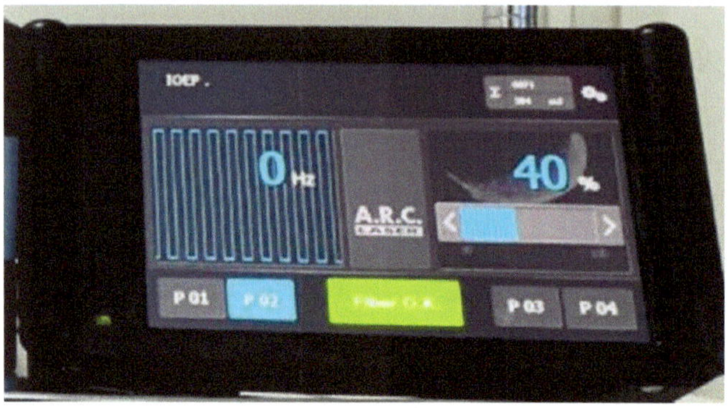

Fig. 10-6. Monitor digital. (Reproduzida com permissão de A.R.C. Laser GmbH©.)

Em resumo, a ponteira tem um tubo de aspiração e infusão convencional como nos facos tradicionais, e a própria fibra ótica que vem acoplada à caneta (Fig. 10-7).

No aparelho, propriamente, acopla-se um tubo que vai conectado à saída do vitreófago do faco ultrassônico, e a fibra ótica que está coligada à caneta (Fig. 10-8).

Esta nova tecnologia permite uma cirurgia mais leve e delicada à córnea e ao olho como um todo, pois a ponteira é totalmente fria (zero emanação de calor), a emissão do *laser* mais delicada do que o ultrassom, a ponteira é romba e o conjunto é semelhante em muitos pontos ao faco tradicional e usa a fluídica que o cirurgião já está acostumado; isto permite uma transição de técnica menos traumática e rápida ao cirurgião podendo, inclusive, ser trocada intraoperatoriamente.

O cirurgião pode utilizar a facoemulsificação com qualquer técnica de emulsificação como *stop-chop* e/ou *quick chop* que, neste casi, parece ser, às vezes, mais indicada.

No início o profissional deve se habilitar com cirurgias em núcleos menos densos, para, aí sim, evoluir para núcleos de dureza maior. Comprovadamente podemos dizer que o nano *laser* é um martelete suave com pontas de borracha para quebrar o núcleo e o faco uma britadeira bem mais agressiva já bem conhecida de todos.

No que se refere a uma comparação com *femtosecond* (FLACS), utiliza disparos curtos e são máquinas separadas e de grandes portes e só realizam a capsulotomia e cortes do núcleo em pequenos pedaços, ainda necessitando da finalização da emulsificação com uso completo da máquina de ultrassom.

O NanoLaser utiliza disparos curtos no espectro nano segundo (10^{-9} s) é compatível com a maioria das modernas plataformas de faco ultrassônico e pode emulsificar totalmente

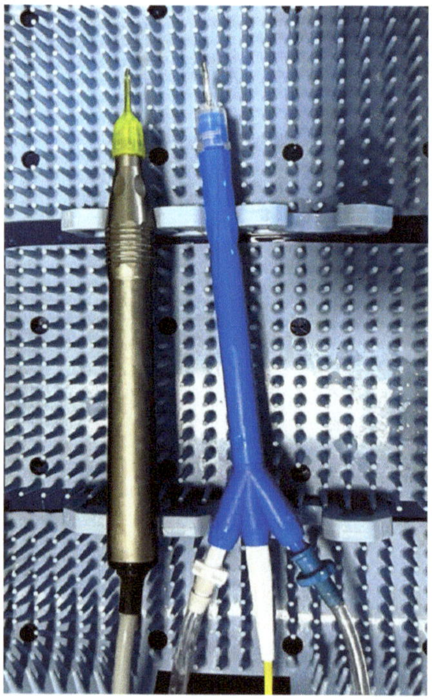

Fig. 10-7. Ligação de cabos na caneta do Neno. (Reproduzida com permissão de A.R.C. Laser GmbH©.)

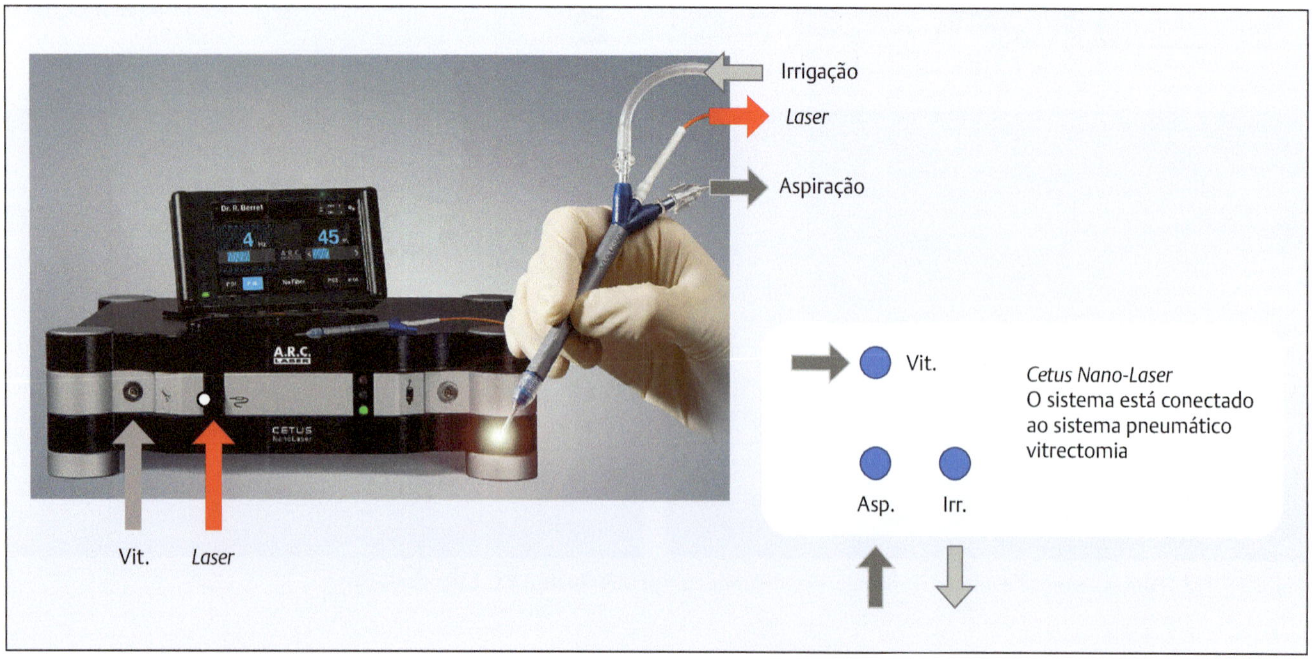

Fig. 10-8. Sistema de ligação ao aparelho de faco. (Reproduzida com permissão de A.R.C. Laser GmbH©.)

o cristalino somente com o *laser* a um custo muito menor em todos os sentidos (Quadro 10-6).

O advento da cirurgia facorrefrativa abre um novo caminho a novas tecnologias. Se, internacionalmente, o termo (FLACS) *femtosecond laser-assisted cataract surgery* começa a ser citado, entendemos que passaremos a ouvir o termo (Nalcs) *Nano Laser Cataract Surgery* bem como *Alascs – All Laser Assisted Cataract Surgery* (FLACS + Nalcs).

O termo *laser* agrega, por si só, moderna tecnologia e acreditamos que a cirurgia de catarata a *laser* ganha um novo aliado na sua rotina (Fig. 10-9).

Quadro 10-6. Vantagens do NanoLaser

Vantagens da Cirurgia de Catarata com NanoLaser
▪ Aparelho modular ▪ Semelhança técnica com facoemulsificação ultrassônica ▪ Vantagem térmica (ponteira fria) ▪ Menor trauma ▪ Energia indireta (plasma reflexivo)

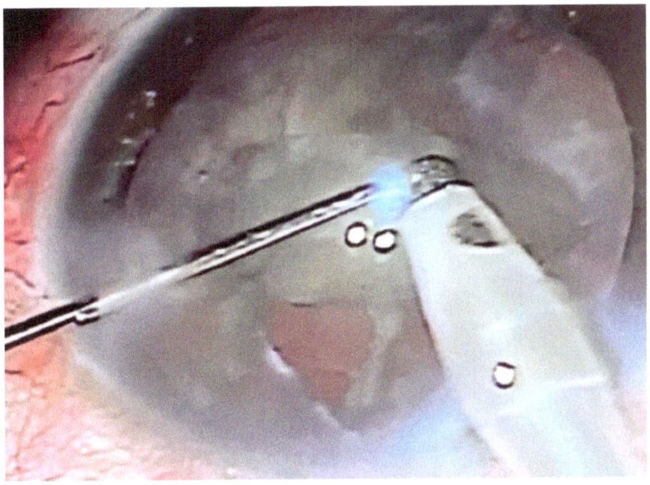

Fig. 10-9. Disparo intraocular. (Reproduzida com permissão de A.R.C. Laser GmbH©.)

REFERÊNCIAS BIBLIOGRÁFICAS

1. Stevens G Jr, Long B, Hamann JM, Allen RC. Erbium:YAG laser-assisted cataracts surgery. Ophthalmic Surg Lasers 1998;29:185-9.
2. Snyder RW, Noecker RJ, Jones H. In vitro comparison of phacoemulsifcation and the erbium:YAG laser in lens capsule rupture. Invest Ophthalmol Vis Sci 1994;35:1934.
3. Sperber LTD, Dodick JM. Laser therapy in cataract surgery. In: Lindstrom RL, editor. Cataract Surgery and Lens Implantation. Curt Opinion Ophthalmol 1995;6:22-6.
4. Dodick JM. Laser phacolysis of the human cataractous lens. Dev Ophthalmol 1991;22:58-64.
5. Dodick JM, Sperber LTD, Lally JM, Kazlas M. Laser phacolysis of the human cataractous lens. Arch Ophthalmol 1993;lll:903-4.
6. Lin CP, Stern D, Puliafito CA. High speed photograph of Er:YAG laser ablation in fluid. Invest Ophthalmol Vis Sci 1990;32:2546-50.
7. Berger JW, D'Amico DJ. Modeling of erbium:YAG laser-mediated explosive photovaporization. Ophthalmic Surg Lasers 1997;28:133-9.
8. Puliafito CA, Steinert RF, Deutsch TF, Hillenkamp F, Dehm EJ, Adler CM. Excimer laser ablation of the cornea and lens:Experimental studies. Ophthalmology 1985;92:741-8.
9. Nanevicz T, Prince MR, Gawande AA, Puliafito CA. Excimer laser ablation of the lens. Arch Ophthalmol 1986;104:1825-9.
10. Bath PE, Muller G, Apple DJ, Brems R. Excimer laser ablation of the lens. Arch Ophthalmol 1987;105:1164-5.
11. Maguen E, Martinez M, Grundfest W, Papaioannou T, Berlin M, Nesburn AB. Excimer laser laser phakoablation of the human lens at 398 nm with a fiber delivery system. J Cataract Refract Surg 1989;15:409-14.
12. Ross BS, Puliafito CA. Erbium:YAG laser and holmium laser ablation of the lens. Lasers Surg Med 1994;15:74-82.
13. Gwon A, Frankhauser F, Puliafito CA, Gruber L, Berns M. Focal laser phacoablation of normal and cataractous lenses in rabbits:preliminary report. J Cataract Refract Surg 1995;1:282-6.
14. Peyman GA, Katoh N. Effects of an erbium:YAG laser on ocular structures. Int Ophthalmol 1987;10:245-53.
15. Tsubota K. Application of erbium:YAG laser in ocular ablation. Ophthalmologica 1990;00:117-22.
16. Kelman CD. Phacoemulsification and aspiration: a new technique of cataract removal, a preliminary report. Am J Ophthalmolol1967;64:23-35.
17. Gailitis RP, Patterson SW, Samuels MA, Hagen K, Ren Q, Waring GO 3rd. Comparison of laser phacovaporization using the Er-YAG and the Er-YSGG laser. Arch Ophthalmol. 1993 May;111(5):697-700. Hamroush A, Ilango B. Nanosecond laser cataract sugery, cataract and refractive, ophtalmology, 2019.
18. Crema A, Wlash A, Paulino E. Lasers em Oftalmologia. Capítulo 102. Laser de nanossegundo, 2019;102:386-7.

CAPÍTULO 11

LASER NOS PROCESSOS CILIARES

Durval M. Carvalho Jr. ▪ Durval M. Carvalho ▪ Henryque L. Amaral ▪ Matheus V. Marques

INTRODUÇÃO

Os procedimentos ciclodestrutivos tiveram início quando Heine *et al.* observaram que a ciclodiálise causava hipotensão e, a partir desta observação, o campo tomou forma.[1]

Em 1982 foi descrita, pela primeira vez, a utilização simultânea de fibra óptica e *laser*, ou seja, a endofotocoagulação. Em 1972, foi realizada a ciclodestruição do corpo ciliar utilizando um *laser* de Ruby (693 nm); já em 1989 Brancato *et al.* descreveram a utilização do Neodymium:yttrium-aluminum-garnet (Nd:YAG) *laser* (1064 nm) de maneira transescleral contínua.[1,2] Como evolução, Gaasterland *et al.* aprimoraram a aplicação transescleral, propondo o *laser* de diodo semicondutor de emissão contínua (810 nm) com maior afinidade pela melanina do epitélio secretor de humor aquoso do corpo ciliar.[3]

Em 1992, Uram[4] desenvolveu um aparelho com capacidade de reunir em uma mesma sonda os três componentes: iluminação, videoendoscopia e *laser* diodo. Isto facilitou o acesso ao corpo ciliar, oferecendo total visibilidade das estruturas a serem fotocoaguladas. Os resultados obtidos com essa técnica evidenciaram uma redução das complicações e têm alterado o prognóstico de olhos com glaucoma refratário, revelando novas possibilidades para os procedimentos ciclodestrutivos. Uram ainda descreveu as possíveis técnicas de acesso ao corpo ciliar, que podem ser: via *pars plana*, por incisão escleral ou por via limbar.[4] A extensão do corpo ciliar a ser fotocoagulada, necessária para um tratamento eficaz, varia de autor para autor. Essas discrepâncias podem ser atribuídas a diferentes extensões do tratamento ao longo dos processos ciliares, tempo de aplicação do *laser* e proximidade a regiões anatômicas específicas do corpo ciliar.

Posteriormente houve o desenvolvimento do *laser* micropulsado transescleral que permitiu um tratamento com intervalo de aplicação transescleral, diminuindo a quantidade de energia necessária para o tratamento da área a ser ablada e o dano às estruturas adjacentes.[5,6]

LASER DE DIODO TRANSESCLERAL

Um semicondutor de estado sólido é utilizado na aplicação da ciclofotocoagulação transescleral com *laser* de diodo (Oculight SLx, Iridex Corporation, Mountain View, CA) através de uma sonda própria (G-probe , Iridex, Mountain View, CA) que realiza aplicação do *laser* de maneira indireta. Uma vez que o procedimento não envolve contato com partes intraoculares, pode ser realizado como um procedimento oftalmológico de menor porte e em salas mais simples, no entanto, faz-se necessário o bloqueio anestésico do olho, uma vez que o procedimento é bastante doloroso.[6]

A visualização da região perilimbar é fundamental para uma aplicação efetiva desse *laser* e um espéculo torna essa área mais bem exposta. Há variações nos métodos de aplicação de energia nesta modalidade, sem um consenso ou nomograma universal – dependendo das preferências pessoais do cirurgião –, entretanto, a intensidade de energia aplicada é sempre inversamente proporcional ao tempo de aplicação do *laser*.

A aplicação do *laser* se inicia na área pré-definida, até se ouvir um som de estouro como um "pop", significando a rotura da retina, corpo ciliar ou raiz da íris. Então, a energia utilizada é titulada de modo que não haja mais nenhum som audível durante a aplicação do *laser* nas demais áreas. A extensão do tratamento também gera controvérsia. Idealmente, a aplicação deve ser feita na menor área possível tendo em vista a possibilidade de necrose do segmento anterior, mas de maneira que ainda se obtenha o efeito hipotensor desejado. Há uma tendência em poupar-se a região de 3 e 9 horas, para evitar danos arterionervosos.

Após o procedimento, deve haver o uso do tampão, uma vez que houve o bloqueio anestésico a fim de evitar diplopia transitória – utilizam-se esteroides tópicos e cicloplégicos. A utilização de antibióticos combinados é controversa uma vez que se trata de um procedimento sem contato com o interior do olho.[7]

CICLOFOTOCOAGULAÇÃO TRANSESCLERAL POR DIODO EM MICROPULSO

Esse tipo de *laser* é um avanço em relação ao de diodo transescleral descrito por Uram,[4] cujo pulso é contínuo, sem período para o resfriamento das regiões adjacentes à área tratada e por conseguinte havendo um dano maior que o necessário em topografias circunvizinhas à região ablada.

Pequenas e repetidas emissões de energia são feitas no *laser* micropulsado, funcionando em anologia ao *duty cycle* da facoemulsificação, com momento *on* e *off* intercalando-se, sendo este mais efetivo no tratamento da área pré-definida para o tratamento e permitindo menor dano térmico às regiões indesejadas ou que não deveriam ser lesadas.

O *laser* micropulsado mais comumente utilizado é o Cyclo G6® Glaucoma laser System with MicroPulse P3® Glaucoma Device (Iridex Corporation, Mountain View, CA) (Figs. 11-1 a 11-3). Sua indicação clássica é para o uso em olhos com glaucoma

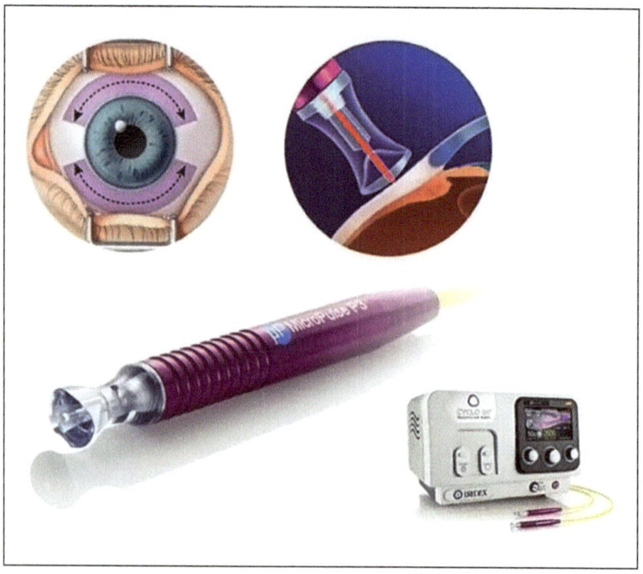

Fig. 11-1. Sistema Laser Ciclo G6. (Fonte: TecnologiaDOS, 2022.)

refratário, mesmo com bom prognóstico visual. Pode ser realizado em olhos que já receberam procedimentos filtrantes e tubos. Além disso, tem a possibilidade de ser indicado com segurança para indivíduos mais novos ou de maior idade.[8-11]

Mais de 20 anos de pesquisas vêm mostrando e estabelecendo a segurança da aplicação do *laser* micropulsado em diversas situações, como pseudoesfoliação, ângulo aberto primário, glaucoma uveítico e outros glaucomas secundários.[9-11] O *laser* micropulsado tem sido cada vez mais sugerido como opção para o tratamento primário e adjunto à trabeculosplastia a *laser* em glaucomas mais iniciais.[8,9] No entanto, não há um consenso com relação à normatização da aplicação deste *laser*, sendo a sua aplicação efetiva variável conforme a preferência de cada cirurgião.[10,11]

Assim, a personalização da aplicação do *laser* consiste na adaptação de cinco parâmetros: energia, área tratada, tempo de tratamento e posição da sonda, a velocidade e o local da aplicação (limbo anterior ou posterior). Normalmente se faz um tratamento de 180-360 graus evitando-se a região de 3-9 horas, assim como no *laser* transescleral de diodo

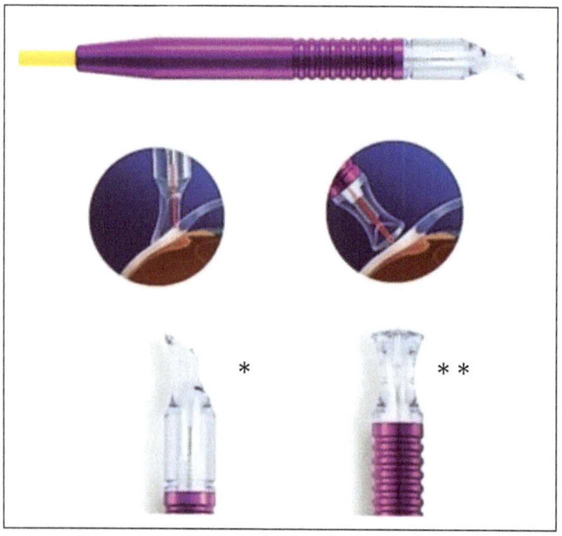

Comparação de dispositivos		
	Sonda G	**Sonda MP3**
Estágio do tratamento do glaucoma	Refratário	Ângulo aberto primário
Procedimento repetível	Sim	Sim
Tecnologia micropulso	Não	Sim
Local da terapia	Escritório e QR	Escritório e QR
Tecnologia de sonda inteligente	Parâmetro *Laser* Memória habilitada	Parâmetro *Laser* Memória habilitada
Design de sonda patenteado	Cunha*	Curva**

Fig. 11-2. G-probe em evidência, e tabela de comparação entre a o G-probe e a MP3 probe. (Fonte: Adaptado de OPTIMED, 2022.)

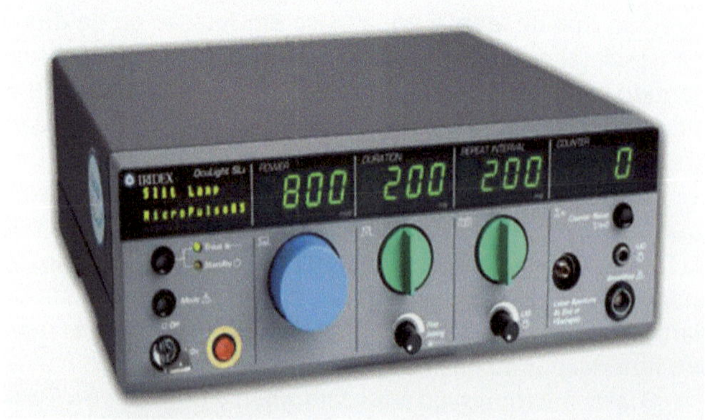

Fig. 11-3. Oculight SLx, (Iridex Corporation, Mountain View, CA); exemplar de aparelho que agora também conta com a novidade de micropulso, pulso longo ou seu tradicional *laser* de ação contínua. (Fonte: IRIDEX® Retina, 2022.)

contínuo, como precaução à lesões em importantes estruturas nervosas e vasculares nesta topografia. Regiões de bolhas de trabeculectomia devem ser evitadas. O tratamento em geral dura de 100 a 360 segundos por sessão, muito embora, um maior tempo de tratamento esteja associado a maiores complicações.[6]

CUIDADOS PÓS-PROCEDIMENTO

O manejo da dor e a inflamação são a base do tratamento pós-procedimento, nestes casos, sendo indicado um corticosteroide de baixa potência (prednisolona 1%) associado a um anti-inflamtório não esteroide como o ceterolaco 0,4% por 1 semana e, a depender do nível de dor e inflamação, um cicloplégico pode ser associado ao regime.

Por ser um procedimento extraocular, o uso de antibióticos tópicos combinados mostra-se desnecessário. As medicações antiglaucomatosas normalmente são retiradas gradativamente após o período de 3 meses, até se atingir a pressão-alvo.[9]

CICLOFOTOCOAGULAÇÃO ENDOSCÓPICA (CFE)

Antes da CFE, havia conhecimento anatômico e efeito qualitativo na aplicação do *laser* transescleral, o que oferecia pouca precisão ao cirugião no momento do procedimento. Assim, complicações eram numerosas e graves, como: uveíte, dor, escleromalácia, hifema, efusões coroidais e necrose do segmento anterior. Além disso, podia apresentar falha no tratamento, necessidade de retratamento e perda visual associada a edema macular cistoide crônico.[11-15] Então, tradicionalmente, este procedimento era deixado como última escolha.

A videoendoscopia, aparelho URAM E2 (Endo Optiks, Beaver-Visitec), reúne, em uma mesma sonda, fibras ópticas capazes de transmitir imagens para a videoendoscopia, iluminação e *laser*. Com isso, ampliou-se a capacidade de fotocoagulação de estruturas do corpo ciliar e a comodidade do controle através de imagens no monitor e não no microscópio cirúrgico.[4] A sonda apresenta um diâmetro variável de 18 ou 20 G e uma **sonda endoscópica** com campo de visão de 110 graus e profundidade de foco que varia entre 1 e 30 milímetros e é constituída por três feixes de fibras ópticas, que se separam para acoplar-se ao aparelho URAM E2. Kahook *et al.*,[14] recomendaram uma distância de 2 mm da região a ser tratada, podendo observar-se cerca de seis processos ciliares, evitando o tratamento excessivo e maximizando a transferência de energia.

A URAM E2, possui em seu console um *laser* diodo de 810 nm, com controle do número de tiros, tempo de exposição, mira e potência. Este modelo alcança o máximo de 1,2 watt. A iluminação de xenônio de alta capacidade pode ser controlada no pedal. Também é possível controlar a energia usada na terapia, tempo de exposição, distância e orientação da sonda em relação a área de tratamento, área a ser tratada, assim como a velocidade da passagem do endoscópio nas regiões abladas.[11-18]

O URAM E2 é capaz de aplicar *laser* por via endoscópica, muito útil nos casos de fixação escleral, que com frequência estão associados ao glaucoma com agravante de apresentarem a conjuntiva já manipulada. A associação da videoendoscopia à fotocoagulação trouxe praticidade para os casos de afacia que apresentam glaucoma.[15-18]

Existe discordância tanto a respeito dos resultados obtidos como critérios de indicação com a fotocoagulação do corpo ciliar. Os procedimentos ciclodestrutivos, principalmente o *laser* transescleral, são classicamente reservados para casos em que as opções de cirurgias fistulizantes falharam.[15-18] A CFE trouxe avanços para o tratamento do glaucoma refratário porque consegue atingir o corpo ciliar de forma assistida. Esta técnica é realizada através de uma incisão limbar a 1,5 mm-2 mm para pacientes fácicos, ou através da *pars plana* em pacientes pseudofácicos ou afácicos, uma vez que há uma melhor visualização dos processos ciliares, deixando claro que a vitrectomia anterior se faz necessária nesses casos.[15-18] Idealmente, o olho deve ser preenchido por um visco elástico coesivo, evitando-se materiais dispersivos, já que as propriedades do visco elástico dispersivo não permitem a manutenção da câmara anterior durante a aplicação e há uma tendência à absorção da energia do *laser* pelo material dispersivo.[13]

A fotocoagulação provocada pelo CFE causa diferentes reações teciduais, que variam conforme a região do corpo ciliar, a intensidade e o tempo de exposição ao *laser*.[15-18] Observa-se uma lesão esbranquiçada na superfície, que evolui para o encolhimento do processo ciliar caso seja mantida a exposição ao *laser*. Esta é a reposta esperada e adequada ao tratamento do corpo ciliar. Na exposição excessiva, que pode ser evitada ao inciar a CFE com uma energia menor e mantendo vigilância ao encolhimento e palidez tecidual, a energia é acumulada no interior do processo ciliar levando à sua explosão e emitindo um ruído audível no ambiente (pop), assim como nas modalidades ciclodestrutivas transesclerais.[2,3] A explosão provoca uma perda do tecido ciliar com hemorragia acentuada, grande dispersão pigmentar e maior reação inflamatória. Apesar da explosão garantir a destruição do processo ciliar, ela deve ser evitada para causar menos efeitos colaterais e um tratamento mais direcionado. As porções da cabeça e do corpo do processo ciliar respondem com mais intensidade do que as porções posterior e *pars plana*, o que se explica pela maior concentração de capilares e vênulas nas regiões mais anteriores.[12]

Uma grave complicação de um procedimento ciclodestrutivo é a evolução para atrofia bulbar. Reitera-se então que é necessária a utilização mínima de energia necessária para se alcançar o efeito hipotensor desejado. A literatura registra divergência com relação às extensões a serem tratadas, mostrando resultados díspares.[15-18] Enquanto 270 graus de tratamento é o suficiente para o efeito hipotensor desejado, existe a proposta de que um tratamento em 360 graus seria mais efetivo em diminuir a pressão.[13] Carvalho aplicou sua experiência de identação da periferia escleral, manobra muito utilizada para a especialidade de retina, para expor e melhor tratar a região posterior dos processos ciliares e até mesmo a região *pars plana*, que posteriormente começou a ser nominada de "CFE Plus" (ASCRS' film festival – 2016). Com maior efeito hipotensor e melhores resultados foi possível reduzir a extensão a ser tratada para 210 a 270 graus, conforme a necessidade do caso. Pode ser realizada apenas em pacientes pseudofácicos ou afácicos e cuja vitrectomia anterior tenha sido realizada.[15-18] É importante decidir quais as regiões dos processos ciliares devem ser tratadas antes de definir qual a extensão, pois a combinação do tratamento completo de todo o processo ciliar com o *CFE PLUS* numa extensão de 360 graus pode acarretar uma hipotonia severa, assim como a aplicação somente na região anterior dos processos ciliares numa extensão pequena de 210 graus pode não causar o efeito hipotensor desejado.

Essa variação de resultados gerou a necessidade em investigar melhor o corpo ciliar no seu eixo anteroposterior, mesmo porque a região posterior dos processores ciliares assim como a *pars plana*, produz uma quantidade de humor aquoso pequena ou nula. Até então, o processo ciliar era tratado como parte única, não sendo discriminada a porção do processo ciliar tratada, havendo a possibilidade de tratamento da cabeça (região anterior), do corpo ou da cauda (posterior). Em geral, a cabeça do processo ciliar era a única região fotocoagulada, uma vez que as regiões mais posteriores exigem depressão escleral para a sua exposição.

Para compreender de maneira efetiva a diferença dos resultados obtidos com procedimento ciclodestrutivos, é preciso entender a anatomia do corpo ciliar, que se diferencia por apresentar um complexo sistema vascular. Possui três arcadas de vasculares: anterior, mediana e posterior (Fig. 11-4). Todas têm origem no círculo arterial maior da íris e apresentam em seu trajeto formas espiraladas, sendo mais calibrosas quando próximas do epitélio para favorecer a produção do humor aquoso (Fig. 11-5). Direcionam-se para a região posterior adjacente à *pars plana*, onde adquirem formas retilíneas e paralelas (Fig. 11-6).

Carvalho Jr. *et al.*,[19] avaliaram em 2002 através de um estudo experimental o efeito da CFE nas diferentes partes do corpo ciliar em olhos de coelhos, provendo importante conhecimento anatômico e fisiológico da produção do humor aquoso, fisiologia do corpo ciliar e alterações provocadas pela CFE. Na análise histopatológica, foi observado um efeito indireto do *laser* na microcirculação do corpo ciliar e não apenas a lesão direta ao seu epitélio. Um dos achados mais elucidativos foi a presença de congestão vascular de todo o processo ciliar quando apenas a *pars plana* fora fotocoagulada, sugerindo forte suspeita de vasculopatia trombótica causada pelo *laser* (Figs. 11-6 a 11-9).

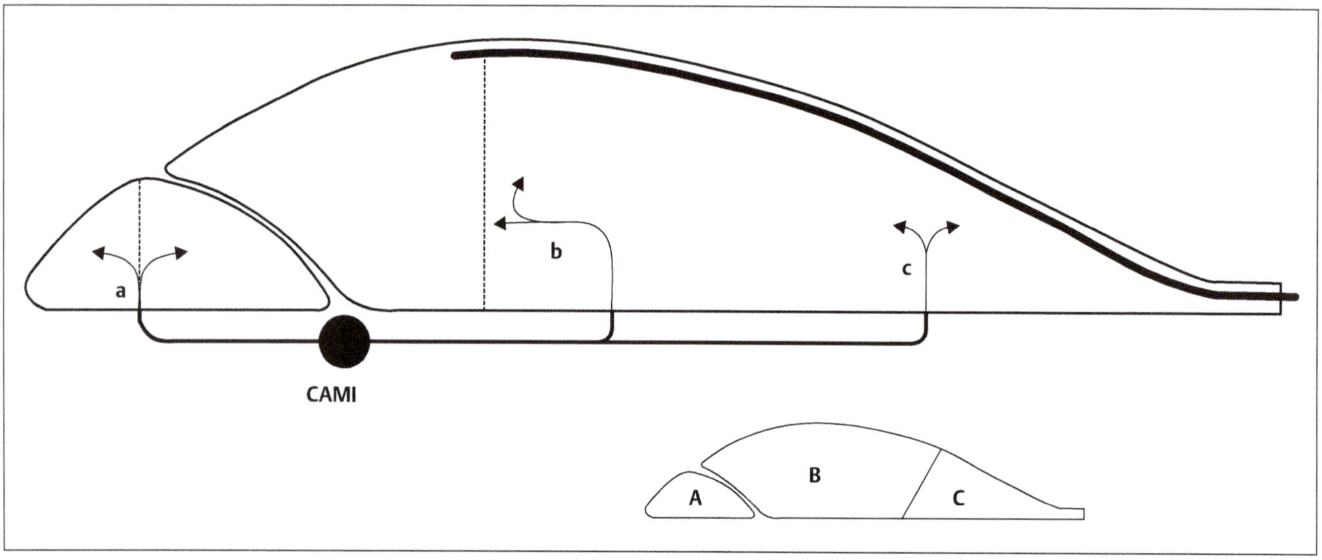

Fig. 11-4. Modelo esquemático mostrando a vasculatura do corpo ciliar. Derivada do círculo arterial maior da íris, dividindo-se em três partes sendo as regiões do corpo ciliar: anterior, média e posterior. (Fonte: Carvalho Jr. *et al.*, 2002.)

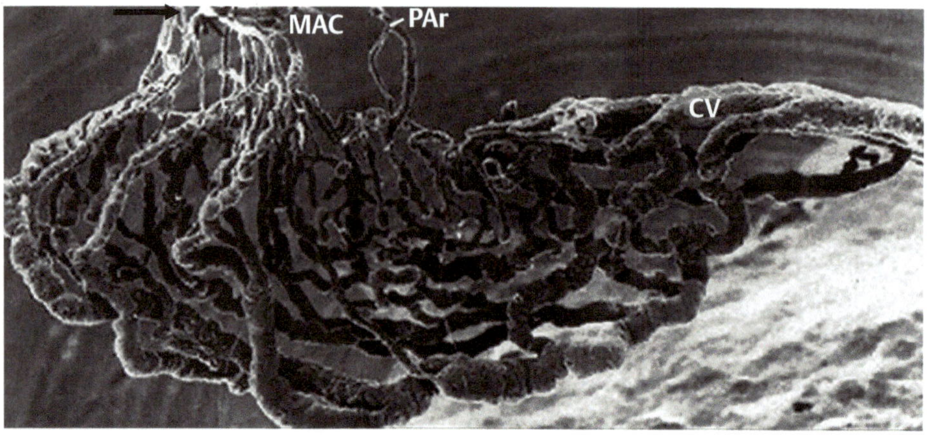

Fig. 11-5. Imagem microscópica mostrando a circulação da região dos processos ciliares, com o círculo arterial da íris como origem vascular e a clara divisão da irrigação sanguínea nas três diferentes partes anatômicas do corpo ciliar.

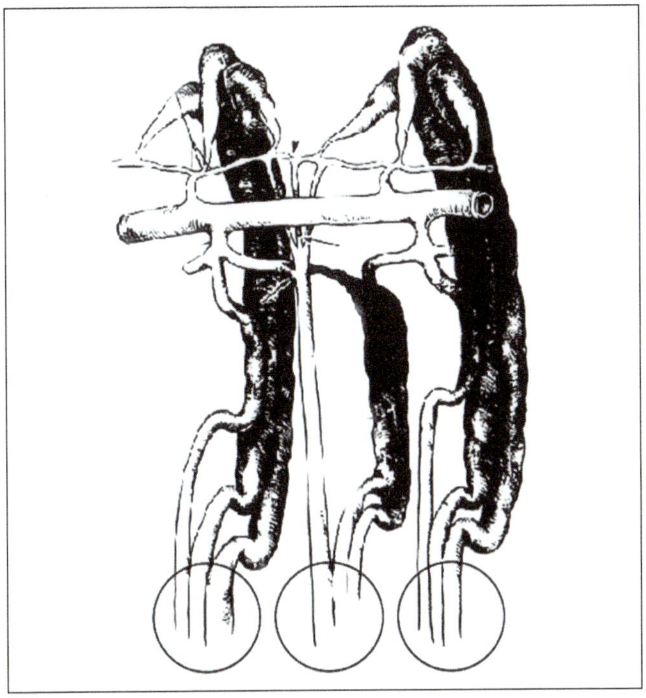

Fig. 11-6. Modelo esquemático mostrando a vasculatura do corpo ciliar em outra perspectiva. Sistema vascular derivado do círculo arterial maior da íris, dividindo-se em três partes às diversas regiões do corpo ciliar: anterior, média e posterior, e confluindo, posteriormente, a *pars plana*.

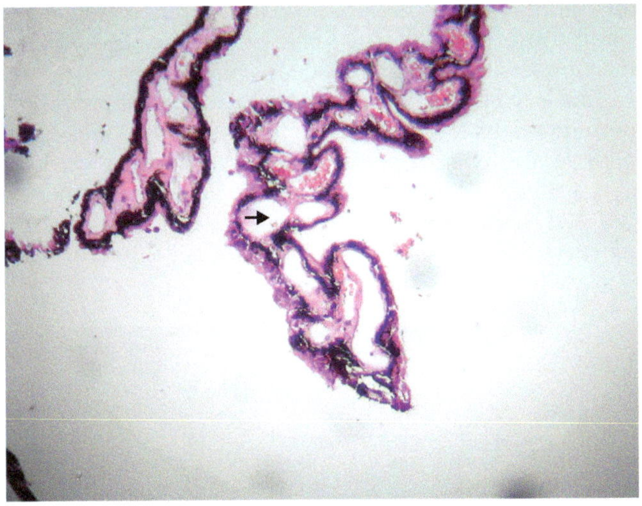

Fig. 11-7. Histopatológico mostrando congestão vascular trombótica derivada do dano tecidual causado pela aplicação da CFE. (Arquivo pessoal do Dr. Durval M. Carvalho Jr.)

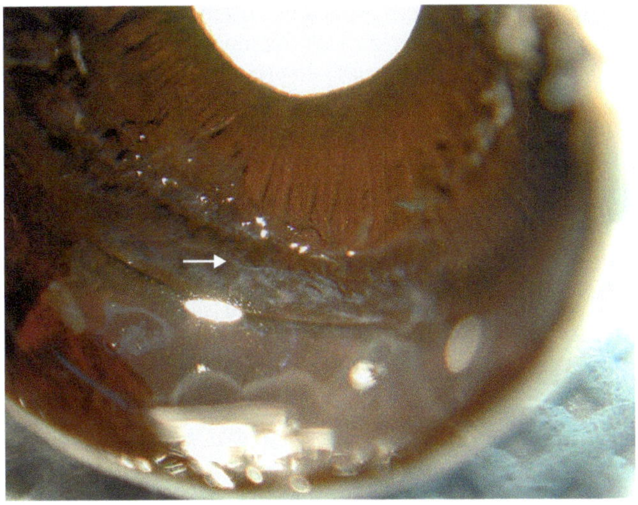

Fig. 11-8. Imagem de macroscopia de corpo ciliar tratado com *laser* na sua totalidade, mostrando atrofia dos processos ciliares, palidez focal e congestão vascular posterior em olhos experimentais. (Arquivo pessoal do Dr. Durval M. Carvalho Jr.)

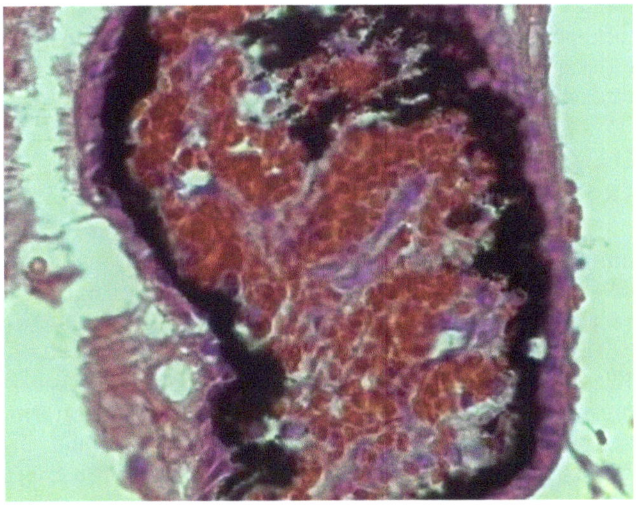

Fig. 11-9. Imagem de achado histopatológico mostrando a congestão intravascular no corpo ciliar, após aplicação da CFE. (Arquivo pessoal do Dr. Durval M. Carvalho Jr.)

Tais achados podem explicar em parte a variação de resultados conforme a extensão a ser tratada.[12] As aplicações feitas na parte da cabeça (anterior) do processo ciliar não atingem todas as arcadas vasculares, justificando-se assim, um efeito menor do que o esperado, sugerindo também, uma hipótese para o fato de que olhos tratados 360 graus não evoluírem para atrofia bulbar. Por outro lado, a aplicação feita apenas na região *pars plana* alcança algum efeito hipotensor, justificando a efetividade em alguns casos de ciclofotocoagulação transescleral, ainda que acertando somente a região *pars plana* além de sugerir também o embasamento teórico para o CFE-Plus.

Na prática, esse achado corrobora a ideia de se tratar a menor extensão de corpo ciliar e obter maior efetividade na redução da pressão intraocular (PIO), minimizando o risco de complicações, como a atrofia bulbar. Para tanto, a aplicação deve ser seletiva e assistida pela endoscopia, levando a maior efetividade em contrapartida à maior agressividade do procedimento.

A redução da PIO em níveis aceitáveis e sua manutenção ao longo do tempo, com menor risco de hipotonia e atrofia bulbar, vem aumentando a confiança na técnica, que parece ser promissora para olhos com bom prognóstico visual, apresentando tempo cirúrgico reduzido, menor processo inflamatório pós-operatório devido a precisão da aplicação do *laser*, especialmente quando associado à cirurgia de facoemulsificação.[15-18]

EFEITO HIPOTENSOR: CFE, DIODO TRANSESCLERAL E MICROPULSADO

O efeito hipotensor das três modalidades é comparável, muito embora de maneira crescente, a ciclofotodestruição de cada método se torna cada vez mais precisa. Em ordem crescente: diodo contínuo transescleral, *laser* micropulsado e CFE. Todos os métodos geram uma redução média da PIO de 15 a 20 mm Hg, em geral, dependendo da pressão intraocular pré-procedimento e das opções usadas no intraoperatório; como energia, tempo de ablação e área tratada. A grande diferença entre elas fica por conta da área tratada, que *a priori*, não é visualizada, a não ser com o CFE e o consequente dano iatrogênico acidental à estruturas que deveriam ser mantidas hígidas. Em geral a retirada dos colírios hipotensores ocorre 3 meses após o procedimento, quando nos procedimentos transesclerais e mais cedo na CFE, gradativamente até atingir a pressão-alvo.[16] Existem, entretanto, trabalhos que relatam diminuição de até 50% da PIO base com uso de cada uma das modalidades acima separadamente, variando o grau de complicações associadas e inflamação.

COMPLICAÇÕES

O índice de complicações é reduzido gradualmente em cada método ciclodestrutivo. De maneira descrescente: diodo transescleral, *laser* micropulsado e a CFE. É comumente observada inflamação do segmento anterior, podendo haver também um simples edema de córnea, assim como complicações mais sérias como a oftalmia simpática (embora nunca tinha sido descrita com CFE) e *phthisis bulbi*.[2-5]

O grau do risco das sequelas diminui conforme a maior precisão do *laser*. A reação adversa ao procedimento mais temida é a perda de visão, seja por um edema macular cistoide, inflamação ou embaçamento dos meios.[17] A CFE tende a gerar picos de pressão precoce e transitório.

PONTOS-CHAVE

O *laser* de diodo transescleral foi o precursor dos outros métodos e deve ser reservado para casos mais terminais, devido a maiores taxas de complicacações.[2] O *laser* micropulsado, melhora e propõe soluções importantes às limitações do diodo contínuo, além disso, promove menos inflamação, maior simplicidade técnica e maior praticidade. Já a CFE tornou-se mais interessante como opção de terapia ciclodestrutiva, uma vez que permite a visualização direta dos processos ciliares, permitindo um tratamento completamente direcionado. Ele pode ser personalizado quanto a energia, tempo e modo de aplicação e ainda pode ser reforçado ao se usar o método CFE-Plus e tem resultados excelentes quando feita no mesmo tempo cirúrgico da facoemulsificação (Fig. 11-10).[15-18]

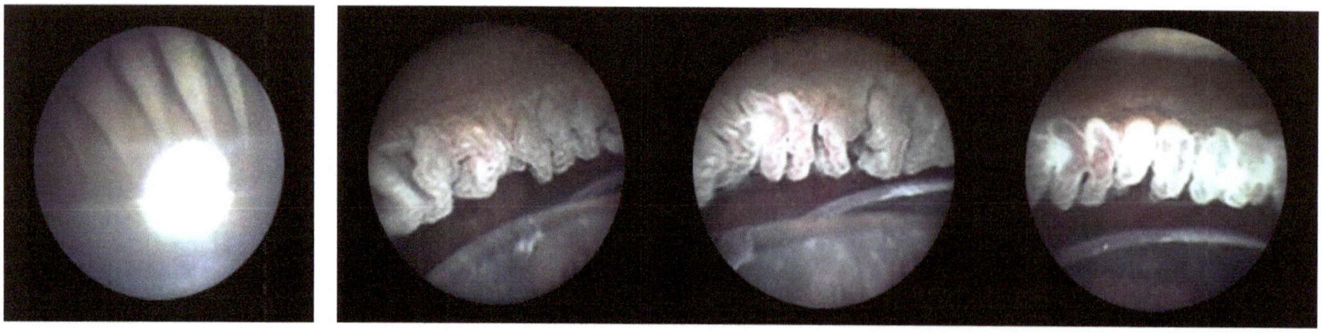

Fig. 11-10. Imagem endoscópica da abordagem aos processos ciliares em sua região posterior, estendendo-se a topografia da *pars plana*, onde seria aplicado o CFE-Plus em olho e processos ciliares humanos após receberem o tratamento com CFE, atrofiado e esbranquicado. (Adaptada do Arquivo pessoal do Dr. Durval M. Carvalho Jr. e de Francis *et al.*, 2014.)

REFERÊNCIAS BIBLIOGRÁFICAS

1. Heine L. Die Cyklodialyse, eine neue glaucomoperation. Deutsche Med Wochenschr, 1905;31:824-25.
2. Brancato R, Giovanni L, Trabucchi G, Pietroni C. Contact Transscleral Cyclophotocoagulation With Nd:YAG LASER in Uncontrolled Glaucoma. Opthalmic Surg.' 1989;20(8):547-51.
3. Gaasterland DE, Pollack IP, Spaeth GL, Coleman DJ, Wilensky JT. Initial experience with a new method of LASER transscleral cyclophotocoagulation for ciliary ablation in severe glaucoma. Trans Am Ophthalmol Soc. 1992;90:225-43.
4. Uram M. Ophthalmic LASER microendoscope ciliary process ablation in the management of neovascular glaucoma. Ophthalmology. 1992;99(12):1823-28.
5. Tan AM, Chockalingam M, Aquino MC, Lim ZI, See JL, Chew PT. Micropulse transscleral diode LASER cyclophotocoagulation in the treatment of refractory glaucoma. Clin Exp Ophthalmol. 2010;38(3):266-72.
6. Garcia GA, Nguyen CV, Yelenskiy A, Akiyama G, McKnight B, Chopra V, et al. Micropulse transscleral diode LASER cyclophotocoagulation in refractory glaucoma: short-term efficacy, safety, and impact of surgical history on outcomes. Ophthalmol Glaucoma. 2019;2(6):402-12.
7. Pastor SA, Singh K, Lee DA, Juzych MS, Lin SC, Netland PA, et al. Cyclophotocoagulation: a report by the American Academy of Ophthalmology. Ophthalmol. 2001;108(11):2130-38.
8. Tekeli O, Köse HC. Outcomes of micropulse transscleral cyclophotocoagulation in primary open-angle glaucoma, pseudoexfoliation glaucoma, and secondary glaucoma. Eur J Ophthalmol. 2021;31(3):1113-21.
9. Al Habash A, AlAhmadi AS. Outcome Of MicroPulse® Transscleral Photocoagulation In Different Types Of Glaucoma. Clin Ophthalmol, 2019;13:2353-60.
10. Sanchez FG, Peirano-Bonomi JC, Grippo TM. Micropulse Transscleral Cyclophotocoagulation: A Hypothesis for the Ideal Parameters. Med Hypothesis Discov Innov Ophthalmol. 2018;7(3):94-100.
11. Ma A, Yu SWY, Wong JKW. Micropulse LASER for the treatment of glaucoma: A literature review. Surv Ophthalmol. 2019;64(4):486-97.
12. Lin SC, Chen MJ, Lin MS, Howes E, Stamper RL. Vascular effects of ciliary tissue from endoscopic versus trans-scleral cyclophotocoagulation. Br J Opthalmol. 2006;90:496–500.
13. Yu JY, Kahook MY, Lathrop KL, Noecker RJ. The effect of probe placement and type of viscoelastic material on endoscopic cyclophotocoagulation LASER energy transmission. Ophthal Surg Las Imag Ret. 2008;39(2):133-36.
14. Kahook MY, Lathrop KL, Noecker RJ. One-site versus two-site endoscopic cyclophotocoagulation. J Glaucoma. 2007;16: 527-30.
15. Berke SJ, Cohen AJ, Sturm RT, Caronia RM, Nelson DB. Endoscopic cyclophotocoagulation (ECP) and phacoemulsification in the treatment of medically controlled primary open-angle glaucoma: poster 32. J Glaucoma. 2000;9(1):129.
16. Siegel MJ, Boling WS, Faridi OS, Gupta CK, Kim C, Boling RC, et al. Combined endoscopic cyclophotocoagulation and phacoemulsification versus phacoemulsification alone in the treatment of mild to moderate glaucoma. Clin Exp Ophthalmol. 2015;43(6):531-39.
17. Uram M. Combined phacoemulsification, endoscopic ciliary process photocoagulation, and intraocular lens implantation in glaucoma management. Ophthalmic Surg. 1995;26(4):346–52.
18. Berke SJ, Cohen AJ, Sturm RT, Nelson DB. Endoscopic cyclophotocoagulation (ECP) and phacoemulsification in the treatment of medically controlled primary open-angle glaucoma. J Glaucoma. 2000;9(1):2000.
19. Carvalho Jr, DM. 2002. Ciclofotocoagulação endoscópica: estudo experimental com aplicação de laser diodo nas diferentes porções do corpo ciliar em olhos de coelhos pigmentados (Doctoral dissertation, Tese de Doutorado).

CAPÍTULO 12

TRATAMENTO DAS OBSTRUÇÕES VENOSAS RETINIANAS PELO *LASER* DE ARGÔNIO

João Alberto Holanda de Freitas

INTRODUÇÃO

A oclusão venosa retiniana é uma condição clínica que pode ser caracterizada como urgência oftalmológica. O seu tratamento medicamentoso. embora tentado insistentemente, é muitas vezes ineficaz. dependendo da sede da lesão, do ramo venoso comprometido e das complicações secundárias advindas. A sintomatologia é variável, porém abrupta e marcante: chama a atenção do paciente pelos fosfenos, moscas volantes ou pela acentuada queda na acuidade visual, dependendo esta do grau de comprometimento macular. A obstrução da veia central da retina ou dos seus ramos temporal superior e temporal inferior, bem como dos ramos maculares, determina perturbações da visão central; ao contrário, esta pode ser preservada no caso de oclusão dos ramos nasais.

As causas desencadeantes são muito discutidas. Assim, são advogadas como possíveis etiologias: viscosidade sanguínea sedimentada. arteriosclerose retiniana, lentidão da corrente circulatória, diabetes, hipertensão arterial, discrasias sanguíneas e glaucoma crônico simples.

A oclusão de ramo, dependendo do território comprometido, induz o paciente a negligenciar o tratamento e a procura da causa determinante.

Já com relação à oclusão da veia central da retina, ocorre situação mais dramática; como regra geral, a perda da visão é súbita, embora alguns pacientes mantenham por algum tempo acuidade visual útil.

O quadro oftalmológico é rico pela extensão das lesões da retina, verdadeiras sufusões hemorrágicas que, juntamente com o edema associado, encobrem a retina, suas artérias e veias. Com frequência. surge edema da papila. A estase venosa é marcante.

LASER EM OFTALMOLOGIA

A obstrução da veia central da retina ocorre, invariavelmente, à altura da lâmina do nervo óptico ou logo atrás dela, local de maior aproximação ou quase-contato direto entre as paredes da veia e da artéria central da retina. Por sua vez, na obstrução de ramo, em geral, a lesão coincide justamente com o cruzamento da artéria sobre a veia.

Medidas heroicas como vasodilatadores potentes, antiadesivos, plaquetários, fibrinolíticos, anticoagulantes e até massagens do globo têm sido tentadas no sentido de remover a oclusão – mas sem sucesso.

Como consequência da estase venosa prolongada, há edema retiniano e hemorragia de retina e vítreo. Nestas condições, pode ocorrer edema macular crônico com perda da acuidade visual central. A *rubeosis irides* e o glaucoma neovascular surgem com relativa frequência, especialmente em se tratando de obstrução da veia central.

Diante de um caso de oclusão venosa, impõe-se detalhada pesquisa clínica na tentativa de identificar-se alguma patologia sistêmica que justifique o acidente vascular; ocorre que muitas vezes, ao final de minuciosa e sistemática avaliação clínica e laboratorial, nada de anormal é encontrado, apresentando o paciente, portanto, perfeita saúde. Mesmo assim, compete ao oftalmologista socorrer, sem perda de tempo, esta grave situação e, apesar de ignorar a causa sistêmica, tratar imediatamente o paciente no sentido de evitar maiores complicações locais e recuperar, se possível, a acuidade visual.

Este capítulo pretende demonstrar a possibilidade do emprego da fotocoagulação pelo *laser* de argônio como terapêutica para prevenir as complicações e reparar as sequelas provocadas pelas oclusões venosas retinianas.

REVISÃO DA LITERATURA

Klein e Olwin (1956)[24] estudaram 53 pacientes portadores de oclusões venosas retinianas e procuraram determinar sua etiopatogenia. De 34 olhos com oclusão da veia central da retina, 18 foram enucleados após glaucoma neovascular, e o exame anatomopatológico revelou como causas da oclusão: a) compressão externa à parede com proliferação endotelial secundária; b) doença primária degenerativa ou inflamatória; e c) trombose de estagnação.

Wise (1957)[39] cita pelo menos quatro mecanismos que explicam as oclusões venosas: a) proliferação venosa endotelial; b) periflebite levando à obstrução; c) trombose de estagnação; e d) pressão exercida pela parede da artéria sobre a veia angustiada dentro da lâmina crivosa. A mácula é a área da retina que necessita de maior quantidade de oxigênio. Em consequência das obstruções ocorre hipóxia e neovascularização retiniana, com agravamento da maculopatia.

Van Loon (1961)[37] estudou 26 pacientes portadores de oclusão venosa, verificou o fato de que eram hipertensos com esclerose periférica e aortosclerose. Em 20 pacientes o nível de colesterol estava elevado, e acreditava-se que o ACTH e os corticoides poderiam beneficiar estes casos.

Vannas (1961)[38] verificou que, numa série de 100 pacientes portadores de oclusão da veia central da retina, 12 pacientes apresentaram glaucoma neovascular. O exame anatomopatológico localizou hemossiderina, especialmente no epitélio ciliar, trabéculo e tecido perivascular, parecendo desempenhar importante papel na etiopatogenia de desintegração de produtos de hemorragia intraocular, o que, em consequência, prejudicaria a drenagem do humor aquoso.

Ballantyne e Michaelson (1962)[3] julgam que a obstrução do ramo temporal superior é mais frequente, porque nesta área o cruzamento arteriovenoso retiniano é mais encontrado. Em 70% dos olhos não mais se observa o cruzamento da artéria temporal superior sobre a veia com o achado anatômico.

Duke-Elder (1967)[12] recomenda cuidados clínicos gerais, especialmente cardiovasculares. As drogas mais empregadas são os anticoagulantes, entre eles os derivados heparínicos ou compostos cumarínicos. Referidas drogas devem ser administradas sob controle do internista, para evitar eventuais complicações. Os medicamentos fibrinolíticos ajudam, de certa forma, a reabsorção do edema e das hemorragias.

Justifica-se o tratamento pela fotocoagulação das oclusões venosas para combater a hipóxia, destruir a neovascularização, impedindo novos derrames e, portanto, o aparecimento da retinopatia proliferativa. Em cinco pacientes foi usado o fotocoagulador de xenônio Zeiss, obtendo-se completa reabsorção do edema macular e evitando-se as hemorragias recidivantes no vítreo.

Behrendt (1972)[4] empregou a fotocoagulação a *laser* de argônio no tratamento do edema macular e da retinopatia proliferativa. Afirma que o *laser* de argônio é capaz de destruir e fechar permanentemente o fluxo de sangue dentro do sistema proliferativo, modificando o distúrbio circulatório em benefício do estado funcional da retina.

Apple *et al.* (1973)[2] estudaram um paciente de melanoma da coroide para o qual estava indicada a enucleação. Fizeram aplicações de *laser* de argônio 24 horas antes da cirurgia, em intensidade variável, sobre a circulação venosa da retina e sobre o nervo óptico. O exame anatomopatológico mostrou que o *laser* pode provocar: necrose do epitélio pigmentar e dispersão de pigmentos, edema dos axônios e necrose das fibras nervosas. Não foram encontradas oclusões ou tromboses arteriolares e de vênulas. Na coriocapilar havia depósito intracapilar de coágulos e destruição dos vasos coróideos superficiais.

Blankenship e Okun (1973)[5] estudaram 113 olhos portadores de oclusão de ramo venoso retiniano. Nenhum evoluiu para oclusão da veia central; 16 tiveram glaucoma crônico de ângulo aberto; edema macular em 101 pacientes e, em 45, hemorragia vítrea. A veia temporal superior estava obstruída em 68 casos, e a temporal inferior, em 35. A fotocoagulação a xenônio foi aplicada em 14 pacientes portadores de edema macular crônico e em 30 olhos com hemorragia vítrea, obtendo-se melhora da acuidade visual, controle da retinopatia e redução dos episódios de hemorragia vítrea.

Campbell e Wise (1973)[7] trataram 20 pacientes portadores de oclusões venosas retinianas. Empregaram, na maioria das vezes, o fotocoagulador de xenônio e o *laser* de rubi: em um caso usaram o *laser* de argônio, e em dois, o *laser* de criptônio. Em 15 casos houve controle da retinopatia com melhora da acuidade visual; quatro casos, no entanto, permaneceram sem agravamento e somente um caso apresentou piora do quadro clínico.

Goldberg e Herbst (1973)[21] aplicaram, em 18 olhos portadores de neovascularização papilar e peripapilar, a fotocoagulação a *laser* de argônio diretamente sobre os neovasos. No final, observaram que somente os vasos mais finos e pouco elevados responderam satisfatoriamente ao tratamento.

Clemett (1974)[8] estudou 65 casos selecionados por retinografia fluoresceínica mostrando vazamento de contraste focal da veia no ponto de obstrução. O extravasamento do contraste foi atribuído à perda focal das paredes profundas da veia. As oclusões venosas ocorriam, justamente, no cruzamento da artéria sobre a veia.

François e Laey (1974)[14] acreditam que as oclusões venosas são devidas a estase, a alterações degenerativas ou inflamatórias das paredes vasculares, a distúrbios hemodinâmicos e a glaucoma crônico simples. Aconselham o tratamento com fibrinolíticos e anticoagulantes, reservando a fotocoagulação para os casos complicados com neovasos e edema macular.

L'Esperance (1975)[27] prefere a fotocoagulação a *laser* de argônio sobre a área hemorrágica e neovascularizada. O autor recomenda fotocoagular diretamente sobre a artéria nutridora desta área, reduzindo o seu calibre com a finalidade de diminuir o fluxo de sangue. Assim, consegue-se a reabsorção da hemorragia e o controle da retinopatia com eliminação do edema macular e melhora da acuidade visual. Na oclusão da veia central da retina aplica-se a panfotocoagulação a *laser* de argônio em três sessões, com intervalo mínimo de uma semana. Inicia-se pelo polo superior, e, nas sessões subsequentes, faz-se fotocoagulação da retina equatorial e periférica. No polo posterior, a intensidade varia de 100 a 500 mW e o tempo de exposição de 0,1 segundo. À medida que se aproxima da periferia aumenta-se o diâmetro da mira até 1.000 μ, a intensidade de 500 a 1.500 mW e o tempo de exposição para 0,2 segundo. Fotocoagula-se a retina comprometida e, em determinados casos, age-se diretamente sobre a parede arteriolar. Justifica-se o procedimento como meio de propiciar constrição da artéria, resultando menor fluxo de sangue na área afetada, favorecendo a reabsorção das hemorragias e do edema, assim como evitando o aparecimento de novas hemorragias.

Cox *et al.* (1975)[10] acreditam que, tecnicamente, o *laser* de argônio é absorvido pela hemoglobina, possibilitando a oclusão de neovasos que estejam fora do plano retiniano, isto é, pré-papilar, flutuando no vítreo. Na prática, porém, observaram complicações como incompleta laqueação vascular, incapacidade de bloqueio daqueles vasos obstruídos por tecido fibroso abundante ou por hemorragias vítreas densas que podem ocorrer simultaneamente à fotocoagulação por xenônio, e a regressão dos neovasos em todos os olhos, sendo que, em dois casos, a regressão foi apenas parcial. A acuidade visual melhorou em um caso e permaneceu a mesma em nove.

Duque Estrada (1975)[13] descreve um caso de perturbação circulatória retiniana por uso de anovulatório oral. O quadro clínico caracteriza-se por grande hemorragia pré-retiniana ocupando grande parte da metade inferior da retina. O tratamento e a regressão completa foram obtidos graças à interrupção da droga e administração de complexo B e vitamina C.

Guitter *et al.* (1975)[19], estudando 51 pacientes portadores de oclusão de ramo tratados pela fotocoagulação, observaram que 84% dos olhos responderam bem ao tratamento, apresentando melhora ou manutenção da acuidade visual, redução do edema macular e diminuição do risco de hemorragia vítrea.

A fotocoagulação direta às áreas de não perfusão capilar, presumivelmente anóxicas, permitiu melhorar a circulação e a oxigenação de outras áreas retinianas vitais reduzindo a hipóxia, que é o estímulo à neovascularização.

Oosterhuis e Sedney (1975)[32] trataram 11 pacientes de oclusão venosa. Empregaram a fotocoagulação a xenônio. A indicação do tratamento reservou-se aos pacientes com mais de 6 meses de evolução e acuidade visual inferior a 0,2. Destes, nove melhoraram e apenas dois pioraram.

Abreu e Toledo (1976)[1] apresentaram um caso de paciente portador de oclusão da veia central da retina e glaucoma agudo. Instituiu-se o tratamento clínico à base de acetazolamida, pilocarpina a 4%, manitol e meperidina. Ao cabo de 4 dias, a pressão intraocular estava controlada. Dois meses depois, manteve-se normalizada a pressão intraocular e o quadro oftalmológico da oclusão havia desaparecido, com normalização da acuidade visual.

Bouchon *et al.* (1976)[6], após tratarem com xenônio um paciente portador de *rubeosis irides*, concluíram que a panfotocoagulação previne o glaucoma neovascular, complicação frequente nas oclusões da veia central da retina.

Goldbaum *et al.* (1976)[20] trataram pela fotocoagulação a xenônio e/ou argônio a retinopatia proliferativa e verificaram, 24 horas depois, isquemia aguda da coroide. A angiografia fluoresceínica evidenciou o achado circulatório da coroide. O campo visual estava retraído.

Grayer (1976),[23] após tratar três casos de oclusão da veia central da retina, empregando o fotocoagulador na retina e o *laser* de argônio na região macular, observou regressão das alterações císticas e melhora da acuidade visual. Não ocorreu glaucoma, *rubeosis irides*, hemorragia ou proliferações intravítreas. Acredita-se que a fotocoagulação melhora anatômica e funcionalmente as obstruções, e a acuidade visual e o campo visual mostraram melhoras; *laser* na mácula é eficaz nas lesões filtrantes maculopapilares, e sua ação sobre os vasos nutridores pode fazer regredir a degeneração cistoide que ameaça a integridade funcional.

Laatikainen e Kohner (1976)[26] acompanharam pela angiografia fluoresceínica 75 pacientes portadores de oclusão da veia central da retina durante os três primeiros meses após o início dos sintomas, procurando avaliar o prognóstico visual. Nos olhos com a arcada perifoveal intacta, é significativamente melhor o prognóstico visual do que naqueles com as arcadas quebradas – portanto, naqueles em que os vasos perimaculares estão dilatados e com vazamentos persistentes, com edema macular cistoide, o prognóstico visual é mais reservado. O vazamento de contraste nos vasos retinianos indica dano das células endoteliais. Os olhos com extensas áreas de alteração capilar sofreram complicações graves como glaucoma trombótico e neovascularização com fibrose pré-retiniana e consequente perda de visão.

Little *et al.* (1976),[28] em 15 olhos portadores de *rubeosis irides*, optaram pela panfotocoagulação, sendo que 12 olhos mostraram completa involução da *rubeosis*. Também olhos com a pressão intraocular elevada foram controlados. Acreditam que a hipóxia da retina produz um metabólito, fator vasoformativo ou vasoproliferativo que causa na íris e no ângulo da câmara anterior neoformação vascular. Por outro lado, produtos tóxicos provenientes da reabsorção de hemorragias induzem a vasoproliferação. O fator rubeogênico vindo das áreas de anoxia leva ao crescimento de neovasos no ângulo e na íris.

May *et al.* (1976)[29] estudaram 20 pacientes portadores de oclusão da veia central da retina; nove foram tratados pela panfotocoagulação de xenônio e 11 permaneceram apenas sob controle clínico. Observaram, ao final, que o grupo tratado não apresentou *rubeosis* e glaucoma neovascular, enquanto no grupo-controle ocorreu glaucoma em dois pacientes.

Papastratigakis e Scouras (1976)[33] observaram em 32 pacientes de oclusões venosas que, na maioria das vezes, o fato ocorre por arteriosclerose retiniana, justificando a maior incidência da oclusão justamente no cruzamento da artéria sobre a veia.

Rubinstein e Jones (1976)[34] estudaram 143 pacientes portadores de oclusões venosas com seguimento de 10 anos. Destes, 93 foram reexaminados durante um maior período de tempo, enquanto 50 faleceram; em 29, a *causa mortis* foi determinada: 12 pacientes com infarto do miocárdio, oito com acidente vascular cerebral, dois casos de arteriosclerose generalizada e sete faleceram por nefropatias. Dos 143 pacientes, 75 (53,5%) pertenciam ao sexo masculino e 68 (47,5%) ao sexo feminino. O olho mais afetado foi o esquerdo, 84 vezes, e o direito, 73 vezes, sendo que a ocorrência bilateral foi em 14 pacientes. Entre as sequelas, decorridos 10 anos, observaram: atrofia do nervo óptico, 37 vezes, neovasos no disco, 31 vezes, neovasos na retina, 21 vezes; hemorragia na retina, oito vezes; degeneração macular, 33 vezes; e retinopatia circinata, duas vezes; hemorragia vítrea, 11 olhos; descolamento da retina, 1 caso; glaucoma, 18 olhos. Houve involução do quadro vascular em oito casos, e a fundoscopia era normal em onze.

Shilling e Kohner (1976),[35] fazendo uma análise dos achados angiofluoresceinográficos em 68 olhos de pacientes com oclusão de ramos venosos, encontram oito olhos com oclusão hemisférica, 37 com oclusão da veia temporal superior ou inferior e 23 com oclusão de ramo macular. O exame mostrava 34 olhos com dilatação capilar sem neovasos retinianos, 34 olhos apresentavam oclusão capilar (áreas de não perfusão) e viam-se ainda neovasos retinianos em 21 (62%). Dois terços dos que tinham neovasos na retina apresentaram algum episódio de hemorragia vítrea, embora sem comprometer a acuidade visual. Trinta e um dos 67 pacientes tinham pressão arterial diastólica acima de 10 mmHg.

Laatikainen *et al.* (1977)[25] repetiram a observação de May (1976)[29] numa série de 48 olhos com oclusão da veia central da retina; 24 foram tratados pela panfotocoagulação com xenônio e 24 olhos permaneceram sem tratamento, mas sob controle. Nenhum paciente do grupo tratado desenvolveu glaucoma neovascular. No grupo não tratado, cinco tiveram neovasos na íris, sendo que em dois diagnosticou-se glaucoma neovascular, e três permaneceram, apesar da *rubeosis*, com a pressão intraocular normal.

Coscas e Dhermy (1978)[9] caracterizam a síndrome de oclusão venosa retiniana pela tríade: dilatação venosa, edema papiloretiniano, hemorragias retinianas. Com relação à veia central, erguem-se quatro formas:

1. *Capilaropatia edematosa*: forma mais frequente, caracterizada por acuidade visual relativamente conservada; angiorretinografia demonstra veias bem dilatadas, edema

da papila, hemorragia, edema da retina e maculopatia cistoide prognóstico bom.

2. *Capilaropatia isquêmica*: forma mais grave, apresenta acuidade visual baixa, angiorretinografia demonstrando áreas de não perfusão capilar, neovascularização presente, levando a recidivas hemorragias no vítreo e maculopatia isquêmica. Com frequência, ocorre glaucoma neovascular devido à *rubeosis irides*.
3. *Capilaropatia acuidade visual reduzida*: a angiorretinografia mostra não perfusão capilar associada a área de capilares dilatados e edema retiniano, hemorragias e exsudatos. Posteriormente, ocorre edema macular cistoide, neovascularização pré-papilar e pré-retina.
4. *Formas regressivas dos jovens*: na dilatação capilar, veias de grossos troncos venosos com difusão parietal moderada. As artérias são normais, há hemorragias, edema da retina, edema da papila e hemorragia pré-papilar, sem, contudo, afetar a acuidade visual. Pode regredir espontaneamente, e com frequência pode estar associada a um quadro inflamatório (papiloflebite).

Na oclusão venosa de ramo destacam-se três formas:

A) Edematosa também chamada capilaropatia edematosa, caracteriza-se pela presença de hemorragias na superfície da retina, exsudatos e edema marcado da retina, leito capilar dilatado na região comprometida, edema macular difuso e cistoide, porém com artérias normais
B) Isquemia ou capilaropatia isquêmica.
Há hemorragias na retina, exsudatos, não perfusão capilar, neovascularização e maculopatia, e as artérias estão alteradas.
C) Mista (isquêmica e edematosa) – pode ocorrer no mesmo território vascular a dilatação venosa e do capilar (edematosa) e, mais perifericamente, áreas de isquemia. Advoga-se o tratamento clínico com anticoagulantes (heparina) quando se trata da forma edematosa, mista ou regressiva do jovem. A fotocoagulação fica reservada para a forma isquêmica, com a finalidade de destruir e prevenir os neovasos e diminuir o edema macular crônico. Intervêm no mínimo 6 meses após instalado o quadro oclusivo, ou quando a acuidade visual é inferior a 0,5.

Freitas *et al.* (1979),[15] analisando 18 pacientes portadores de oclusão da veia central da retina tratados pela fotocoagulação a *laser* de argônio, acreditam que se trata de método adequado, pois, além de promover a reabsorção das hemorragias retinianas e o edema, combate a neovascularização da retina e do segmento anterior. Sugerem sua utilização para evitar o glaucoma neovascular secundário à oclusão da veia central da retina. Nos casos que apresentavam *rubeosis irides*, observaram redução da neovascularização iriana.

Gonzales Bouchon *et al.* (1978)[22] estudaram quatro pacientes portadores de *rubeosis irides* e do trabéculo, secundários à oclusão da veia central da retina. Trataram tais pacientes pela fotocoagulação com xenônio e obtiveram o controle da pressão intraocular em dois deles. Acreditam, portanto, que a panfotocoagulação em todos os casos de oclusão da veia central da retina impediria o desenvolvimento do glaucoma neovascular.

Menezo e Marin (1978)[31] estudaram 52 casos, sendo 14 de oclusão da veia central da retina e 38 de oclusão de ramo venoso. Empregaram o tratamento pela fotocoagulação com xenônio e concluíram:

A) Houve rápida absorção das hemorragias.
B) Diminuição da estase venosa, do edema retiniano e macular.
C) A forma edematosa apresentou melhor prognóstico que a isquêmica, a qual foi proporcional ao grau de alteração perifoveal.

Fuhi (1978),[18] estudando 112 pacientes com trombose retiniana, procurou correlacionar o comprometimento circulatório com a acuidade visual e concluiu que a circulação venosa da área macular e perimacular assume grande importância na acuidade visual.

Freitas *et al.* (1979) em 27 olhos portadores de oclusão da veia central da retina, tratados pela fotocoagulação a *laser* de argônio, concluíram elegendo-a como meio ideal para combater as hemorragias e o edema retiniano, inclusive macular.[15] Em 66,7% dos casos houve controle da retinopatia e melhora na acuidade visual.

Freitas *et al.* (1979) estudando 29 casos de oclusão de ramo venoso, tratados pela fotocoagulação a *laser* de argônio, observaram que a retina se mostrou livre de hemorragias e neovascularização em todos os casos.[16] A acuidade visual melhorou em 15 olhos, permaneceu a mesma em 14, e piorou em apenas dois olhos. A fotocoagulação, portanto, mostrou-se eficiente no controle das complicações das oclusões venosas de ramo. Acreditam que o tratamento clínico medicamentoso e expectante venha propiciar edema macular crônico severo, levando ao deslocamento seroso do neuroepitélio central, muitas vezes irreversível, com dano macular funcional permanente.

May *et al.* (1979)[30] observaram 34 olhos com oclusão da veia central da retina, tendo sido 15 olhos tratados pela panfotocoagulação com xenônio e 19 outros permanecido como controle. Após 29 meses de observação, constataram que não houve melhora na acuidade visual de ambos os grupos, não houve diferença quanto à presença de neovascularização da retina nos dois grupos, porém nenhum paciente do grupo tratado desenvolveu glaucoma neovascular ou *rubeosis irides*, enquanto os do grupo não tratado desenvolveram esta complicação. Acreditam, portanto, que a panfotocoagulação evita o aparecimento das referidas complicações.

Sinclair e Gagoudas (1979),[36] no estudo sobre 57 pacientes de oclusão da veia central da retina, relataram a incidência de *rubeosis irides* em 21% deles, ou seja, em 12 olhos. Nestes casos, a angiorretinografia mostrou severo grau de isquemia retiniana.

Demeler (1980)[11] discute o tratamento das oclusões venosas de ramo e da veia central da retina. Aborda a conveniência do tratamento clínico (anticoagulante e antiadesivo plaquetário) e o tratamento com fotocoagulação. Para os casos de oclusão da veia central, concluiu-se que a fotocoagulação evita o aparecimento das complicações, neovasos, hemorragia vítrea, *rubeosis irides* e glaucoma secundário. A indicação de laserterapia é baseada nos achados angiofluoresceinográficos.

METODOLOGIA

Todos os pacientes portadores de oclusões venosas são submetidos à seguinte rotina de exame:

A) História clínica.
B) Acuidade visual.
C) Refração.
D) Aplanotometria.
E) Oftalmoscopia binocular indireta.
F) Mapeamento da retina.
G) Oftalmoscopia monocular direta.
H) Biomicroscopia.
I) Retinografia colorida.
J) Angiorretinofluoresceinografia.

O exame assim sistematizado tem a finalidade de melhor estudar as condições anatômicas e funcionais da retina. A partir daí, indica-se o tratamento mais adequado para o caso. Além da rotina oftalmológica propriamente dita, os pacientes são submetidos a exame clínico geral, no qual o funcionamento cardiovascular e o endócrino são exaustivamente avaliados.

Na presença de oclusão venosa de ramo ou da veia central da retina, inicia-se de pronto o tratamento clínico com fibrinolíticos e desagregador plaquetário.

Dependendo do grau de comprometimento macular e do risco à integridade funcional da mácula, inicia-se imediatamente a fotocoagulação a *laser* de argônio.

A angiorretinofluoresceinografia é fundamental na avaliação da gravidade do problema, localização das lesões e a técnica a ser empregada em cada caso.

Em todos os casos foi utilizada a unidade de *laser* de argônio de fabricação Coherent Radiation, modelo 800, acoplado à lâmpada de fenda American Optical. Para possibilitar a fotocoagulação do fundo de olho usa-se a lente de contato de três espelhos de Goldman ou a lente de polo posterior de Bussaca.

Usou-se anestesia tópica à base de proparacaína e a pupila dilatada pela associação de tropicamida a 1% e fenilefrina a 10%.

Tratando-se de oclusão de ramo venoso, a aplicação foi feita diretamente sobre as áreas de hemorragias; sobre as neovascularizações, deve ser baixa para evitar superdosagem, pois o sangue absorve muita energia. Começa-se com a intensidade de 300 mW, tamanho da mira de 200 μ e tempo de exposição de 0,2 segundo. A partir desses parâmetros, é possível selecionar a melhor combinação para determinado caso. As aplicações são feitas ao longo da veia obstruída e do trajeto da artéria nutridora da referida área, na tentativa de reduzir o fluxo sanguíneo nesse território (Fig. 12-1).

Portanto, numa oclusão da veia central da retina emprega-se a panfotocoagulação, iniciando-se pela periferia e obedecendo-se aos seguintes parâmetros: intensidade de 1 a 1,5 W, tamanho da mira de 500 a 1.000 μ, tempo de exposição de 0,2 segundo. Na sessão seguinte, caminha-se para o polo posterior, sendo reduzidos os parâmetros: intensidade entre 500 mW a 1 W, tamanho da mira de 200 a 500 μ e exposição de 0,2 segundo. Num total de duas ou três sessões, com intervalo de 15 dias para completar o procedimento (Fig. 12-2).

Tanto na oclusão de ramo como na da veia central da retina, o objetivo da fotocoagulação é remover as hemorragias e o edema retiniano e combater a neovascularização, conforme será discutido mais adiante.

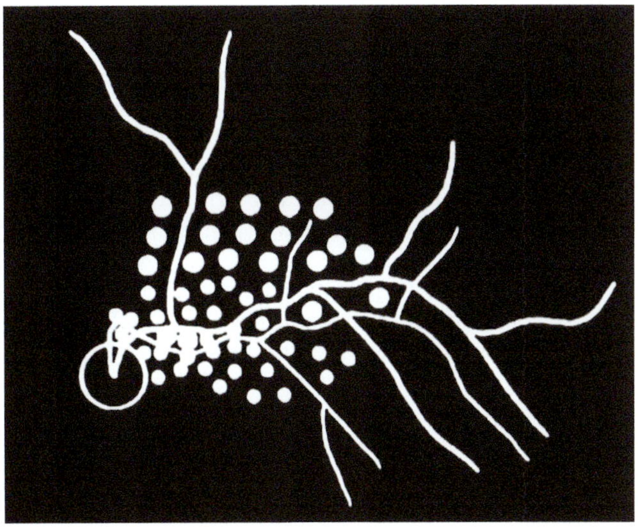

Fig. 12-1. Técnica de fotocoagulação da oclusão de ramo.

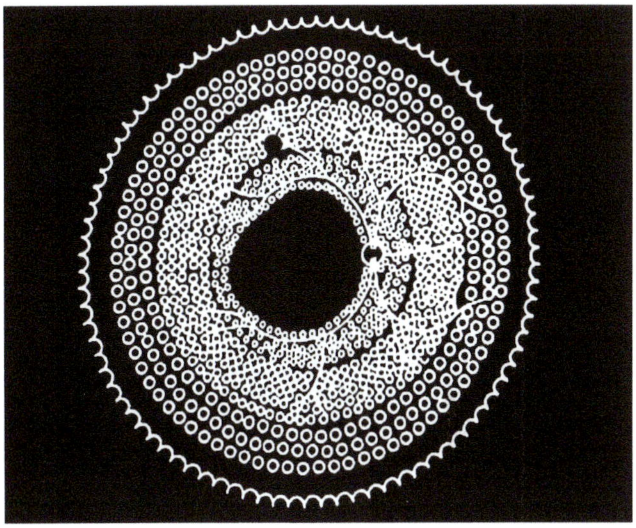

Fig. 12-2. Técnica de tratamento de fotocoagulação da veia central da retina.

No decorrer do tratamento pela fotocoagulação, recomenda-se o uso de colírio à base de tropicamida a 1% e colírio de cloranfenicol e, por via sistêmica, são administrados fibrinolíticos e inibidores da agregação plaquetária.

O primeiro controle é realizado após 30 dias, e o segundo, após 2 meses, quando deverá ser repetido o estudo angiofluoresceinográfico.

Paralelamente ao seguimento oftalmológico, insiste-se com o paciente para que tenha um melhor controle junto ao seu clínico geral.

RESULTADOS

Na tentativa de tornar este estudo mais didático, procurou-se correlacionar os resultados, tendo em vista o olho afetado, o sexo mais comprometido, a faixa etária de maior incidência, o estado clínico do paciente, a acuidade visual, tonometria de aplanação, número de aplicações com *laser*, ramo venoso retiniano comprometido e estado final retiniano.

No Quadro 12-1 observa-se que, do total de 154 pacientes estudados com diversas formas de oclusões venosas retinianas, não houve diferença significativa entre o comprometimento do olho direito sobre o esquerdo, embora tenha ocorrido maior número de vezes no primeiro (49%), contra 47% do segundo. Já a sexta década foi a mais afetada, com um total de 43 pacientes.

Com referência ao sexo mais atingido, relacionando-se com a faixa etária correspondente (Quadro 12-2), verificou-se maior preferência pelo sexo masculino (57%) do que pelo feminino (43%). Dos pacientes afetados, 88% estavam entre a faixa etária de 40 a 79 anos.

Analisando-se separadamente o tipo de oclusão venosa, observou-se que ela ocorreu com mais frequência na veia central da retina (67 vezes), seguindo-se o ramo temporal superior (61 vezes), temporal inferior (31 vezes), nasal inferior (seis vezes) e nasal superior (três vezes). Portanto, houve maior incidência de oclusão da veia central (37%) e de ramo temporal superior (35%). Concluiu-se que as oclusões nasais são mais raras (Quadro 12-3).

Quadro 12-1. Oclusão Venosa – Localização por Faixa Etária

Faixa etária	Olho		
	Dir.	Esq.	Amb.
20-29	1	1	0
30-39	2	9	1
40-49	13	10	1
50-59	28	13	2
60-69	17	24	2
70-79	13	13	0
80-89	1	3	0
Total	**75**	**73**	**6**
%	**49**	**47**	**4**

Quadro 12-2. Oclusão Venosa – Localização por Sexo

Faixa etária	Sexo			
	Masc.	Fem.	Tot.	
20-29	0	2	2	
30-39	8	4	12	9
40-49	20	4	24	
50-59	18	25	43	
60-69	24	19	43	88
70-79	16	10	26	
80-89	2	2	4	3
Total	**88**	**66**	**154**	
%	**57**	**43**	**100**	

Nos quadros que se seguem, procurou-se correlacionar o resultado final tendo em vista o número de aplicações necessárias, acuidade visual, tonometria de aplanação, dados fornecidos pela retinografia e angiorretinografia fluoresceínica, doenças sistêmicas associadas e o início do tratamento.

No Quadro 12-4, destinado a analisar os resultados nos casos da oclusão de ramo temporal superior, observou-se:

A) *Número de aplicações:* em 82% dos casos, foi necessária uma única aplicação.
B) *Acuidade visual:* em 87% dos casos, houve estabilidade da acuidade visual ou melhora da visão final.

Quadro 12-3. Oclusão Venosa – Ocorrência por Tipo de Veia

Faixa etária	Tipo de veia				
	TS	TI	NS	NI	CT
20-29	0	1	0	0	1
30-39	5	3	1	1	5
40-49	10	8	2	2	7
50-59	19	8	1	1	18
60-69	17	8	3	1	20
70-79	8	3	0	1	14
80-89	2	0	0	0	2
Total	**61**	**31**	**3**	**6**	**67**
%	**35**	**18**	**4**	**4**	**39**

Quadro 12-4. Oclusão Venosa – Tratamento/Resultado com *Laser* de Argônio – Temporal Superior

	Avaliação	Nº	%
Aplicação do *laser* de argônio	1 vez	50	82
	2 vezes	11	18
	3 e 4 vezes	0	0
Acuidade visual	Melhor	36	59
	Igual	17	28
	Pior	8	13
Aplanação	Mantém	51	82
	Varia	10	18
Retinografia	Ótimo bloqueio	18	30
	Bom bloqueio	10	17
	Retina limpa	11	18
	Rubeosis	0	0
	Outros e se/cont.	22	35
Doenças associadas	Normal	26	43
	Hipertensão	29	48
	Diabetes	3	4
	Outros	3	5
Início do tratamento Após	2 semanas	7	12
	4 semanas	16	26
	8 semanas	7	12
	16 semanas	7	12
	32 semanas	8	13
	Sem controle	16	25

C) *Tonometria de aplanação:* praticamente não houve alteração no tônus ocular.

D) *Retinografia:*
- Ótimo bloqueio: quando desapareceram não só as hemorragias, como também o edema e os neovasos retinianos.
- Bom bloqueio: quando ainda resta edema residual da retina.
- Retina limpa: o fundo de olho estava livre de hemorragias, edema e neovasos, mas havia lesão macular com prejuízo funcional apreciável; *rubeosis*: neovasos na íris, outros e sem controle: refere-se a pacientes que retornaram uma vez apenas, 1 mês depois, e não compareceram para controle (de um modo geral, com relação aos dados fornecidos pela retinografia, 65% dos casos apresentaram melhora anatômica das lesões retinianas ocasionadas pela oclusão de ramo venoso).

E) *Dados associados:* quase metade era hipertensa (48%) e 43% não apresentavam qualquer doença sistêmica associada.

F) *Início do tratamento:* apenas 12% tiveram seu tratamento com *laser* iniciado após 2 semanas: 50% aguardaram de 1 a 4 meses para fazê-lo, e 25% dos pacientes não sabiam precisar o início dos sintomas e a realização da consulta.

No Quadro 12-5 são analisados os resultados do tratamento sobre a oclusão de ramo da veia temporal inferior:

A) *Número de aplicações:* como na oclusão de ramo superior, em geral uma única aplicação foi suficiente (77%).

B) *Acuidade visual:* foi sensivelmente melhorada em 71% dos casos.

C) *Tonometria de aplanação:* praticamente não houve variação.

D) *Retinografia:* em 71% dos casos houve melhora anatômica com evidente melhora do aspecto do fundo de olho.

E) *Doenças associadas:* hipertensão arterial contribuiu com 52% dos casos, embora 39% fossem clinicamente normais.

F) *Início do tratamento:* foi variável, sendo que a grande maioria iniciou o tratamento 2 meses após o aparecimento dos sintomas.

O Quadro 12-6 destina-se à análise do tratamento nos casos de oclusão da veia central da retina:

A) *Número de aplicações:* por tratar-se de casos mais complicados, foram necessárias duas ou mais aplicações em 64% dos casos.

B) *Acuidade visual:* melhorou ou permaneceu sem alteração em 84% dos casos.

C) *Tonometria de aplanação:* manteve-se inalterada em 58% dos casos.

D) *Retinografia:* mostrou que houve sensível melhora no aspecto do fundo de olho em 53% dos casos e 12% dos casos apresentou *rubeosis irides*.

E) *Doenças associadas:* o maior percentual foi de pacientes clinicamente normais (45%), embora os hipertensos estivessem em número significativo (33%), seguindo-se de diabéticos, com 16% dos casos.

F) *Início do tratamento:* um percentual maior (35%) iniciou o tratamento com menos de 1 mês do aparecimento dos primeiros sintomas.

O Quadro 12-7 representa uma análise conjunta do resultado final, incluindo todos os tipos de oclusões venosas retinianas.

Quadro 12-5. Oclusão venosa – Tratamento/Resultado com *Laser* de Argônio – Temporal Inferior

	Avaliação	Nº	%
Aplicação do *laser* de argônio	1 vez	24	77
	2 vezes	7	23
	3 vezes	0	0
Acuidade visual	Melhor	22	71
	Igual	5	16
	Pior	4	13
Aplanação	Mantém	26	84
	Varia	5	16
Retinografia	Ótimo bloqueio	11	35
	Bom bloqueio	4	13
	Retina limpa	7	23
	Rubeosis	0	0
	Outros e se/cont.	9	29
Doenças associadas	Normal	12	39
	Hipertensão	16	52
	Diabetes	1	3
	Outros	2	6
Início do tratamento Após	2 semanas	2	6
	4 semanas	6	19
	8 semanas	1	3
	16 semanas	5	16
	32 semanas	6	19
	Sem controle	11	37

Quadro 12-6. Oclusão Venosa - Tratamento/Resultado com *Laser* de Argônio – Central

	Avaliação	Nº	%
Aplicação do *laser* de argônio	1 vez	24	36
	2 vezes	32	48
	3 vezes	11	16
Acuidade visual	Melhor	32	48
	Igual	24	36
	Pior	11	16
Aplanação	Mantém	39	58
	Varia	28	42
Retinografia	Ótimo bloqueio	13	19
	Bom bloqueio	11	22
	Retina limpa	8	12
	Rubeosis	8	12
	Outros e se/cont.	27	35
Doenças associadas	Normal	30	45
	Hipertensão	22	33
	Diabetes	11	16
	Outros	4	6
Início do tratamento Após	2 semanas	13	19
	4 semanas	00	15
	8 semanas	11	16
	16 semanas	2	4
	32 semanas	11	16
	Sem controle	20	30

Quadro 12-7. Oclusão Venosa – Tratamento/Resultado com *Laser* de Argônio – Resultado Total

	Avaliação	Nº	%
Aplicação do *laser* de argônio	1 vez	107	62
	2 vezes	55	32
	3 vezes	11	6
Acuidade visual	Melhor	99	57
	Igual	48	28
	Pior	26	15
Aplanação	Mantém	125	72
	Varia	48	28
Retinografia	Ótimo bloqueio	48	28
	Bom bloqueio	27	17
	Retina limpa	27	16
	Rubeosis	8	5
	Outros e se/cont.	63	34
Doenças associadas	Normal	72	42
	Hipertensão	76	44
	Diabetes	15	9
	Outros	10	5
Início do tratamento Após	2 semanas	23	13
	4 semanas	35	20
	8 semanas	19	11
	16 semanas	18	10
	32 semanas	28	16
	Sem controle	50	30

Assim, pode-se observar que a acuidade visual final foi significativamente beneficiada, pois 57% dos casos tiveram melhorada a sua visão. Igualmente, houve controle no aspecto dos achados de fundo de olho, pois 61% deles melhoraram o estado anatômico com controle da retinopatia.

No cômputo geral, houve maior incidência das oclusões venosas entre os pacientes hipertensos (44%), seguidos dos clinicamente normais, em 42%. Logo a seguir veio o grupo de diabéticos.com 9%, e outras patologias (arteriosclerose, hemopatias etc.), com 5% dos casos. Com relação ao início do tratamento, analisando-se todas as variedades de oclusões venosas, a grande maioria (67%) recebeu aplicações de *laser* de argônio mais de 2 meses após terem-se manifestado os primeiros sintomas.

DISCUSSÃO

A maior incidência (57%) no sexo masculino, contra 43% do sexo feminino, coincide com o achado de Vannas (1961),[38] que constatou, respectivamente, 54% e 46%. É provável que esta maior preferência pelos homens se justifique por serem eles habitualmente mais suscetíveis a perturbações cardiovasculares.

Já na faixa etária da quinta década é que se iniciam os processos de hipertensão e diabetes, favorecendo, portanto, a instalação de toda uma variedade de perturbações circulatórias.

A oclusão da veia central da retina e de ramo temporal superior contribuiu com 74% da totalidade da amostra estudada. Ballantyne e Michaelson (1962)[3] acreditam que a grande frequência de oclusão de ramo superior deve-se ao fato de o cruzamento arteriovenoso ser mais encontrado nesta área, apesar de, no grupo estudado, a oclusão da veia central da retina ter-se verificado com maior incidência, na ordem de 39% dos casos. É provável que isto se deva ao fato já conhecido de que a artéria e a veia central da retina têm, intimamente em contato, as suas paredes pressionadas, uma contra a outra, na emergência da cabeça do nervo óptico dentro da lâmina cribiforme.

As oclusões de ramos venosos nasais de retina não necessitam de tratamento, pois, além de se localizarem longe da mácula, raramente apresentam neovasos retinianos. A angiografia fluoresceínica é que vai decidir a conveniência, ou não, do tratamento pela fotocoagulação.

Frente à oclusão de ramo ou de veia central da retina, impõe-se completa semiologia, envolvendo especialmente biomicroscopia e angiografia fluoresceínica, no sentido de classificar o tipo de oclusão, se edematosa, isquêmica ou mista. Na oclusão do tipo edematosa, quer de ramo ou de veia central, a conduta mais prudente é a expectante: administrar fibrinolíticos, antiadesivos plaquetários e aguardar a involução natural do processo. Entretanto, desde que haja comprometimento macular sério pela deposição de coágulos e edema desta área, pondo em risco a integridade funcional da mesma, deve-se complementar o tratamento com fotocoagulação, no sentido de promover mais prontamente a reabsorção destas hemorragias e do edema macular. Recomenda-se muito cuidado na interpretação da angiografia fluoresceínica, no sentido de identificar as colaterais e as neovascularizações, pois a fotocoagulação aplicada erroneamente sobre as primeiras só irá agravar e complicar o caso. Raramente as oclusões de ramos maculares levam a neovascularizações e, em geral, a evolução clínica é favorável. Entretanto, mesmo no caso em questão, pelo comprometimento macular e havendo séria ameaça funcional, é possível que a fotocoagulação a *laser* de argônio venha a favorecer a reabsorção mais rápida das hemorragias.

Tratando-se de oclusão do tipo isquêmica, com áreas de não perfusão capilar e neovascularização retiniana, impõe-se a fotocoagulação no sentido de bloquear e destruir estes transtornos circulatórios.

Shilling e Kohner (1976),[35] em 34 casos com oclusão do tipo isquêmica, observaram que 2/3 apresentaram mais tarde alguma forma de hemorragia vítrea. O ideal seria mesmo fotocoagular logo no início as áreas de não perfusão capilar, evitando-se assim a formação de neovasos retinianos.

Os mesmos critérios aplicam-se com relação à oclusão da veia central da retina tipo edematosa (Fig. 12-3), isquêmica ou mista. Aqui surge um outro fato: a presença de neovasos irianos e o consequente glaucoma neovascular que ocorre em 20% dos casos de oclusão da veia central da retina (OVCR). Atualmente temos melhores resultados quando associamos a injeção intraocular de antiangiogênico a laserterapia. A fisiopatologia é esquematizada abaixo portanto, a fotocoagulação seria mais vantajosa atuando, profilaticamente, sobre as áreas de hipóxia, inibindo a neovascularização retiniana de trabeculado e iriana.

A técnica empregada é a panfotocoagulação, em três sessões com intervalos, em média, de 15 dias. Uma vez instalada a *rubeosis irides*, é possível fazê-la regredir e, portanto, controlar a pressão intraocular.

Little *et al.* (1976),[28] em 15 olhos com *rubeosis irides* tratados por panfotocoagulação, combatendo a hipóxia retiniana,

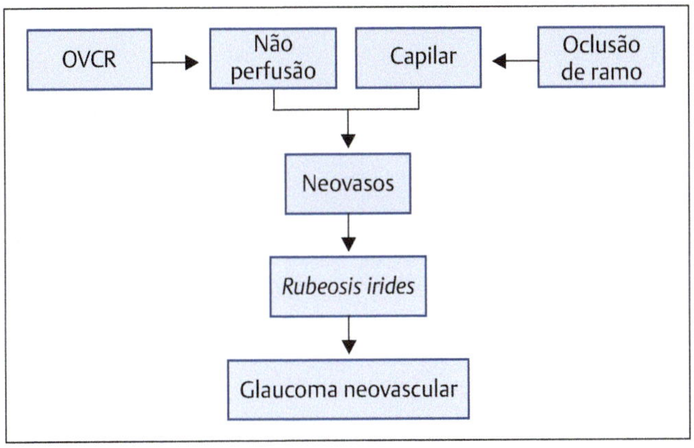

Fig. 12-3. Fluxograma do glaucoma neovascular.

que é responsável pela elaboração de metabólito vasoativo causador de neovasos na íris e trabéculo, destruiriam este fator rubeogênico e, portanto, inibiriam a neovascularização.

Nenhum paciente portador de oclusão de ramo desenvolveu *rubeosis irides*.

Com relação aos 67 casos estudados de oclusão da veia central da retina, 12% deles apresentaram *rubeosis irides*. É importante fazer a panfotocoagulação antes que o glaucoma neovascular se manifeste com pressão intraocular muito elevada e consequente edema de córnea, prejudicando severamente a visualização do fundo de olho e tornando impossível a prática da fotocoagulação. É preciso, pois, agir preventivamente, de preferência antes de instalada a *rubeosis*, pois as chances de se evitar o glaucoma serão maiores. Dependendo do nível da pressão ocular, é preciso, nos intervalos das fotocoagulações, administrar, além dos fibrinolíticos e desagregadores plaquetários, acetazolamida e betabloqueadores.

Piccoli PM, o comportamento da pressão intraocular foi interessante : verificou-se que 42% dos olhos portadores de oclusão da veia central apresentaram oscilações para mais ou para menos, isto é, pacientes iniciaram o tratamento com a pressão intraocular elevada e, ao cabo do tratamento, a mesma mostrou-se controlada.[17] No entanto, em outros, apesar do tratamento bem conduzido, a pressão intraocular elevou-se. Deve-se observar que 42% dos pacientes eram absolutamente normais sob o ponto de vista clínico geral, sugerindo que a causa da obstrução fosse puramente mecânica, de compressão entre a artéria e a veia central da retina. Por outro lado, notou-se que 53% eram hipertensos ou diabéticos.

O número de sessões de fotocoagulação empregado foi avaliado de acordo com a persistência de lesões retinianas da íris.

Sob o ponto de vista funcional, concluiu-se que teria sido mais conveniente fotocoagular o mais breve possível, e assim se teriam obtido melhores resultados, tanto funcionais como anatômicos.

Insistimos em afirmar que é importante a avaliação clínica de todo paciente com obstrução venosa, para detecção da provável etiologia sistêmica responsável pela instalação do processo retiniano.

CONCLUSÕES (QUADRO 12-8)

Quadro 12-8. Oclusão Venosa – Tratamento/Resultado com *Laser* de Argônio

	Tratamento	Resultado		Conclusões
	Aplicações	**Tonometria**	**Retinografia**	
Temporal superior	82% foram tratados com uma aplicação	A aplanação antes e depois se manteve em 84% dos casos. Portanto, uma oclusão na TI não afeta a tonometria	Em 65% dos casos a retinografia acusou um ótimo, bom bloqueio e retina limpa	80% dos casos de oclusões venosas na temporal superior, temporal inferior, nasal superior e nasal inferior podem ser curados com uma aplicação de *laser* de argônio, sem afetar a tonometria e a acuidade visual A doença associada mais comum ao caso é a hipertensão. Em nenhum caso foi observada *rubeosis* O êxito do tratamento poderá ser afetado se o início do mesmo não ocorrer dentro de 32 semanas
Temporal inferior	77% foram tratados com uma aplicação	A aplanação antes e depois se manteve em 82% dos casos. Portanto, uma oclusão T.S. não afeta a tonometria	Em 71% dos casos a retinografia acusou ótimo, bom bloqueio e retina limpa	
Nasal superior e inferior	Ocorrência bastante pequena com resultados semelhantes aos casos de oclusões venosas nos do temporal superior e inferior			
Central	48% foram tratados com duas aplicações e 36% com uma aplicação	A aplanação antes e depois se manteve em 58% dos casos e variou em 42% dos casos. Portanto, uma oclusão venosa na CR afeta consideravelmente a tonometria	Em 53% dos casos a retinografia acusou ótimo, bom bloqueio e retina limpa. Em 12% dos casos ocorreu a *rubeosis*	60 a 70% dos casos de oclusão venosa central podem ser curados com duas aplicações do *laser* de argônio, melhorando consideravelmente a tonometria e a acuidade visual A doença associada mais comum é a hipertensão, porém é significativa também a associação com o diabetes O êxito do tratamento poderá ser afetado se o início do mesmo não ocorrer dentro de 16 semanas

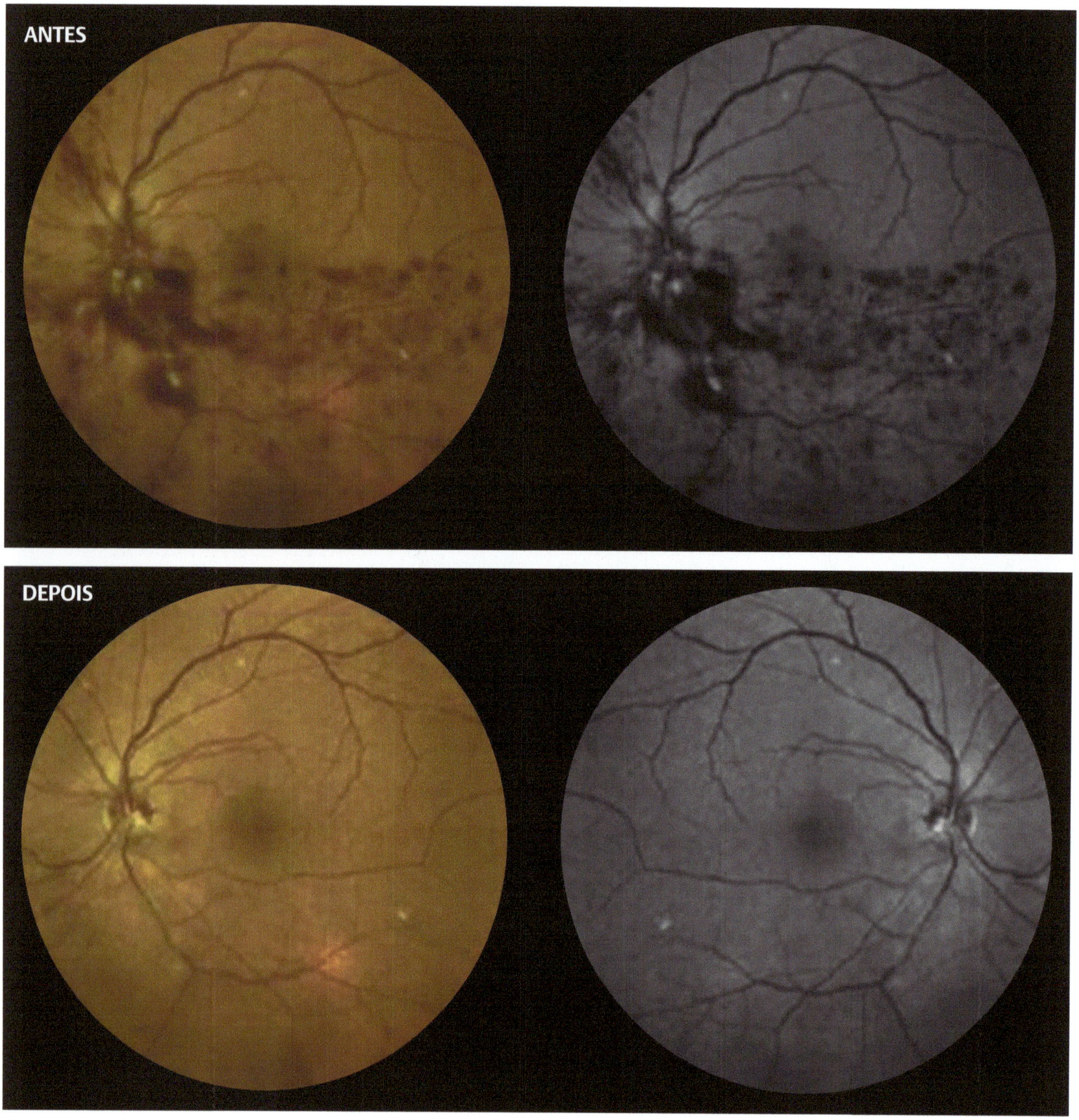

Fig. 12-4. Quadro de oclusão da veia central da retina antes e após fotocoagulação, associada a injeção intraocular de antiangiogênico. (Cortesia Dra. Taisa Bertocco).

REFERÊNCIAS BIBLIOGRÁFICAS

1. Abreu JM, TOLEDO MB. A propósito de um caso de oclusão vascular retiniana e glaucoma. Arg. Inst. Penido Burnier, 22 (fasc. único): 76, 1976.
2. Apple DJ, Goldberg MF, Wyhinny G. Histopathology and ultrastructure of the argon Laser in human retinal and choroidal vasculatures. Am J Ophthalmol. 1973;75:595-609.
3. Ballantyne AJ, Michaelson IO. Text book of the fundus of the eye. Edinburgh and London: E. & S. Livingstone Ltd.; 1962. p. 166.
4. Behrendt T. Therapeutic vascular occlusions in diabetic retinopathy argon Laser photocoagulation. Arch Opthalmol. 1972;87:629633.
5. Blankenship FW, Okun E. Retinal tributary vein occlusion. History and management by photocoagulation. Arch Ophthalmol. 1973;89:363-368.
6. Bouchon JD, Ramos RG, Oliver L, Fuentealba MA. Traitement du glaucome secondaire a neovascularisation de l'iris (rubeose de l'iris) par la photocoagulation. Ann Ocul. 1976;209: 439-441.
7. Campbell CJ, Wise GN. Photocoagulation theraphy of branch vein obstructions. Am J Ophthalmol. 1973;75: 28-31.

8. 8.Clemett RS. Retinal branch vein occlusion changes at the site of obstruction. Dr J Ophthal. 1974;58:348-554.
9. Coscas C, Dhermy P. Occlusions veineuses retiniennes. Bull Mém Soc Fr d'Ophthalmol. Masson Éditeur, Paris; 1978. p. 1-9.
10. Cox MS, Whitmore PV, Gutow RV. Treatment of intravitreal and prepapillary neovascularization following branch retinal vein occlusion. Trans Am Acad Ophthalmol Otolaryngol. 1975;79:387-393.
11. Demeler U. Management of retinal venous occlusion. Ophthalmologica. 1980;180: 61-67.
12. Duke-Elder S. System of ophthalmol. Diseases of the retina. St. Louis. The C. V. Mosby Company (January 1, 1967).
13. Duque Estrada, W. Doenças iatrogênicas em oftalmologia (anovulatórios e a iatrogenia ocular). In XVII Congresso Brasileiro de Oftalmologia. Fortaleza, 1975. Anais, Ceará, V. I, p. 331-372.
14. François J, Laey JJ. Les occlusions vasculaires de la retine. Ann Ocul. 1974;267: 697-715.
15. Freitas JÁ, Porto SPS, BoziniS DG, Penna AFS. Tratamento das oclusões vasculares pelo Laser de argônio-II Oclusão da veia central. Rev Bras Oftal. 1979;38:45-51.
16. Freitas JÁ, Porto SPS, Bozinis DG, Penna AFS. Tratamento das oclusões vasculares pelo Laser de argônio, I: Oclusão de ramo venoso. Rev Bras Oftalmol. 1979;37:37-43.
17. Piccoli PM. Tratamento do glaucoma neovascular pelo *Laser* de argônio. Arq Bras Oftalmol. 1978;41:271-276.
18. Fuhi Y. Trombose de ramos de veia retiniana (branch thrombose), sua acuidade visual e prognóstico pelo estudo retinofluorangiográfico. Arq Bras Oftalmol. 1978;41:136-138.
19. Gitter KA, COHEN G, BARBER BW. Photocoagulation in venous occlusive disease. Am J Ophthalmol. 1975;79:578-581.
20. Goldbaum MH, Galinos SO, Apple D, Asdourian GK, Nagpal K, Jampol L, Woolf MB, Busse. Acute choroidal ischemia as a complication of photocoagulation. Arch. Ophthalmol. 1976;94: 1025-1035.
21. Goldberg MF, Herbset RW. Acute complication of argon Laser photocoagulation tepipapillary and peripapillary neovascularization. Arch Ophthalmol. 1973;89: 331-315.
22. Gonzalez Bouchon JD, Gonzalez Ramos R, Oliver L. Photocoagulation et rubeose iridociliaire. J Fr Ophthalmol. 1978;1:301-304.
23. GrayeR E. Photocoagulation par xénon et au Laser a l'argon dans l'obstruction de la veine centrale de la rétine. In Concilium Ophthalmologicum, 22°. Paris, 1974. Acta, vol. 2, Paris, 1976, p. 516-519.
24. Klein BA, Olwin JH. A survey of the pathogenesis of retinal venous occlusion. Arch Ophthalmol. 1956;56:207-247.
25. Laatikainen L, Kohner EM, Khour YD, Blach RK. Panretinal photocoagulation in central vein occlusion: a randomised controlled clinical study. Br. J. Ophthalmol., 61: 741-753,1977.
26. Laatikainen L, Kohner EM. Fluorescein angiography and its prognostic significance in central retinal vein occlusion. Br J Ophthalmol. 1976;60:411-418.
27. L'esperance Junior EA. Ocular photocoagulation. St. Louis, The C. V. Mosby Co.; 1975. p. 214-226.
28. Little HL, Rosenthal AR, Dellaporta A, Jacobson DR. The effect of pan-retinal photocoagulation rubeosis iridis. Am J Ophthalmol. 1976;81:804-809.
29. May DR, Klein ML, Peyman GA. A prospective study of xenon and photocoagulation for central retinal vein occlusion. Br J Ophthalmol. 1976;60:816-818.
30. May DR, Klein ML, Peyman GA, Raichand M. Xenon are panretinal photocoagulation for central vein occlusion: arandomised prospective study. Br J Ophthalmol. 1979;63:725-734.
31. Menezo JL, Marin FJ. Les thromboses rétiniennes et leur traitement par photocoagulation (Experiences et résultats). Bull Mém Soc Fr. d'Ophthalmol. Masson, ed., Parts, 1978. p. 192-198.
32. Oosterhuis JA, Sedney SC. Photocoagulation in retinal vein thrombosis. Ophthalmologica. 1975;171:365-379.
33. Papastratigakis B, Scturas J. La valeur photostique du reseau capillaire perimaculaire dans le thromboses des branches rétiniennes. Ann d'Ocul. 1976;209:107-111.
34. Rubinstein K, Jones EB. Retinal vein occlusion: longterm prosperts. Br J Ophthalmol. 1976;148-150.
35. Shilling JS, Kohner EM. New vessel formation in retinal branch vein occlusion. Br J Ophthalmol. 1976;60:810-815.
36. Sinclair SJ, Gragoudas ES. Prognosis for rubeosis iridis following central vein occlusion. Br J Ophthalmol. 1979;63:735743.
37. Van Loon JA. The causes and therapy of thrombosis of the retinal veins. Ophthalmologica. 1961;141:467-475.
38. Vannas S. Glaucoma due to thrombosis of the central vein of the retina. Ophthalmologica. 1961;142:266-250.
39. Wise GN. Macular changes after venous obstruction. Arch Ophthalmol. 1957;58:544-547.

CAPÍTULO 13

FOTOCOAGULAÇÃO RETINIANA COM ENDOLASER

André Luis Ayres da Fonsêca ▪ Heitor Panetta

HISTÓRICO

O primeiro sistema de endofotocoagulação retiniana na cirurgia oftalmológica foi descrito por Charles em 1979. Empregando uma fonte de energia de arco de xenônio portátil, esta técnica consistiu em uma possibilidade de coagulação do tecido intraocular sem contato. Este instrumento foi projetado para ser usado quando a cavidade vítrea estivesse preenchida somente por líquido – solução salina básica balanceada, e devia ser alocado a uma distância inferior a 1 mm da superfície da retina para se obter uma marca de fotocoagulação razoável. A ponta da sonda de xenônio era feita com pequenos filamentos de fibra óptica colados, e requeria meios líquidos para promover o seu resfriamento. A necessidade da proximidade da sonda de endofotocoagulação de xenônio da superfície da retina devia-se à grande divergência do feixe da sonda em função da construção multifibra da fibra óptica. Esta composição resultava em interferência destrutiva da luz, acarretando perda de energia à medida que a distância da retina aumentava.

Em contraste, a endofotocoagulação da retina com *laser* de argônio teria as vantagens de coerência óptica e alta densidade de energia, com dissipação mínima de calor. Proporcionava, assim, que a produção das marcas de *laser* de tamanho moderado fossem produzidas a distâncias maiores da retina. A energia poderia ser fornecida quando a cavidade vítrea estivesse preenchida por líquido, ar ou gás. Além disso, permitiria uma sequência de disparos mais rápida, resultando em fotocoagulação da retina mais extensa e com maior eficiência. Como a luz azul/verde de argônio é preferencialmente absorvida pelo epitélio pigmentar da retina, a fotocoagulação com endolaser tem seus efeitos adversos à retina neurossensorial limitados em contraste com a endofotocoagulação de xenônio.

ENDOFOTOCOAGULAÇÃO COM *LASER* DE ARGÔNIO

A endofotocoagulação retiniana com *laser* de argônio oferece vantagens importantes em comparação a outros métodos de coagulação da retina, em particular a crioterapia transescleral. A crioterapia pode ser associada a edema de coroide e retina, com risco potencial de acarretar proliferação celular epirretiniana por dispersão das células do epitélio pigmentar da retina com potencial fibroblástico.

Em procedimentos de vitrectomia posterior, o endolaser é mais comumente usado para criar uma barreira ao redor das roturas de retina, nas bordas de retinectomias, nas margens de roturas retinianas gigantes e, também, realizar panfotocoagulação retiniana. Em roturas de retina, o objetivo é realizar a aplicação de *laser* nos 360º da rotura. Para se obter uma marca de *laser* eficaz, o fluído sub-retiniano presente sob a rotura deve ser totalmente aspirado para que o epitélio pigmentar da retina absorva efetivamente a energia da fotocoagulação. Em relação às retinectomias e roturas retinianas gigantes, os disparos de *laser* são aplicados adjacentes à margem da retina descolada, ou em áreas de descolamento prévio, como nos casos de vitreorretinopatia proliferativa ou retinite viral. Em outras situações em que é alocado um pneu de silicone *buckle* ou faixa de silicone escleral externa, o *laser* é aplicado na área de rotura da retina reaplicada sobre a projeção da introflexão feita por esses elementos.

O endolaser pode ser realizado através de líquidos, como o de perfluorocarbono, ou de gás intraocular, se algum deles estiver sendo utilizado para manter a retina aposicionada. Após a aplicação do endolaser, o perfluorocarbono é aspirado e trocado por ar, sendo a cavidade vítrea posteriormente preenchida por gás ou óleo de silicone, obtendo-se assim a estabilização da retina a médio ou longo prazo.

O principal aspecto da fotocoagulação da retina por endolaser segmentar ou panretiniana é a capacidade de tratar áreas isquêmicas provocadas por diversas doenças, reduzindo assim o estímulo à proliferação de neovasos e diminuindo os riscos de ressangramento no pós-operatório e de *Rubeose iridis*. O objetivo é semelhante à panfotocoagulação retiniana realizada na lâmpada de fenda ou com oftalmoscopia indireta. O endolaser normalmente permite um melhor acesso à retina mais periférica do que os sistemas não cirúrgicos, principalmente se forem usados os sistemas de visualização intraoperatória de grande angular. Frequentemente, a fotocoagulação pós-operatória é impedida pela presença de opacidades vítreas residuais ou de hemorragia no período pós-operatório precoce.

A endofotocoagulação com *laser* pode também ser aplicada em estruturas neovasculares antes da excisão ou na retina antes das retinectomias para minimizar o risco de sangramento intraoperatório. O *laser* verde de argônio de 532 nm é geralmente usado nessas circunstâncias devido à sua melhor absorção pelo sangue.

A sonda de endolaser também pode ser utilizada nas cirurgias de retinopexia com pneus de silicone, pois, com a cauterização da coroide, ocorre a diminuição do risco de hemorragias durante o processo de drenagem externa do fluído sub-retiniano.

TIPOS DE SONDAS DE ENDOLASER

As sondas de endolaser disponíveis atualmente podem ser de diversos formatos: retas ou curvas, sem corte ou cônicas, simples ou aspirativas, ou iluminantes.

A sonda reta com ponta romba ou cônica é a mais comumente utilizada. A sonda de ponta curva é utilizada para aplicação do *laser* em áreas de difícil alcance, como a retina anterossuperior ou a retina periférica, adjacente à mão dominante do cirurgião. Sondas com pontas de aspiração podem ser utilizadas para a drenagem do fluído sub-retiniano ou do sangue na borda dos orifícios da retina durante a aplicação do *laser*. As sondas de *laser* do tipo iluminantes apresentam a vantagem adicional de liberar a mão oposta do cirurgião para o uso de outro instrumento, embora o alcance da iluminação seja limitado.

A evolução da técnica de vitrectomia com microincisão permitiu o desenvolvimento de sondas de endolaser de pequeno calibre. As sondas de *laser* de calibre 23 G funcionam de forma praticamente idêntica à tecnologia existente nas de calibre 20 G. A principal limitação da tecnologia de sonda a *laser* de calibre 25 G é a falta de rigidez e sua incapacidade de permitir manobras intraoculares para acessar determinadas posições.

A produção desse capítulo não apresenta conflito de interesses. A seguir, serão descritos os tipos de sonda de endolaser disponíveis comercialmente da marca Iridex em 2022. Dados extraídos do *site* https://www.iridex.com/Products/RetinalSurgicalInstruments/LaserProbes.aspx, consultado em 22 de maio de 2022:

- Sonda de *laser* com aspiração ativa (Fig. 13-1):
  - Combina a utilidade da aspiração ativa e da endofotocoagulação em um único dispositivo.
  - Elimina a necessidade de agulhas de extrusão e libera a mão do cirurgião para a iluminação.
  - Inclui encaixe Luer compatível com equipamento de aspiração padrão.
  - Disponível no modelo 20 G.
- Sonda de *laser* com aspiração passiva (Fig. 13-2):
  - Permite a aspiração de fluido sub-retiniano associada a roturas e descolamentos.
  - Combina a utilidade da aspiração passiva e da endofotocoagulação em um único dispositivo.
  - Projetada para cirurgiões que preferem controlar a taxa de extrusão de fluído com o dedo.
  - Disponível no modelo 20 G.
- Sonda de *laser* iluminadora (Fig. 13-3):
  - Função dupla – iluminação de luz branca com entrega de *laser* em um *design* conveniente.
  - Oferece a operação bimanual – uma mão gerencia a iluminação e a entrega do *laser*, liberando a outra mão para operar instrumentos adicionais.
  - Brilho ideal – combina várias fibras de iluminação e uma fibra de *laser*.
  - Disponível nos modelos 19,5 G, 20 G, 23 G e 25 G.
- Sonda reta padrão (Fig. 13-4):
  - Fornece acesso direto ao local de tratamento.
  - Facilita a inserção e a extração fácil no local da esclerotomia.
  - Permite a inserção e a visibilidade mais fáceis devido à ponta cônica.
  - Disponível nos modelos 20 G, 23 G e 25 G.
- Sonda angular padrão (Fig. 13-5):
  - Usada para o tratamento da retina periférica.
  - Oferece maior flexibilidade ao usar um sistema de visualização de campo amplo.
  - Inclui uma ponta cônica para facilitar a inserção e a visibilidade da área de tratamento.
  - Disponível no modelo 20 G.

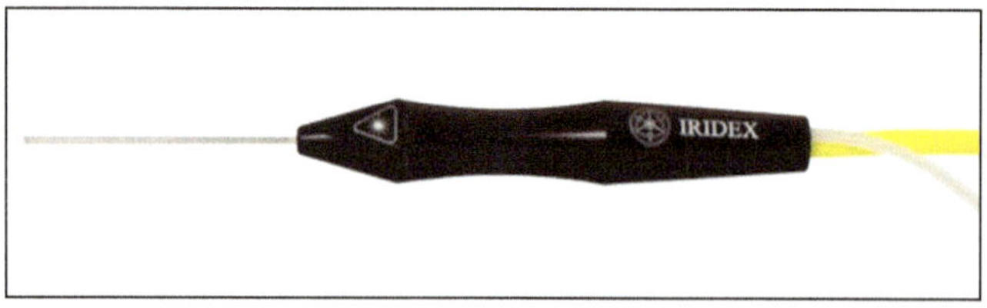

Fig. 13-1. Sonda de *laser* com aspiração ativa. (Imagem cortesia da Iridex Corporation, Mountain View, CA, EUA.)

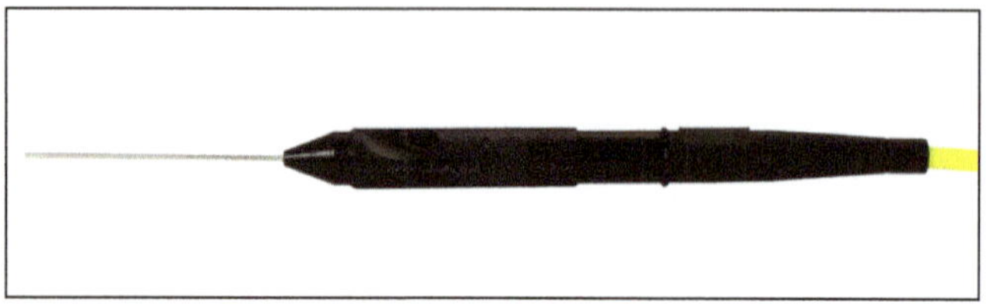

Fig. 13-2. Sonda de *laser* com aspiração passiva. (Imagem cortesia da Iridex Corporation, Mountain View, CA, EUA.)

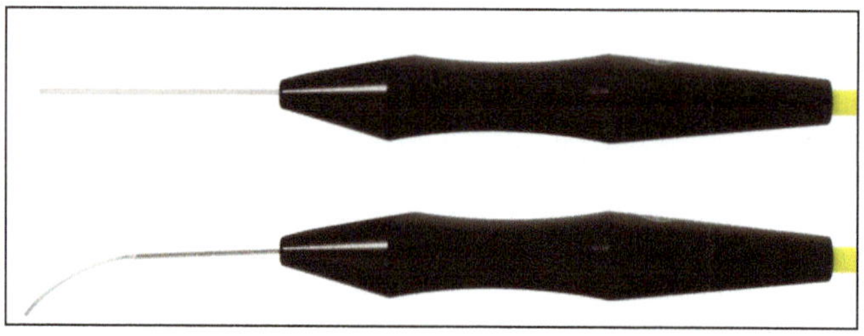

Fig. 13-3. Sonda de *laser* iluminadora. (Imagem cortesia da Iridex Corporation, Mountain View, CA, EUA.)

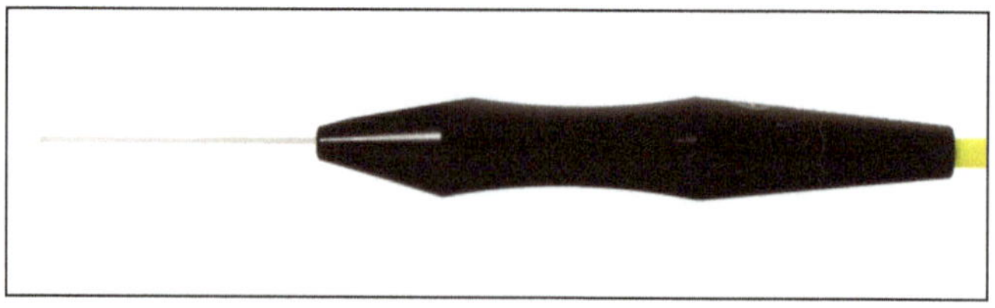

Fig. 13-4. Sonda reta padrão. (Imagem cortesia da Iridex Corporation, Mountain View, CA, EUA.)

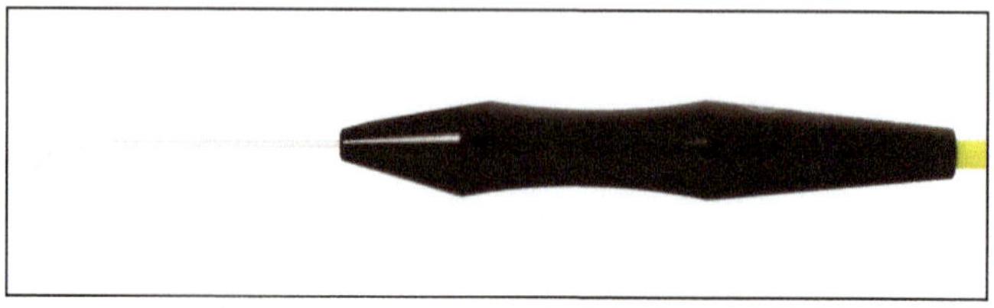

Fig. 13-5. Sonda angular padrão. (Imagem cortesia da Iridex Corporation, Mountain View, CA, EUA.)

- Sonda angular escalonada (Fig. 13-6):
  - A agulha lisa e afilada permite a inserção da ponta angulada através de cânulas padrão e valvuladas.
  - O *design* patenteado fornece uma cobertura total da retina periférica sem remover a sonda do olho.
  - Oferece ângulo fixo e rígido para uma alternativa robusta às sondas de ponta flexível.
  - Disponível nos modelos 20 G, 23 G e 25 G.
- Sonda ajustável e intuitiva – dedo ou polegar (Fig. 13-7):
  - O *design* patenteado permite o ajuste contínuo da fibra óptica em uma ampla gama de ângulos.
  - Fornece uma cobertura total da retina periférica sem remover a sonda do olho.
  - Estende-se em movimento lógico, formando uma deflexão angular maior à medida que o controle deslizante é avançado.
  - Disponível em 20 G, 23 G e 25 G em modelos ajustáveis de dedo ou polegar.

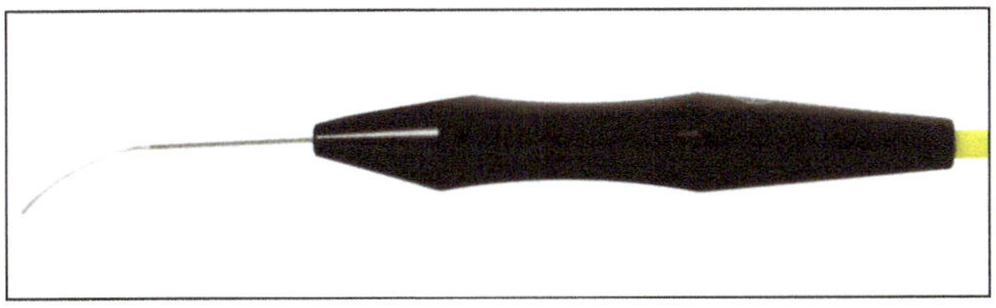

Fig. 13-6. Sonda angular escalonada. (Imagem cortesia da Iridex Corporation, Mountain View, CA, EUA.)

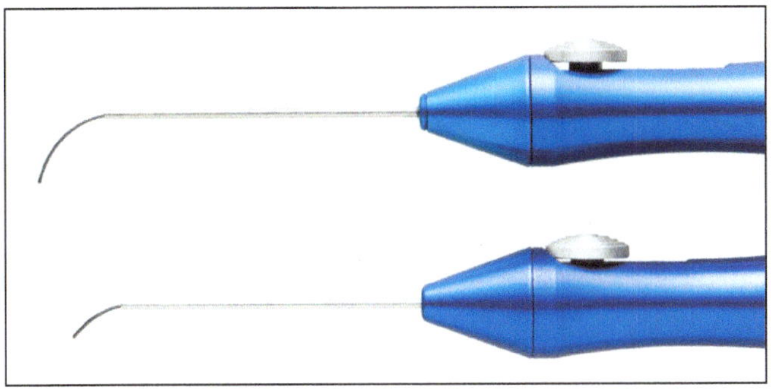

Fig. 13-7. Sonda ajustável e intuitiva – dedo ou polegar. (Imagem cortesia da Iridex Corporation, Mountain View, CA, EUA.)

BIBLIOGRAFIA

Bovino JA, Marcus OF, Nelsen PT. Argon laser choroidotomy for drainage of subretinal fluid. Arch Ophthalmol. 1985;103:443-4

Charles S. Endophotocoagulation. Ophthalmol Times. 1979;4:68-9.

Ficker L, Passani F, Leaver PK, McLeod O. Xenon arc endophotocoagulation during vitrectomy for diabetic vitreous haemorrhage. Graefe's Arch Clin Exp Ophthalmol. 1986 (in press).

Fleischman JA, Swartz M, Aaberg TM. Argon laser endophotocoagulation. Medical trials suggest decreased incidence of post vitrectomy rubeosis. ARVO abstracts. Supplement to Invest. Ophthalmol Vis' Sci. Philadelphia, 1984;258.

Fleischman JA, Swartz M, Dixon JA. Argon laser endophotocoagulation. Arch Ophthalmol. 1981;99:1610-2.

Jain A, Blumerkranz MS, Paulus Y, Wiltberger MW, Andersen DE, Huie P, et al. Effect of pulse duration on size and character of the lesion in retinal photocoagulation. Arch Ophthalmol. 2008;126(1):78-85.

Landers MB, Stefansson E, Wolbarsht ML. The optics of vitreous surgery. Am J Ophthalmol. 1981;91:611-4.

Landers MB, Trese MT, Stefansson E, Bessler M. Argon laser intraocular photocoagulation. Ophthalmology. 1982;89:785-8.

Palus YM, Jain A, Gariano RF, Stanzel BV, Marmor M, Blumenkranz MS, et al. Healing of photocoagulation lesions. Invest Ophthal Vis Sci. 2008;49:5540-5.

Peyman GA, D'Amico DJ, Alturki WA. An endolaser probe with aspiration capability. Arch Ophthalmol. 1992;110:718.

Peyman GA, Grisolano, JK, Palacio MN. Intraocular photocoagulation with the argon-krypton laser. Arch Ophthalmol. 1980;98:2062-4.

Peyman GA, Lee KJ. Multifunction endolaser probe. Am J Ophthalmol. 1992;114:103-4.

Rinkoff JS, Landers MB. Improved visualisation of the retina during endophotocoagulation. Am J Ophthalmol. 1984;98:805.

Topping TM, Williams GA. Xenon endophotocoagulation under air using sodium hyaluronate. Am J Ophthalmol. 1984;97:785.

LASER NO TRATAMENTO PROFILÁTICO DE LESÕES DE RISCO PARA DESCOLAMENTO DE RETINA REGMATOGÊNICO

CAPÍTULO 14

Luís Eduardo Mateus Duarte

INTRODUÇÃO

Diante da gravidade do descolamento de retina regmatogênico, com possibilidade de complicações, torna-se importante o cuidadoso exame clínico e o emprego do tratamento profilático em algumas lesões de risco. Atualmente a fotocoagulação a *laser* é a modalidade de tratamento de escolha para as principais lesões predisponentes.

Fatores de risco gerais para o descolamento de retina regmatogênico incluem miopia axial, cirurgia de catarata (principalmente em casos em que há perda vítrea), trauma ocular, descolamento de retina em olho contralateral e certos tipos de degeneração periférica da retina.

Na fisiopatologia do descolamento de retina regmatogênico, a ocorrência de um aumento na tração vitreorretiniana resulta no surgimento de roturas retinianas. Certas áreas apresentam uma maior adesão entre o vítreo posterior e a retina: a base vítrea, veias retinianas e algumas lesões periféricas da retina. Estes pontos de adesão são de risco para o surgimento de roturas retinianas quando ocorre o descolamento do vítreo posterior (DVP).

O objetivo do *laser* profilático no descolamento de retina regmatogênico é de gerar regiões de forte adesão entre coroide e retina, cercando áreas de risco, contrabalanceando a tração vitreorretiniana e prevenindo que o vítreo liquefeito entre no espaço sub-retiniano. O tratamento é feito com a realização de pelo menos três faixas de *laser* quase confluentes em volta da lesão. Como algumas lesões são muito periféricas, o *laser* pode ser estendido até a *ora serrata*. A principal causa de falha no tratamento é a realização de *laser* insuficiente na margem anterior da lesão.

A potência do *laser* é ajustada para que se obtenha uma marca moderadamente branca. Casos com presença de líquido sub-retiniano ou menor concentração de melanócitos podem necessitar maior potência do *laser*. A duração deve ser ajustada entre 0,1 e 0,2 segundo. O tamanho da marca é ajustado entre 200 e 500 micrômetros. O tamanho da marca final pode diferir do tamanho selecionado no aparelho, dependendo da lente de contato utilizada. A maioria das lesões periféricas podem ser tratadas com *laser* em lâmpada de fenda. Casos de lesões em extrema periferia podem necessitar *laser* via oftalmoscópio indireto.

A fotocoagulação retiniana ocorre pela absorção de energia luminosa por três tipos de pigmentos: xantofila, hemoglobina e melanina. A melanina é a principal responsável pela fotocoagulação retiniana e encontra-se localizada no epitélio pigmentar da retina e da coroide. Ela tem a capacidade de absorver quase todo o espectro de luz visível. Para fim de retinopexia a *laser*, a luz verde é a mais utilizada devido a sua boa absorção pela melanina. A luz vermelha também é bem absorvida pela melanina, com o benefício de ser eficaz na presença de opacidade de meios como catarata ou hemorragia vítrea. Entretanto, seu maior comprimento de onda apresentará uma absorção mais imprevisível e heterogênea pela coroide, resultando em mais dor durante a aplicação, além de danos a membrana de Bruch.

Embora seja um procedimento bastante seguro, complicações relacionadas com o *laser* podem ocorrer. Fotocoagulação inadvertida da mácula, efusão coroidal (principalmente quando grande quantidade de *laser* é realizada), glaucoma de ângulo fechado, queimaduras em segmento anterior, formação de membrana epirretiniana, hemorragias, formação de membrana neovascular de coroide e formação de novas roturas retinianas. O acompanhamento de todos os pacientes submetidos a retinopexia a *laser* é fundamental. Exame com oftalmoscopia indireta é indicado 3 semanas após o tratamento.

ROTURAS ASSINTOMÁTICAS

Buracos assintomáticos operculados e buracos redondos atróficos raramente evoluem com descolamento de retina (Fig. 14-1). Na ausência de tração vitreorretiniana, o descolamento de retina é improvável. Byer seguiu 46 casos de buracos operculados assintomáticos por uma média de 11 anos.[1]

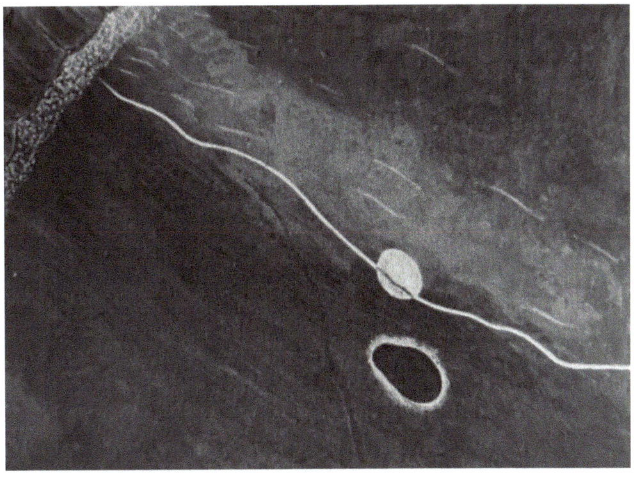

Fig. 14-1. Buraco operculado de retina.

Davies seguiu 28 olhos por até 5 anos em sujeitos onde 80% dos olhos contralaterais tiveram descolamento de retina.[2,3] Nenhum dos 74 olhos acompanhados nestes estudos progrediu com descolamento de retina no período de acompanhamento. Não há estudos prospectivos ou randomizamos que demonstrem benefício de terapia profilática nestes casos.

Olhos com sinais e sintomas de descolamento de vítreo posterior agudo podem possuir buracos atróficos, provavelmente não relacionados com a tração vitreorretiniana do DVP. Estes buracos são considerados como sendo pré-existentes e assintomáticos. Tratamento destes buracos pode ser considerado, entretanto a literatura apresenta limitada evidência de benefício para o tratamento profilático.[3]

Aproximadamente 5% dos olhos com roturas em ferradura assintomáticas evoluem com descolamento de retina.[4,5] As recomendações atuais nestes casos são para acompanhamento clínico frequente, tratamento profilático pode ser considerado.

ROTURAS SINTOMÁTICAS

Roturas sintomáticas são causadas pela tração vitreorretiniana em um paciente com DVP recente (Fig. 14-2). Os principais sintomas são *flashes* luminosos e moscas volantes. Pelo menos metade desses casos de roturas sintomáticas não tratadas, com tração vitreorretinianas persistente, evoluirão com descolamento de retina clínico caso não recebam tratamento profilático.[6,7] O imediato tratamento com *laser* em volta dessas roturas reduz o risco de descolamento de retina para menos que 5%.[6,8] Diálises traumáticas e roturas na base vítrea devem ser manejadas da mesma forma que as roturas sintomáticas. Buracos operculados sintomáticos geralmente não evoluem com descolamento de retina a menos que o vítreo permaneça aderente ao buraco.[2,7]

DEGENERAÇÃO EM LATTICE

A degeneração em *lattice* é uma lesão de risco para o descolamento de retina, suas margens apresentam firme adesão vitreorretiniana (Fig. 14-3). A tração destas lesões pode provocar roturas retinianas principalmente nas bordas posteriores e laterais. Enquanto o *lattice* é encontrado em apenas 6% a 8% da população, pelo menos 30% dos descolamentos de retina regmatogênicos ocorrem nestes olhos. Inversamente, o risco, ao longo da vida, de descolamento em olhos com *lattice* é menor que 1%. A degeneração em *lattice* pode provocar descolamento por dois mecanismos. No primeiro, através de atrofia retiniana progressiva, buracos retinianos podem-se formar, mais frequentemente em jovens míopes. Descolamentos localizados ocorrerão em 2% destes casos e, se se tornarem clínicos, a expansão é lenta.[9] O tratamento é indicado quando estes descolamentos se tornam sintomáticos, aumentam em tamanho ou apresentam algum outro sinal de progressão. Acompanhamento é fundamental.[4,10] No segundo mecanismo, o *lattice* está associado a roturas sintomáticas com descolamento do vítreo posterior. Nestes casos (ou em casos assintomáticos em pacientes afácicos ou com descolamento em olho contralateral), o tratamento é indicado pois o risco de descolamento de retina é alto (Quadro 14-1).

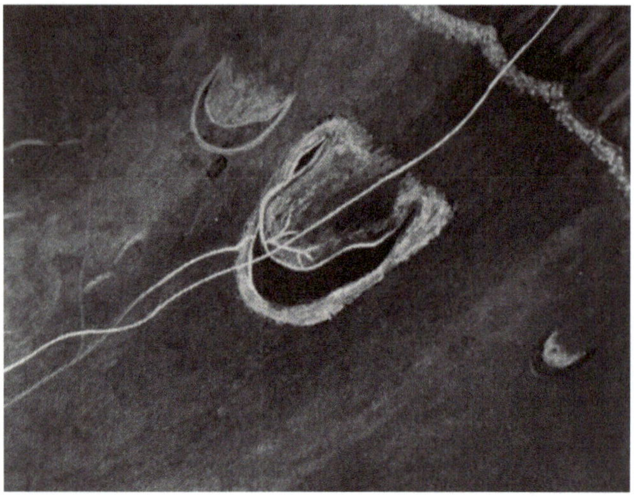

Fig. 14-2. Rotura da retina em ferradura com tração vítrea.

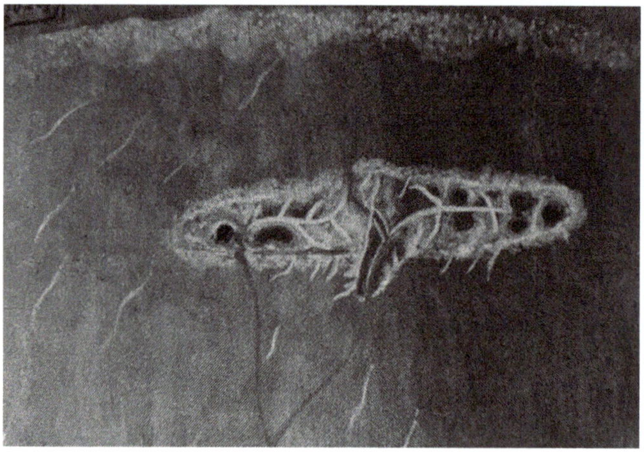

Fig. 14-3. Degeneração em *lattice* com buracos retinianos.

Quadro 14-1. Sumário

Rotura em ferradura sintomática aguda	Tratamento imediato
Buraco operculado sintomático agudo	Tratamento pode não ser necessário
Diálise sintomática aguda	Tratamento imediato
Rotura retiniana traumática	Geralmente tratar
Rotura em ferradura assintomática	Considerar tratamento
Rotura operculada assintomática	Tratamento raramente recomendado
Buraco redondo atrófico assintomático	Tratamento raramente recomendado
***Lattice* assintomático sem buracos**	Sem tratamento
***Lattice* assintomático com buracos**	Geralmente não necessita tratamento
Diálise assintomática	Sem consenso
Olhos com buraco atrófico, *lattice* e descolamento de retina em olho contralateral	Sem consenso

OUTRAS DEGENERACÕES PERIFÉRICAS DA RETINA

A retinosquise senil consiste na separação entre as camadas da retina neurossensorial (Fig. 14-4). Está presente em 2% a 5% da população, sendo mais frequente após os 40 anos de idade em olhos hipermétropes. Apresenta-se como uma elevação bolhosa, encontrada na periferia temporal. A maioria é assintomática, mas em raros casos pode acometer o polo posterior e evoluir com descolamento de retina regmatogênico. Retinosquises são as responsáveis pelo descolamento de retina em 0,05% a 2,5% dos casos.[11-14] O tratamento deve ser realizado em pacientes sintomáticos ou quando o descolamento progressivo da retina ameaça a mácula.

No branco sem pressão temos uma retina periférica de aspecto esbranquiçado, sem a presença de identação ou algum outro estímulo mecânico. Suas margens são bem demarcadas em relação a retina normal. É encontrada em 30% da população, frequentemente bilateral, podendo estar associada a grandes comprimentos axiais. São alterações de baixo risco, os pacientes devem ser acompanhados a cada 1 ou 2 anos.[11-14]

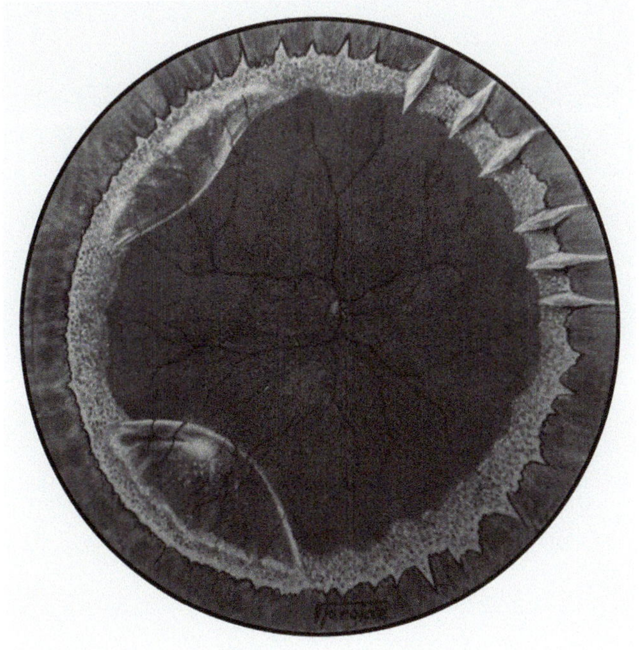

Fig. 14-4. Retinosquise senil.

A degeneração em pedra de calçamento é caracterizada por múltiplas lesões arredondadas, bem delimitadas de atrofia de coroide e retina. São mais frequentes nos quadrantes temporais e inferonasal. São lesões benignas que não necessitam tratamento.

REFERÊNCIAS BIBLIOGRÁFICAS

1. Byer NE. What happens to untreated asymptomatic retinal breaks, and are they affected by posterior vitreous detachment? Ophthalmology. 1998;105(6):1045-1050.
2. Davis MD. Natural history of retinal breaks without detachment. Arch Ophthalmol. 1974;92(3):183-194.
3. Wilkinson CP. Interventions for asymptomatic retinal breaks and lattice degeneration for preventing retinal detachment. Cochrane Database Syst Rev. 2014(9):CD003170.
4. Byer NE. Rethinking prophylactic therapy of retinal detachment. In: Stirpe M, ed. Advances in Vitreoretinal Surgery. New York, NY: Ophthalmic Communications Society; 1992:399-411.
5. Neumann E, Hyams S. Conservative management of retinal breaks. A follow-up study of subsequent retinal detachment. Br J Ophthalmol. 1972;56(6):482-486.
6. Shea M, Davis MD, Kamel I. Retinal breaks without detachment, treated and untreated. Mod Probl Ophthalmol. 1974;12(0):97-102.
7. Colyear BH, Jr, Pischel D. Preventive treatment of retinal detachment by means of light coagulation. Trans Pac Coast Oto-Ophthalmol Soc. 1960;41:193-217.
8. Verdaguer J, Vaisman M. Treatment of symptomatic retinal breaks. Am J Ophthalmol. 1979;87(6):783-788.
9. Byer NE. Subclinical retinal detachment resulting from asymptomatic retinal breaks: prognosis for progression and regression. Ophthalmology. 2001;108(8):1499-1503; discussion 1503-1494.
10. Byer NE. Long-term natural history of lattice degeneration of the retina. Ophthalmology. 1989;96(9):1396-1401; discussion 1401-1392.
11. Campagnoli T.R., Smiddy W.E. (2016) Peripheral Retinal Abnormalities. In: Medina C., Townsend J, Singh A (eds). Manual of Retinal Diseases. Springer, Cham. https://doi.org/10.1007/978-3-319-20460-4_49.
12. Engstrom RE, Glasgow BJ, Foos RY, Straatsma BR. Degenerative Diseases of the Peripheral Retina. Duane's Ophthalmology. Chapter 26. 2006 Edition.
13. Lewis H. Peripheral retinal degenerations and the risk of retinal detachment. Am J Ophthalmol. 2003 Jul;136(1):155-60.
14. American Academy of Ophthalmology. (2020). Basic and clinical science course, Book 12 Retina and Vitreous, 2020-2021.

CAPÍTULO 15

INDICAÇÕES ATUAIS DA FOTOCOAGULAÇÃO A *LASER* DA RETINA EM PACIENTES DIABÉTICOS

Alejandro Lavaque ▪ Carlos Agüero ▪ Carlos Walter Arzabe

INTRODUÇÃO

A retinopatia diabética proliferativa (RDP) e o edema macular diabético (EMD) são complicações frequentes associadas ao diabetes melito (DM). Ambas as entidades podem causar danos visuais irreversíveis em pacientes em idade produtiva.[1] O advento da fotocoagulação a *laser* da retina, no início da década de 1970, proporcionou uma modalidade eficiente para o tratamento de condições proliferativas da retina.[2]

Da sigla em inglês LASER, ***light amplification by stimulated emission of radiation*** (luz amplificada por emissão de radiação estimulada) é um dispositivo que utiliza um efeito da mecânica quântica, a emissão induzida ou estimulada, para gerar um feixe de luz espacial e temporalmente coerente. A coerência espacial corresponde à capacidade de um feixe permanecer sem divergir quando transmitido pelo vácuo a longas distâncias, e a coerência temporal está relacionada com a capacidade de concentrar a emissão em uma faixa espectral muito estreita.[3]

Antes do advento do *laser*, os tratamentos propostos para RDP eram: 1. remoção cirúrgica da hipófise; 2. radiação com raios X da retina e 3. indução de glaucoma pelo uso crônico de esteroides tópicos. O EMD não teve tratamento específico.

Dois eventos históricos que lançaram as bases para o tratamento a *laser* de complicações retinianas relacionadas com o DM foram a descrição das lesões básicas relacionadas com a retinopatia diabética (RD) que deram origem à classificação de O'Hare para RD (O'Hare Inn Hotel, Des Plaines, Illinois – 29 de junho de 1968) e a posterior reunião na Arlie House (29 de setembro a 01 de outubro de 1968, Warrenton – Virginia). Nessas duas reuniões foram lançadas as bases para a realização de ensaios clínicos que demonstraram a utilidade do PFC no tratamento de complicações retinianas associadas ao DM (o estudo da retinopatia diabética [DRS] e o estudo do tratamento precoce da retinopatia diabética – ETDRS).[4]

Mais recentemente, a introdução de drogas com capacidade de inibir o fator de crescimento endotelial vascular (VEGF) tem proporcionado uma ferramenta muito valiosa para o tratamento das complicações supracitadas.[2]

É oportuno destacar a importância do correto controle metabólico, além da pressão arterial e da bioquímica sanguínea relacionada com os lipídios em pacientes com DM para o controle adequado da retinopatia e do edema macular.[5]

BASES DA FOTOCOAGULAÇÃO, CONSOLES DE *LASER* E SISTEMAS DE VISUALIZAÇÃO

A fotocoagulação a *laser* induz uma desnaturação localizada das proteínas retinianas produzidas pelo calor causado pela absorção da luz do *laser* pelos melanócitos do epitélio pigmentar da retina (EPR).[6] Isso pode ser feito usando-se um dos vários raios de sistemas de *lasers* disponíveis, sendo os sistemas baseados em lâmpada de fenda e oftalmoscópio indireto os mais comuns para indicações ambulatoriais. A aplicação costuma ser progressiva e por quadrantes, respeitando a região macular e o nervo óptico. Queimaduras de intensidade moderada de 200 a 300 mícrons (queimaduras brancas acinzentadas) são produzidas e colocadas deixando o mesmo diâmetro de retina livre não tratada entre um tiro e o próximo. Este procedimento é continuado perifericamente até um total de 1.200 a 1.600 aplicações, em média. Ressalta-se que com maior gravidade da RD, geralmente são necessários maiores números de disparos.[7] A PFC será realizada em uma ou várias sessões, dependendo do sistema de console de *laser* utilizado, de seu comprimento de onda e da tolerância do paciente. Os consoles de *laser* com um sistema de grade multiponto permitem PFC completas da retina em uma única sessão.[8] Entretanto, os comprimentos de onda no espectro infravermelho tendem a ser mais dolorosos e, portanto, menos tolerados pelo paciente.[4] O tempo necessário para fornecer o tratamento PFC depende das características do sistema e da habilidade do cirurgião, assim como do estabelecimento de um padrão uniforme e espaçamento dos pontos do *laser*. Recentemente, um fotocoagulador de retina de liberação padrão totalmente integrado, semiautomatizado, com base em lâmpada de fenda, foi introduzido no uso clínico. Ele usa *lasers* de Nd:YAG de estado sólido com frequência dobrada e comprimento de onda de 532 nm. A função de varredura nesta modalidade é realizada por um *scanner* controlado por microprocessador que produz uma variedade de padrões visíveis na tela do computador. Até 56 pontos de *laser* podem ser produzidos com uma única pressão do pedal. O cirurgião pode selecionar um dos vários padrões, formas e tamanhos predefinidos ajustáveis, incluindo linhas, quadrados e arcos circulares e uma "zona de exclusão foveal". As durações de pulso estão na faixa de 10 a 20 milissegundos.[7] Alegou-se que esses recursos reduziriam o tempo necessário para a PFC. A duração reduzida do pulso (10 ou 20 milissegundos em *lasers* de varredura de padrão *vs.* 100 a 500 milissegundos em sistemas convencionais) normalmente resulta em menos dor em decorrência da menor difusão térmica na coroide rica em nervos sensoriais.

Também foi conjecturado que uma duração de pulso mais curta reduz a propagação de queimaduras de *laser*, resultando em menos danos colaterais na retina e melhor preservação e sensibilidade do tecido periférico da retina.[9]

Independentemente do console usado, o feixe de *laser* pode ser contínuo ou segmentado em micropulsos.[10] No primeiro caso, o feixe de luz do *laser* é liberado em modo contínuo pelo tempo previamente programado. Geralmente este lapso de tempo é calculado para produzir uma lesão térmica visível na retina. Neste caso diz-se que o ciclo de uso é de 100%. Na segunda possibilidade, a luz é segmentada eletronicamente em pequenos pacotes de luz chamados micropulsos. Esses segmentos de *laser* pretendem estimular o EPR sem produzir lesões visíveis. O ciclo de uso nesses casos pode variar entre 5 e 15% (Fig. 15-1).

É amplamente aceito que a realização a PFC da retina elimina as áreas de isquemia que produzem o fator de crescimento endotelial vascular (FCEV) e estimulam o aparecimento de neovasos na superfície da retina e no EMD.[11]

Os comprimentos de onda entre 530 e 820 nm serão úteis para o tratamento da retina. O comprimento de onda mais utilizado para o tratamento da retina com o *laser* de argônio é o verde (514,5 nm). A partir da criação de consoles compactos de *laser* de diodo, o diodo verde (532 nm) e o diodo amarelo (577 nm) são os mais utilizados para tratamento, embora o diodo infravermelho (810 nm) também seja eficaz.[12]

Vantagens de cada um os comprimentos de onda sobre os outros foram postuladas: previsibilidade e experiência com o *laser* verde (532 e 514.5 nm), as propriedades regenerativas do amarelo (577 nm) e a proteção da neurorretina do infravermelho (810 nm) (Fig. 15-2).

Nota importante: os parâmetros dados como referência correspondem a consoles ou equipamentos a *laser* que emitem comprimentos de onda de 532 nm. Pode ser necessário modificar os parâmetros sugeridos neste capítulo de acordo com as especificações do fabricante para equipamentos que emitem um comprimento de onda diferente. Outros fatores que podem modificar os parâmetros sugeridos no capítulo são a pigmentação da retina, o tipo de lente utilizado, o tamanho do *spot* escolhido, a espessura e o volume macular, a transparência dos meios e o estado da fibra óptica do *laser*.

Tipos de Lentes para Fotocoagulação a *Laser*

O cirurgião que realiza a PFC deve conhecer o sistema de visualização utilizado para realizá-lo.[13] O Quadro 15-1 resume as lentes mais comuns e suas principais características.

MOMENTOS PARA REALIZAR A FOTOCOAGULAÇÃO

Há consenso em iniciar o CPF retiniano quando há evidência da presença de neovasos retinianos (nervo óptico e arcadas vasculares) (Fig. 15-3).[1]

Uma alternativa é iniciar o tratamento a partir do estágio de retinopatia proliferativa não grave, principalmente nos casos em que há dúvida de poder acompanhar de perto o paciente. Além disso, existem situações em que o profissional médico pode adiantar o tratamento. Alguns exemplos são:

A) *Mudanças na terapia hipoglicemiante:* mudanças na medicação com hipoglicemiantes orais ou necessidade de uso de insulina podem levar, em algum momento da evolução, a uma aceleração da RD.
B) *Gravidez:* as alterações metabólicas causadas pela gravidez podem causar progressões aceleradas da RD. A PFC em estágio inicial pode ser indicada em casos selecionados.
C) *Fumantes:* os usuários de tabaco são propensos a acelerar a progressão de sua retinopatia, portanto, devem ser monitorados de perto e tratados precocemente, se necessário.
D) *Hipertensão arterial:* na prática clínica é comum observar a coexistência de DM e hipertensão. As alterações da barreira hematorretiniana que geralmente ocorrem na RD se

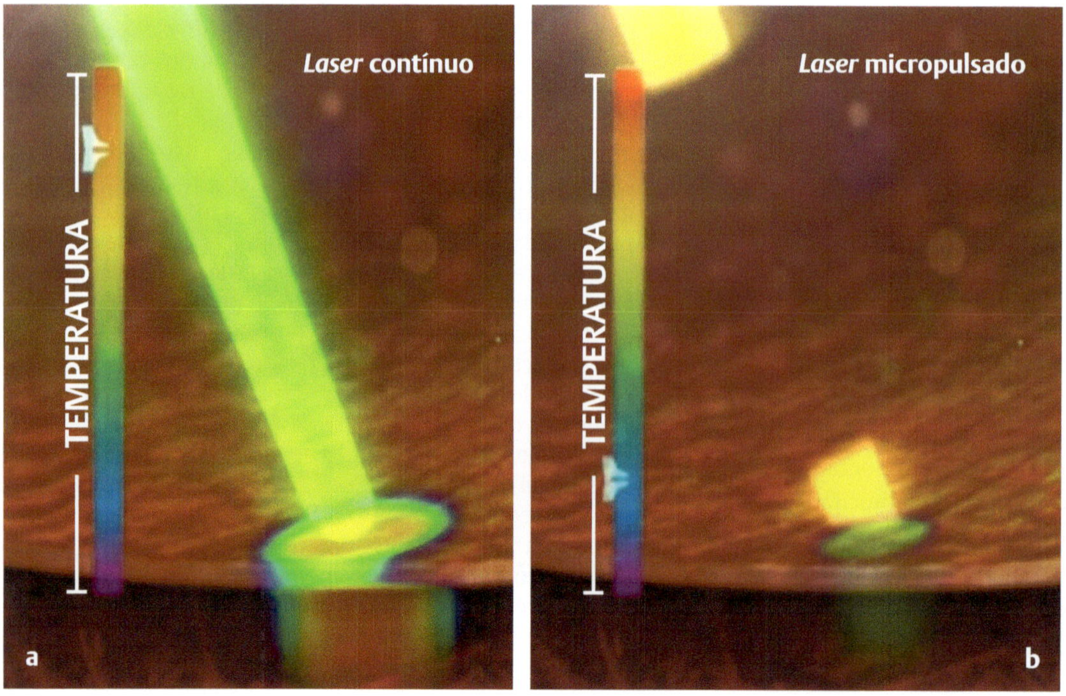

Fig. 15-1. (**a**) *Laser* contínuo. Produz uma lesão térmica visível na retina. (**b**) *Laser* micropulsado. Sem ferimentos visíveis. Produz fotobioestimulação da retina. (Arquivo pessoal do autor Alejandro Lavaque.)

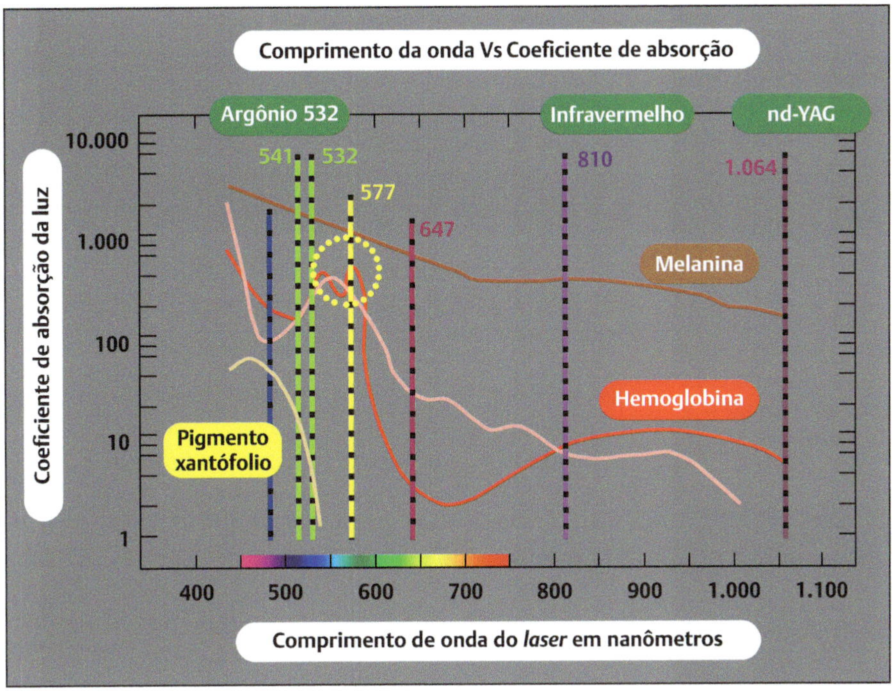

Fig. 15-2. Diferentes comprimentos de onda de *lasers* disponíveis para tratamento de fotocoagulação retiniana. (Arquivo pessoal do autor Alejandro Lavaque.)

Quadro 15-1. Tipos de Lentes e Principais Características

Mainster Hi-Mag	125	1,25x	0,8	100	75°/88°
Goldmann 3-Mirror	125	0,93x	1,08	135	140°
Periferia					
3-Mirror lens o Karickhoff	200	0,93x	1,08	216	140°
Mainster Wide Field	100	0,68x	1,50	150	118°/127°
Rodenstock Pan Fundus	125	0,70x	1,44	180	110°/132°
Mainster Standard	200	0,96x	1,04	208	90°/121°
Mainster PRP 165	100	0,51x	1,96	196	165°/180°
Volk HR wide field	100	0,50x	2,00	200	160°/165°
Volk Quadraspheric	125	0,51x	1,97	246	120°/144°

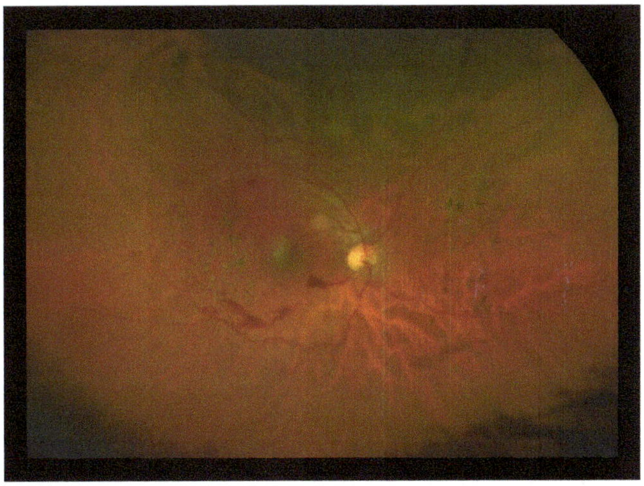

Fig. 15-3. Retinopatia diabética proliferativa de alto risco. Presença de neovasos nas arcadas vasculares temporais e áreas localizadas de hemorragias pré-retinianas associadas à arcada vascular temporal inferior. (Arquivo pessoal do autor Alejandro Lavaque.)

exageram quando há hipertensão arterial. Medidas extremas devem ser tomadas para impedir a evolução da retinopatia. A PFC pode ser indicada em estágios anteriores.

E) *Dislipidemias:* esta é uma condição em que as lipoproteínas no sangue estão aumentadas. Um aumento na permeabilidade dos capilares retinianos permite a passagem de lipoproteínas para a retina. Isso favorece o aparecimento precoce de exsudatos duros no polo posterior com o consequente dano aos fotorreceptores. Pacientes hiperlipidêmicos com tendência a desenvolver edema macular devem ser tratados muito precocemente, sob o risco de apresentarem, rapidamente, perda visual grave em curto prazo.[14]

TÉCNICAS DE FOTOCOAGULAÇÃO

As diferentes técnicas de aplicação do *laser* na retina de pacientes diabéticos baseiam-se no local onde o tratamento é administrado. Basicamente existem duas áreas a serem tratadas: a região macular, a periferia média e a periferia extrema da retina (estas duas últimas áreas geralmente são tratadas em conjunto).[15] O tratamento a *laser*, que é realizado na região macular, é chamado de fotocoagulação focal. A forma em grade convencional está fora de uso há anos. Quando o *laser* é aplicado na periferia média e extrema, é chamado de PFC da retina.[11]

Fotocoagulação "*laser* focal" da retina na região macular (Fig. 15-4).

Em geral, uma lente de contato com ampliação suficiente é usada para obter uma visualização detalhada da região macular. O objetivo é fotocoagular suavemente os pontos vermelhos (microaneurismas ou micro-hemorragias) nas áreas de espessamento localizado da retina.

O efeito térmico sobre os microaneurismas produz seu fechamento (Fig. 15-5).

Isso estimula a reabsorção do líquido da retina. Inicialmente, os protocolos ETDRS propõem o fechamento completo dos aneurismas vazantes, mas informações disponíveis na literatura mostraram que, por meio de fotocoagulação com baixas intensidades, tipo limiar – ou mesmo subliminar – é possível estimular o crescimento endotelial dentro do próprio aneurisma, produzindo seu fechamento sem danificar o tecido retiniano subjacente.[16]

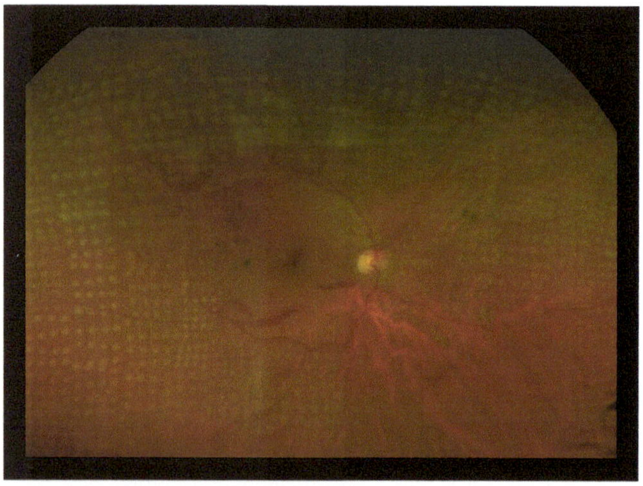

Fig. 15-4. Panfotocoagulação a *laser* padrão na periferia média e extrema. Intensidade moderada na coloração das lesões. (Arquivo pessoal do autor Alejandro Lavaque.)

Este tratamento é realizado identificando-se todos os pontos de filtragem, e aqueles que estão entre 500 e 3.000 μm do centro da fóvea são tratados de forma direta. Para isso utiliza-se a fotocoagulação com *spots* de 50 a 100 μm, 0,1 s ou menos, e intensidade mínima para produzir clareamento moderado da área retiniana adjacente ao aneurisma.[17] Outro detalhe a ser considerado é o tipo de lente utilizado para realizar fotocoagulação. O diâmetro do *spot* variará dependendo das características ópticas da lente. Quando são utilizados pequenos *spots*, como no caso da fotocoagulação macular, deve-se ter cuidado com a intensidade e os tempos utilizados na programação.[13]

Nesses casos é aconselhável fazer um tiro teste em uma área da retina distante da fóvea e em que haja menos edema. A intensidade do *laser* é ajustada até que uma marca da intensidade necessária seja alcançada.

Nos casos em que a espessura da retina excede 400 μm, é aconselhável realizar tratamentos adjuvantes antes da aplicação do *laser*. As drogas intravítreas que bloqueiam o VEGF são especialmente úteis nesses casos.

O objetivo é que os pacientes fiquem com uma retina de espessura normal e sem vazamento o mais rápido e pelo maior tempo possível.

Com base nos ensaios clínicos realizados com antiangiogênicos (estudos RISE e RIDE), modificou-se o paradigma de tratamento médico do edema macular diabético. Como as injeções se tornaram o padrão ouro para essa patologia e o tratamento com fotocoagulação macular, ela foi reservada a situações como edema extrafoveal focal ou tratamento complementar nos casos em que o acesso a um regime anti-VEGF não pode atingir um objetivo de acordo com os resultados ideais esperados.[18]

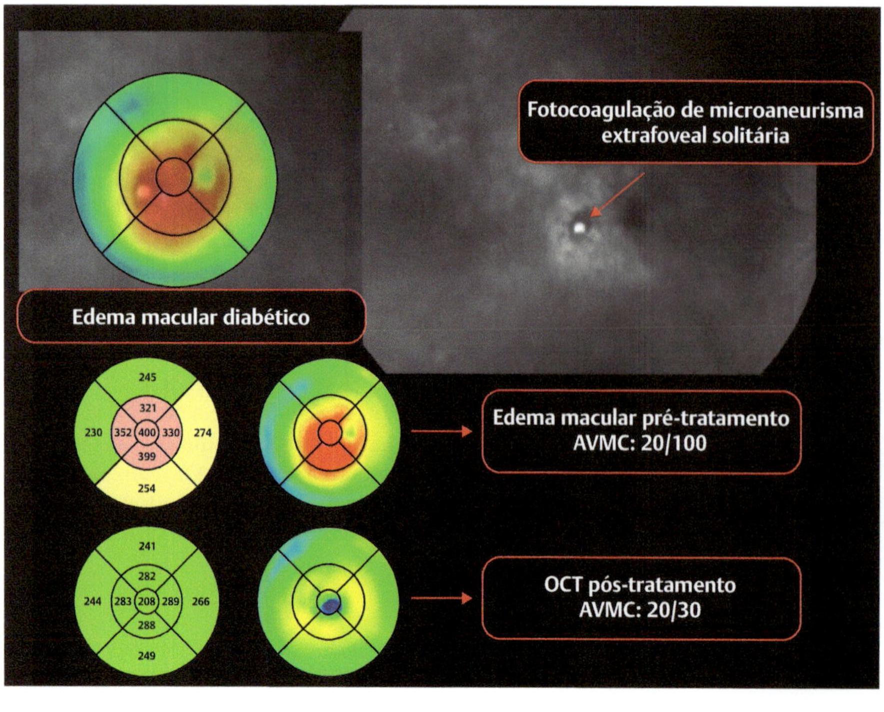

Fig. 15-5. Fotocoagulação a *laser* focal de edema macular diabético causado por microaneurisma isolado em área extrafoveal. (Arquivo pessoal do autor Alejandro Lavaque.)

Panfotocoagulação (PFC) da Retina

Atualmente ainda é válida a indicação da panfotocoagulação retiniana nos casos de RDP ou nas formas não proliferativas graves. No momento, a estratégia clássica de tratamento a *laser* da retina isquêmica ainda está em revisão. Nos últimos anos, o uso da terapia anti-FCEV tem sido proposto como alternativa ao PFC. Essa última estratégia visa preservar a retina.

Em um interessante estudo realizado pela Dra. Emily Chew foi analisada a acuidade visual de pacientes que participaram do ETDRS e que receberam PFC como tratamento. Os indivíduos que participaram do estudo supracitado foram recrutados novamente 20 anos depois. Cerca de 80% desses pacientes mantiveram acuidade visual melhor que 20/40 e 42% igual ou melhor que 20/20.[19]

Fotocoagulação Complementar e Tratamentos Adjuvantes

A fotocoagulação complementar é indicada quando o tratamento com drogas inibidoras do FCEV ou esteroides é insuficiente para atingir o efeito desejado.[20] Tratamento inadequado com drogas antiangiogênicas pode ser causado por dificuldade de acesso ao medicamento ou por efeito menor que o esperado (pacientes refratários).[21]

É importante descartar a presença de isquemia macular como causa de diminuição da acuidade visual em pacientes com DM.

O objetivo do tratamento a *laser*, nesses casos, é fechar os microaneurismas com impactos de 50 a 200 μm, com duração de 0,1 segundo e separados por espaço um pouco maior que um impacto. O feixe papilomacular, a zona avascular de 500 μm no centro da fóvea e 500 μm da margem da papila, geralmente são poupados. Primeiramente, cada microaneurisma deve ser tratado individualmente com *spots* de 100 a 150 μm e com uma lesão suave que produza uma alteração na transparência da retina.[22] O tratamento com *laser* geralmente é combinado com drogas antiangiogênicas usando o melhor critério médico e conhecimento científico do momento.

Uma modificação dessa técnica é a fotocoagulação subliminar micropulsada.[10] Por meio dela, o objetivo é gerar o menor efeito térmico necessário para produzir a alteração biológica que leva à resolução do edema. Funciona fornecendo energia com o conceito de "fator de desempenho ou *duty cycle*" ou ciclo de trabalho. A estratégia consiste em segmentar a coluna do *laser* de forma que períodos de estimulação do *laser* se alternem com períodos de repouso. Isso reduz os danos térmicos à retina. O modo multiponto, ou disparos múltiplos, economiza tempo, tornando o tratamento mais eficiente. Os *lasers* multiponto usam um sistema de distribuição de energia em grade ou padrão. Com um único toque no pedal, ele envia uma rajada de tiros de acordo com o padrão configurado (Fig. 15-6).[17]

Dos estudos da DRCRnet onde foram comparados os resultados, para o tratamento do edema macular, da combinação de triancinolona e *laser*, anti-FCEV ou del *laser* anti-VEGF em monoterapia, concluiu-se que o tratamento de primeira linha para esta patologia deve ser o uso de drogas antiangiogênicas.[23]

O implante de dexametasona faz parte de dispositivos de liberação prolongada que são injetados através da parede do olho na cavidade vítrea. Em geral, é a primeira escolha no edema macular diabético com componente cístico muito grave e crônico. Nesses casos, suspeita-se da presença de alterações inflamatórias óbvias na retina.[24,25]

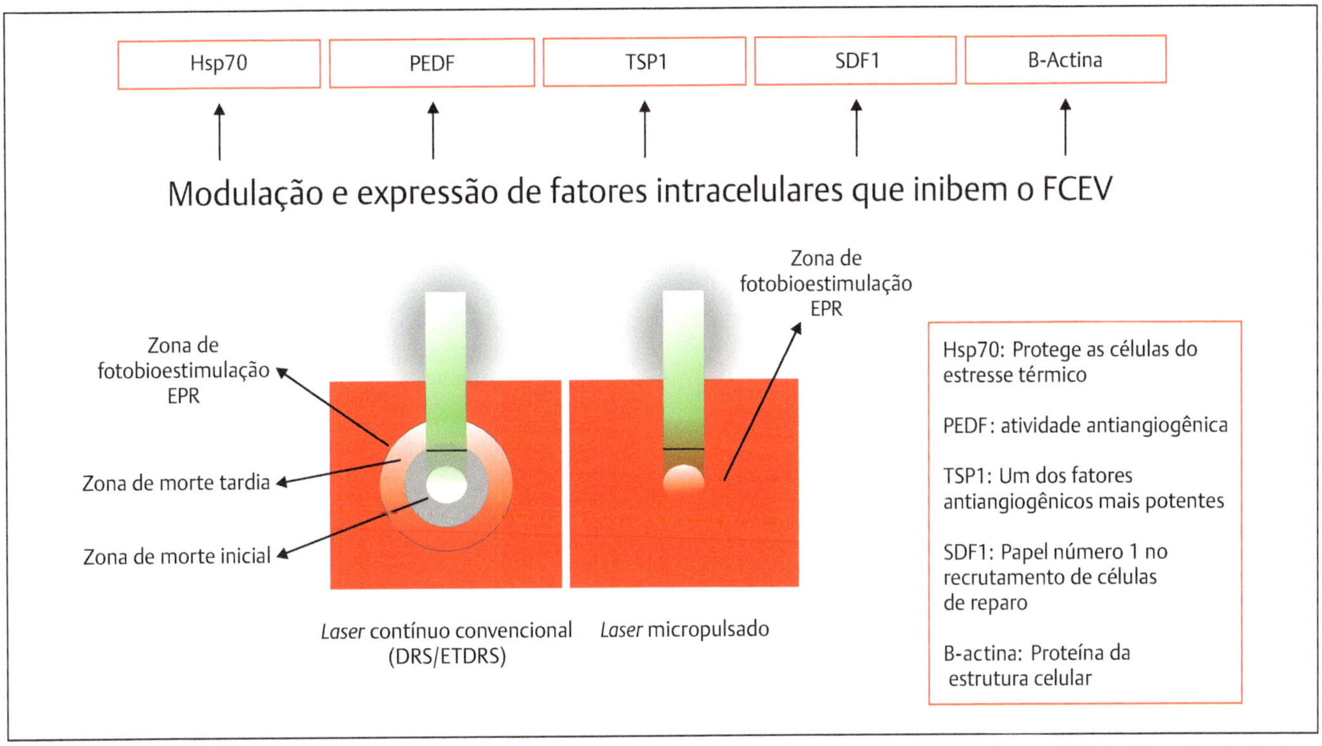

Fig. 15-6. Comparação entre o efeito térmico das lesões produzidas pela aplicação de *laser* contínuo na retina (esquerda). Fotobioestimulação do RPE por *laser micropulse* (direita). (Arquivo pessoal do autor Alejandro Lavaque.)

Indicações para tratamentos adjuvantes:

- Antes ou complementarmente à fotocoagulação.
- EMD refratários à fotocoagulação.
- Combinação com outras terapias para potencializar seus efeitos.
- Antes da vitrectomia para redução do edema pós-cirúrgico.

NOVAS ALTERNATIVAS E TRATAMENTOS FUTUROS

Alternativas para melhorar os resultados estão sendo estudadas em diferentes fases dos ensaios clínicos obtidos com os tratamentos atuais de EMD e RD.[23] Entre eles estão diferentes antiangiogênicos como brolucizumab, conbercept ou abicipar pegol entre os originais. O desenvolvimento dos chamados biossimilares, como ziv-aflibercept e bevacizumab, é interessante. Outros são modificadores da estrutura vítrea, esferas de microgel para liberação prolongada de um medicamento ou um "coquetel" deles preparados para cada paciente em particular, levando em consideração os biomarcadores encontrados em seus estudos mais os dados retirados de sua história clínica e história patológica. Outras drogas interessantes em estudo são aquelas que podem atuar topicamente por meio de nanopartículas pela facilidade de administrá-las em gotas ou por meio de lentes de contato que podem atuar como reservatório de liberação prolongada. Dentro da farmacoterapia retiniana há um parágrafo separado para a aplicabilidade da terapia gênica em relação à apoptose retiniana que gera alteração metabólica em decorrência do excesso de oferta de metabólitos derivados de vias alternativas de metabolismo de carboidratos e hipoxemia permanente.[2] Da terapia gênica em relação à apoptose retiniana que gera alteração metabólica causada pelo excesso de oferta de metabólitos derivados de vias alternativas de metabolismo de carboidratos e hipoxemia permanente.[2] Há facilidade de administrá-las em gotas ou através de lentes de contato que podem atuar como reservatório de liberação prolongada. Dentro da farmacoterapia retiniana há um parágrafo separado para a aplicabilidade da terapia gênica em relação à apoptose retiniana que gera alteração metabólica em razão do excesso de oferta de metabólitos derivados de vias alternativas de metabolismo de carboidratos e hipoxemia permanente.[2]

REFERÊNCIAS BIBLIOGRÁFICAS

1. Ellis MP, Lent-Schochet D, Lo T, Yiu G. Emerging concepts in the treatment of diabetic retinopathy. Curr Diab Rep 2019 Nov 20;19(11):137.
2. Rosberger DF. Diabetic retinopathy: current concepts and emerging therapy. Endocrinol Metab Clin North Am 2013 Dec;42(4):721-45.
3. Jorge EC, Jorge EN, Botelho M, Farat JG, Virgili G, El Dib R. Monotherapy laser photocoagulation for diabetic macular oedema. Cochrane Database Syst Rev 2018 Oct 15;10:CD010859.
4. Luo D, Zheng Z, Xu X, Fan Y, Zhu B, Liu K et al. Systematic review of various laser intervention strategies for proliferative diabetic retinopathy. Expert Rev Med Devices 2015 Jan;12(1):83-91.
5. Yoon YH, Boyer DS, Maturi RK, Bandello F, Belfort R, Augustin AJ et al. Natural history of diabetic macular edema and factors predicting outcomes in sham-treated patients (MEAD study). Graefes Arch Clin Exp Ophthalmol Albrecht Von Graefes Arch Klin Exp Ophthalmol. 2019 Dec;257(12):2639-53.
6. Blindbaek SL, Peto T, Grauslund J. How do we evaluate the role of focal/grid photocoagulation in the treatment of diabetic macular edema? Acta Ophthalmol (Copenh) 2019 Jun;97(4):339-46.
7. Muqit MMK, Marcellino GR, Henson DB, Young LB, Patton N, Charles SJ et al. Optos-guided pattern scan laser (Pascal)-targeted retinal photocoagulation in proliferative diabetic retinopathy. Acta Ophthalmol (Copenh) 2013 May;91(3):251-8.
8. Nishida K, Miura K, Sakaguchi H, Kamei M, Wakabayashi T, Hara C et al. The impact of spot size, spacing, pattern, duration and intensity of burns on the photocoagulation index in a geometric simulation of pan-retinal laser photocoagulation. Acta Ophthalmol (Copenh) 2019 Jun;97(4):e551-8.
9. Nemcansky J, Stepanov A, Nemcanska S, Masek P, Langrova H, Studnicka J. Single session of pattern scanning laser versus multiple sessions of conventional laser for panretinal photocoagulation in diabetic retinopathy: Efficacy, safety and painfulness. PloS One 2019;14(7):e0219282.
10. Akhlaghi M, Dehghani A, Pourmohammadi R, Asadpour L, Pourazizi M. Effects of subthreshold diode micropulse laser photocoagulation on treating patients with refractory diabetic macular edema. J Curr Ophthalmol 2019 Jun;31(2):157-60.
11. Kohner EM, Stratton IM, Aldington SJ, Holman RR, Matthews DR. UK Prospective Diabetes Study (IKPDS) Group. Relationship between the severity of retinopathy and progression to photocoagulation in patients with Type 2 diabetes mellitus in the UKPDS (UKPDS 52). Diabet Med J Br Diabet Assoc 2001 Mar;18(3):178-84.
12. Alasil T, Waheed NK. Pan retinal photocoagulation for proliferative diabetic retinopathy: pattern scan laser versus argon laser. Curr Opin Ophthalmol. 2014 May;25(3):164-70.
13. Mainster MA, Crossman JL, Erickson PJ, Heacock GL. Retinal laser lenses: magnification, spot size, and field of view. Br J Ophthalmol 1990 Mar;74(3):177-9.
14. Klein BEK, Myers CE, Howard KP, Klein R. Serum lipids and proliferative diabetic retinopathy and macular edema in persons with long-term type 1 diabetes mellitus: the Wisconsin Epidemiologic Study of Diabetic Retinopathy. JAMA Ophthalmol 2015 May;133(5):503-10.
15. Mainster MA. Decreasing retinal photocoagulation damage: principles and techniques. Semin Ophthalmol 1999 Dec;14(4):200-9.
16. Mainster MA. Wavelength selection in macular photocoagulation. Tissue optics, thermal effects, and laser systems. Ophthalmology 1986 Jul;93(7):952-8.
17. Scholz P, Altay L, Fauser S. A review of subthreshold micropulse laser for treatment of macular disorders. Adv Ther 2017 Jul;34(7):1528-55.
18. Nguyen QD, Brown DM, Marcus DM, Boyer DS, Patel S, Feiner L et al. Ranibizumab for diabetic macular edema: results from 2 phase III randomized trials: RISE and RIDE. Ophthalmology 2012 Apr;119(4):789-801.
19. Chew EY, Ferris FL, Csaky KG, Murphy RP, Agrón E, Thompson DJS et al. The long-term effects of laser photocoagulation treatment in patients with diabetic retinopathy: the early treatment diabetic retinopathy follow-up study. Ophthalmology 2003 Sep;110(9):1683-9.
20. Glassman AR, Wells JA, Josic K, Maguire MG, Antoszyk AN, Baker C et al. Five-year outcomes after initial aflibercept, bevacizumab, or ranibizumab treatment for diabetic macular edema (protocol t extension study). Ophthalmology 2020 Sep;127(9):1201-10.
21. Olsen TW. Anti-VEGF pharmacotherapy as an alternative to panretinal laser photocoagulation for proliferative diabetic retinopathy. JAMA 2015 Nov 24;314(20):2135-6.

22. Diabetic Retinopathy Clinical Research Network, Wells JA, Glassman AR, Ayala AR, Jampol LM, Aiello LP et al. Aflibercept, bevacizumab, or ranibizumab for diabetic macular edema. N Engl J Med 2015 Mar 26;372(13):1193-203.
23. Sachdev N, Gupta V, Abhiramamurthy V, Singh R, Gupta A. Correlation between microaneurysm closure rate and reduction in macular thickness following laser photocoagulation of diabetic macular edema. Eye Lond Engl 2008 Jul;22(7):975-7.
24. Sun JK, Jampol LM. The Diabetic Retinopathy Clinical Research Network (DRCR.net) and its contributions to the treatment of diabetic retinopathy. Ophthalmic Res 2019;62(4):225-30.
25. Rosenblatt A, Udaondo P, Cunha-Vaz J, Sivaprasad S, Bandello F, Lanzetta P et al. A Collaborative Retrospective Study on the Efficacy and Safety of Intravitreal Dexamethasone Implant (Ozurdex) in patients with diabetic macular edema: The European DME Registry Study. Ophthalmology 2020 Mar;127(3):377-93.

CAPÍTULO 16

OCT EM FOTOCOAGULAÇÃO RETINIANA PERIFÉRICA

Carlos W. Arzabe ▪ Carla Lorena Surco Y. ▪ Alejandro Lavaque ▪ Geziel Gómez C.
Nilson C. Molina F. ▪ Carlos Agüero ▪ Michelle M. Rakela D.

A tomografia de coerência óptica (OCT) revolucionou a forma de interpretar a patologia macular – no entanto, sua capacidade de obter imagens de patologias na retina periférica tem sido, até hoje, subutilizada e muito limitada.

Realizando testes e alimentando conhecimentos de diversas fontes, observamos que, também, poderíamos utilizar a OCT de domínio espectral fora do polo posterior, guiado (quase sempre) por retinografia de campo ultra-amplo e, assim, obter cortes de OCT e imagens de lesões periféricas da retina (Fig. 16-1).

Com essa forma de estudar rotineiramente a retina (há mais de 2 anos), podemos aproveitar esse potencial tecnológico e observar melhor as lesões vitreorretinianas em áreas equatoriais e até (dependendo da dilatação do paciente) atingir a periferia, e, assim, obter informações antes pouco divulgadas e que foram consideradas pouco possíveis de adquirir-se no dia a dia, e, da mesma forma, para ter mais certeza de nossos diagnósticos e tratamentos na retina periférica, que pouco ou nada evoluíram ao longo do tempo. Atualmente – com esta técnica e metodologia de trabalho – conseguimos um melhor entendimento dessas lesões, e isso tem nos ajudado a enxergar a retina além da nossa zona de conforto, assim como as arcadas vasculares, para obtermos melhores diagnósticos, principalmente da relação vitreorretiniana, e direcionar nossos tratamentos mais precisamente.

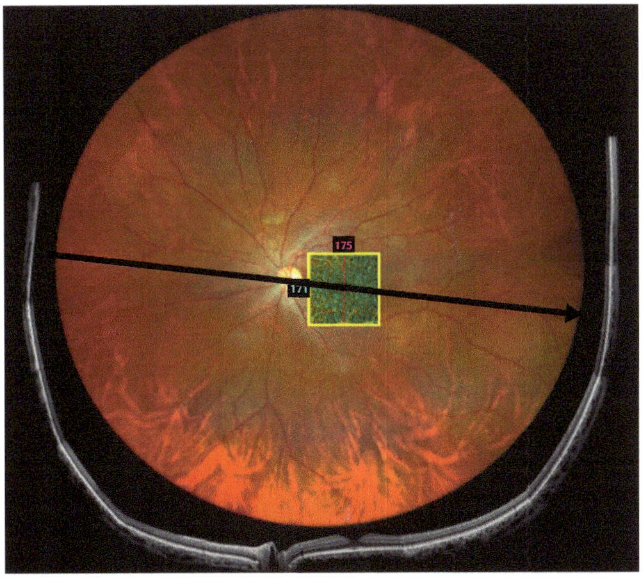

Fig. 16-1. Retinografia de campo ultra-amplo normal. Corte transversal da tomografia de coerência óptica de domínio espectral (SD OCT), montada desde a periferia nasal, passando pelo nervo óptico e fóvea até a periferia temporal.

MÉTODOS DE VARREDURA DE OCT

O exame oftalmológico incluiu exame com um oftalmoscópio binocular indireto e uma lente Pan Retinal 2.2, retinografia de campo ultra-amplo (Fig. 16-2) e tomografia de coerência óptica de domínio espectral (OCT – SD) (Fig. 16-3).

É essencial explicar o procedimento ao paciente antes da OCT da retina periférica, para que o paciente entenda e cumpra os requisitos do operador. A pupila do olho foi dilatada antes do procedimento.

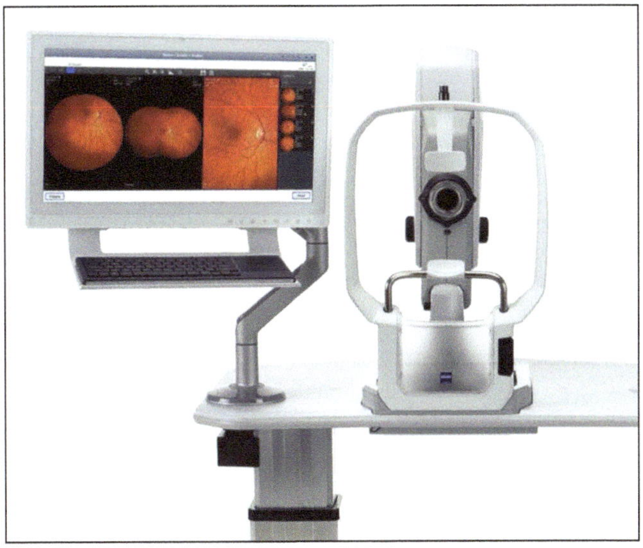

Fig. 16-2 Equipo retinógrafo de campo ultra-amplo, Clarus 700 Zeiss. (Reproduzida com autorização da Medicalmix, representante da Carl Zeiss Meditec.)

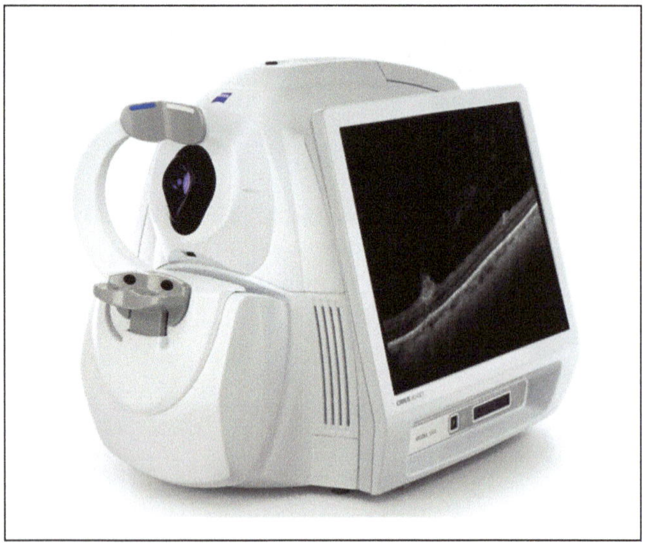

Fig. 16-3. OCT Angio-Cirrus 5000. Equipos utilizados para obter nossas imagens na retina periférica. (Reproduzida com autorização da Medicalmix, representante da Carl Zeiss Meditec.)

MÉTODO PARA VISUALIZAR LESÕES RETINIANAS PERIFÉRICAS

- A lesão retiniana periférica é localizada com um oftalmoscópio indireto binocular e uma lente Pan Retinal 2.2.
- A documentação é realizada com um retinógrafo de campo ultra-amplo (Fig. 16-4).
- OCT da periferia da retina guiada por retinografia de campo amplo e ultra-amplo é realizada (Fig. 16-5).
- São analisados os resultados do exame de OCT.

Para a realização do exame de OCT, o olhar do paciente foi orientado na direção desejada com a cabeça levemente voltada para a área da lesão periférica a ser estudada (Fig. 16-6).

UTILIDADE DA OCT PERIFÉRICA NA FOTOCOAGULAÇÃO DA RETINA

A realização de uma tomografia de coerência óptica da periferia da retina é de grande ajuda para examinar a tração vítrea, como riscos de descolamento de retina, e provavelmente o melhor momento para a fotocoagulação preventiva da retina. Além disso, é muito útil para avaliar o estado da retina após fotocoagulação preventiva.[1]

Na tomografia de coerência óptica, alterações e redistribuição do epitélio pigmentar são observadas na fotocoagulação retiniana. As células são destruídas e deformadas durante a fotocoagulação, e, como resultado, o epitélio pigmentar prolifera e as adesões coriorretinianas são formadas após a aplicação do *laser*.[1] Há evidências suficientes para tratar descolamentos agudos e assintomáticos. Pelo contrário, a evidência para tratar outras degenerações periféricas é questionada.

O Padrão de Prática Preferencial para Descolamento do Vítreo Posterior, Rasgos Retinianos e Degeneração Lattice, PPP 2019, da Academia Americana de Oftalmologia,[2] estão descritos no Quadro 16-1.

Devido à impossibilidade de controles de rotina, conforme preconizado no último PPP 2019,[2] e principalmente a falta de disciplina do paciente ou incapacidade de comparecer a controles futuros, a nossa abordagem baseia-se na explicação visual das lesões e o tratamento é fundamentalmente orientado com base nos resultados obtidos pelas imagens e pelos cortes de OCT nas lesões periféricas encontradas.

Atualmente damos maior importância às imagens que nos mostram com maior precisão a relação vitreorretiniana. Em geral, aquelas lesões que têm tração vítrea com elevação da retina e que podem levar ao descolamento de retina ao longo do tempo (Fig. 16-7). Em comum acordo com o paciente e mostrando as imagens do "risco que elas acarretam," quase sempre recomendamos seu tratamento profilático com *laser*; acima de tudo, em pacientes com história pessoal ou familiar de descolamento de retina.

Na avaliação das imagens de OCT, são evidenciadas as alterações estruturais para que, caso haja novo risco de progressão para descolamento de retina, de acordo com a presença ou grau de tração vitreorretiniana (Figs. 16-8 a 16-10) e a presença de fluido sub-retiniano ao redor de uma ruptura retiniana, possam nos guiar para novos critérios terapêuticos, como fotocoagulação ou cirurgia.[3]

Com a tomografia de coerência óptica, a progressão e o limite do descolamento hialoide posterior também podem ser documentados (Figs. 16-11 e 16-12).

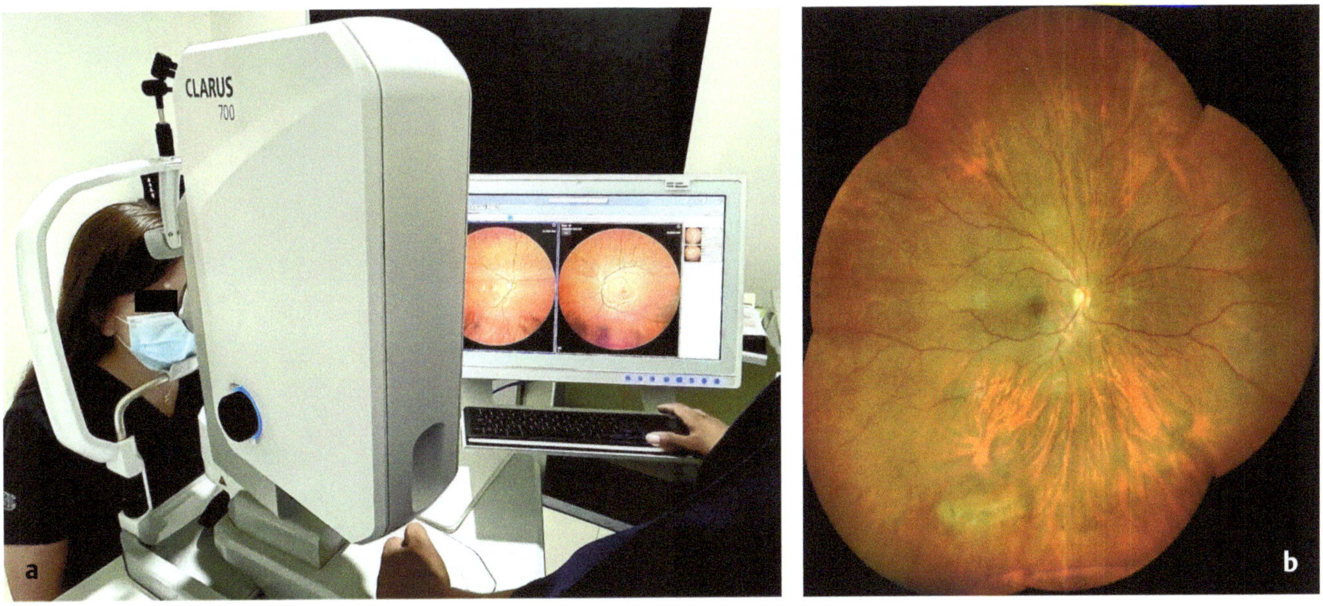

Fig. 16-4. (**a**) Ilustração da técnica de obtenção da retinografia de campo ultra-amplo. (**b**) Montagem de retinografia de campo ultra-amplo realizada em cor verdadeira.

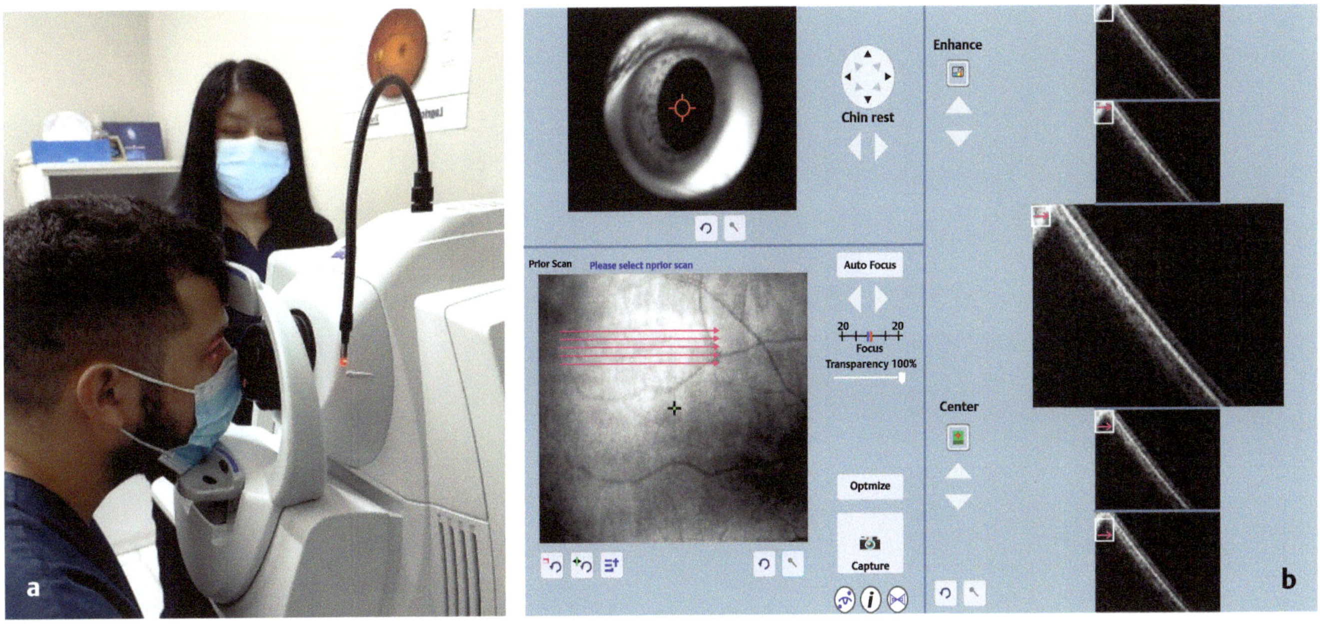

Fig. 16-5. (**a**) OCT da retina periférica temporal superior com fixação externa do equipamento. (**b**) Técnica para obtenção de OCT da retina periférica com padrão de cinco linhas de alta definição (HD 5 Line) Cirrus 5000 Zeiss.

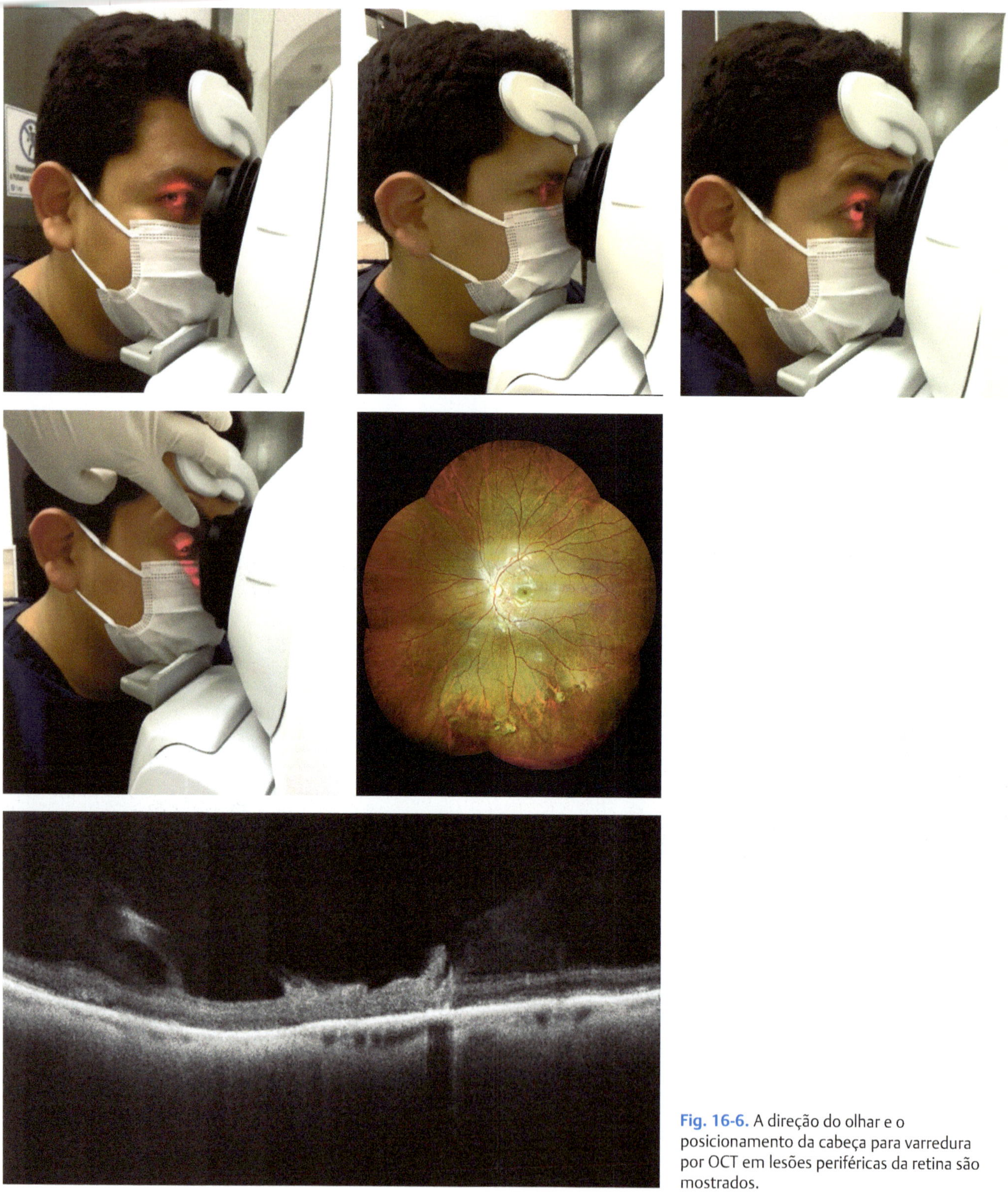

Fig. 16-6. A direção do olhar e o posicionamento da cabeça para varredura por OCT em lesões periféricas da retina são mostrados.

Quadro 16-1. Padrão de Prática Preferencial da AAO de 2019 para Tratamento de Lesões Retinianas Periféricas

Tipo de Lesão	Tratamento
Rotura em ferradura aguda sintomática	Trate prontamente
Forame operculado sintomático agudo	O tratamento pode não ser necessário
Diálise sintomática aguda	Trate prontamente
Rupturas traumáticas da retina	Geralmente tratar
Ruptura em ferradura assintomática (sem descolamento de retina subclínico)	Frequentemente pode continuar sem tratamento
Rotura operculada assintomática	O tratamento raramente é recomendado
Buracos redondos atróficos assintomáticos	O tratamento raramente é recomendado
Degeneração de Lattice assintomática sem buracos	Não é tratada a menos que o DVP cause uma laceração em ferradura
Degeneração de Lattice assintomática com buracos	Geralmente não requer tratamento
Diálise assintomática	Não há consenso sobre o tratamento e evidências insuficientes para orientar o manejo
Olhos com buracos atróficos, degeneração de *Lattice* ou rasgos em ferradura, assintomático onde o outro olho teve descolamento de retina	Não há consenso sobre o tratamento e evidências insuficientes para orientar o manejo

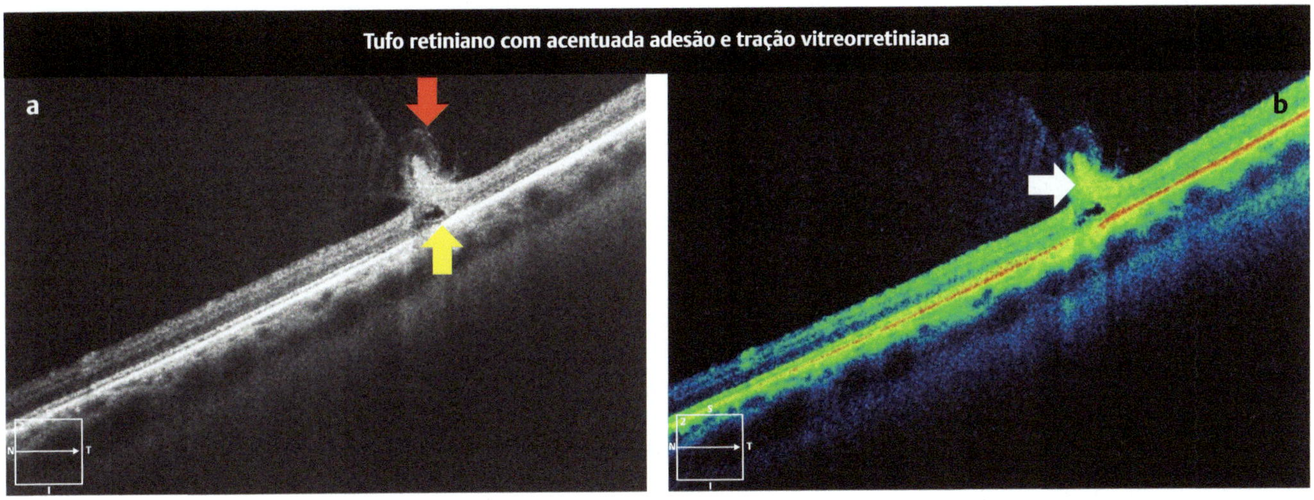

Fig. 16-7. OCT em tufo da retina. Cavidades hiporreflexivas intrarretinianas são observadas no interior da adesão vitreorretiniana (seta amarela). Denso, retina neurossensorial elevada (seta branca). Adesão e tração vitreorretiniana (seta vermelha). (**a**) OCT em tons de cinza. (**b**) OCT em falsa escala de cores.

Ruptura retiniana com tração vitreorretiniana e descolamento vítreo periférico

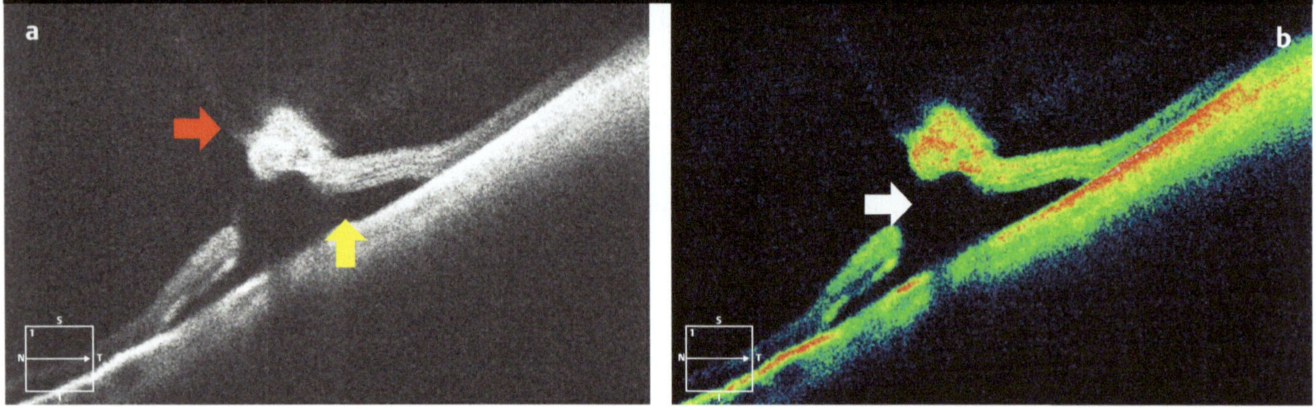

Fig. 16-8. Ruptura com tração vitreorretiniana no descolamento vítreo periférico em processo. Observa-se adesão e tração vitreorretiniana (seta vermelha). Ruptura retiniana de espessura total (seta branca). Descolamento neurossensorial de retina (seta amarela). (a) OCT em tons de cinza. (b) OCT em falsa escala de cores.

Ruptura retiniana não tratada

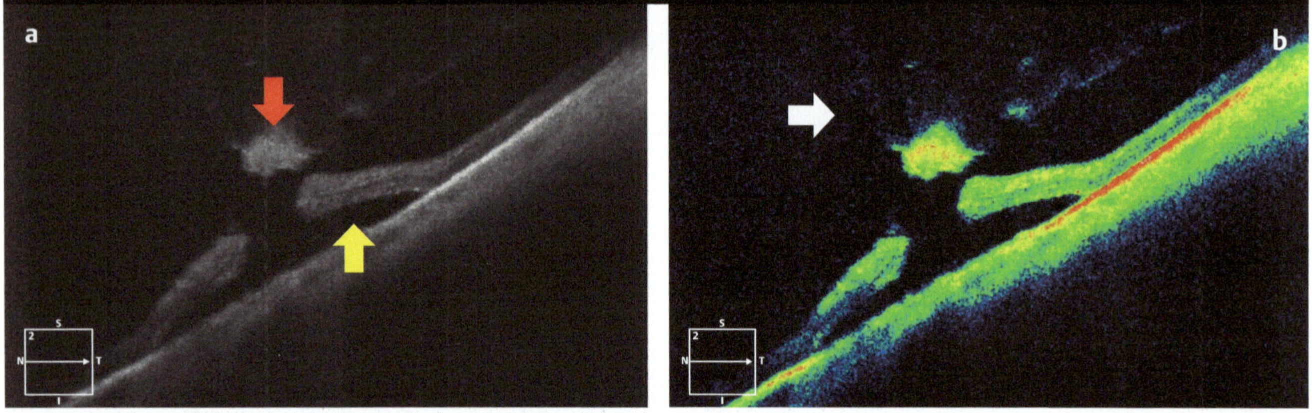

Fig. 16-9. OCT na área da ruptura retiniana com opérculo flutuando no vítreo acima da lágrima (seta vermelha). Descolamento neurossensorial de retina nas bordas da lágrima (seta amarela) e descolamento de vítreo periférico (seta branca). Mesmo sem tração vitreorretiniana no corte da OCT, há risco de descolamento de retina. (a) OCT em tons de cinza. (b) OCT em falsa escala de cores.

Diálise retiniana auto-selada (linha de demarcação)

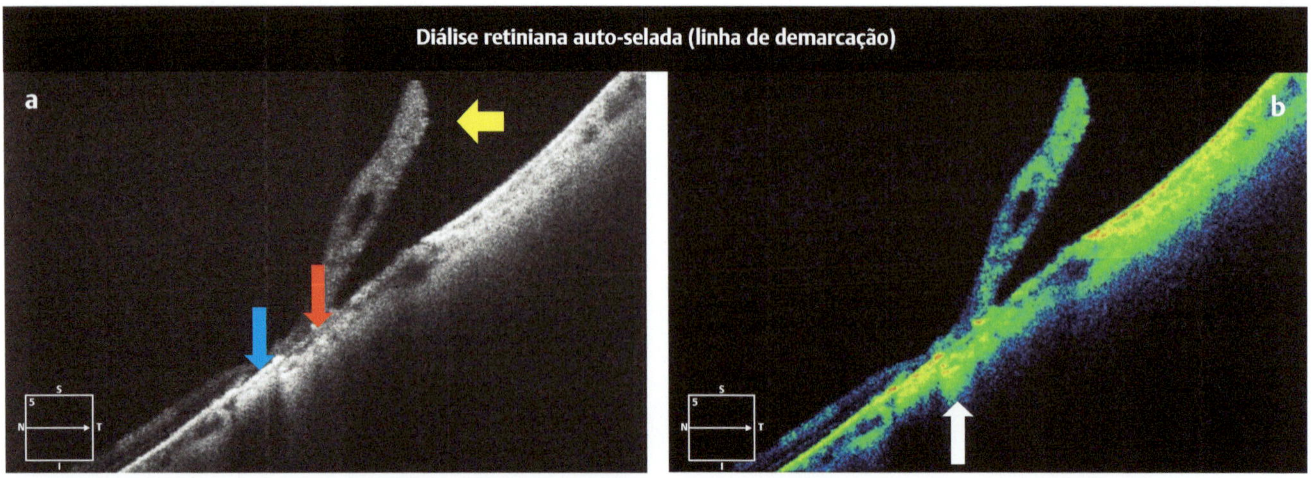

Fig. 16-10. OCT em autosselamento (linha de demarcação) de diálise de retina. Descolamento neurossensorial de retina (seta amarela) é observado. Epitélio pigmentado denso com aderências coriorretinianas (seta vermelha), atrofia do EPR (seta azul), hiper-refletividade coroidal ao nível do EPR atrófico (seta branca). (a) OCT em tons de cinza. (b) OCT em falsa escala de cores.

Degeneração reticular com ruptura da retina tratada com fotocoagulação a *laser*

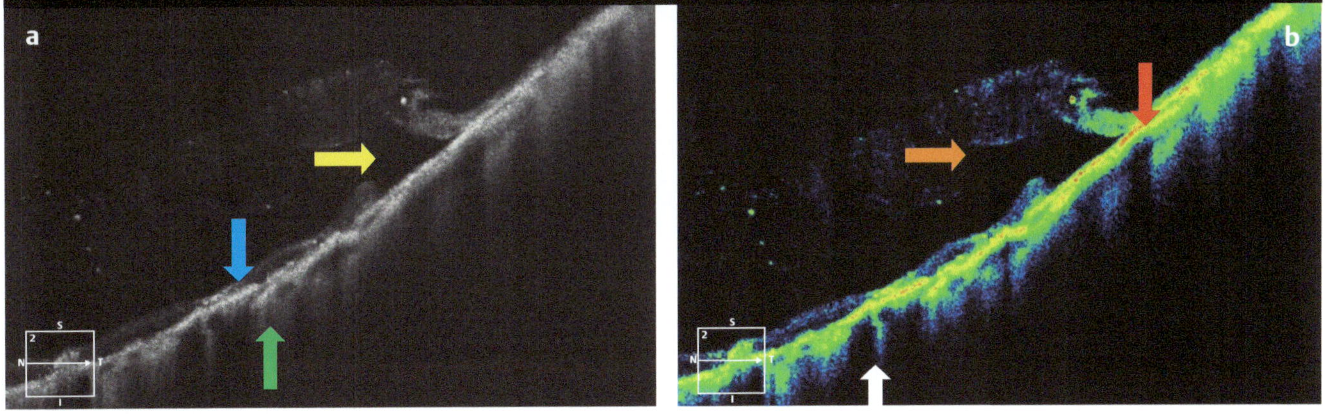

Fig. 16-11. OCT em degeneração reticulada e ruptura da retina (seta amarela) com descolamento do vítreo periférico em processo (seta laranja). Observam-se aderências coriorretinianas com epitélio pigmentar denso (seta vermelha), hiporrefletividade coroidal ao nível do PSE denso (seta branca). Atrofia do EPR (seta azul), hiper-refletividade coroidal ao nível do EPR atrófico (seta verde). (a) OCT em tons de cinza. (b) OCT em falsa escala de cores.

Delimitação do descolamento do vítreo posterior usando OCT

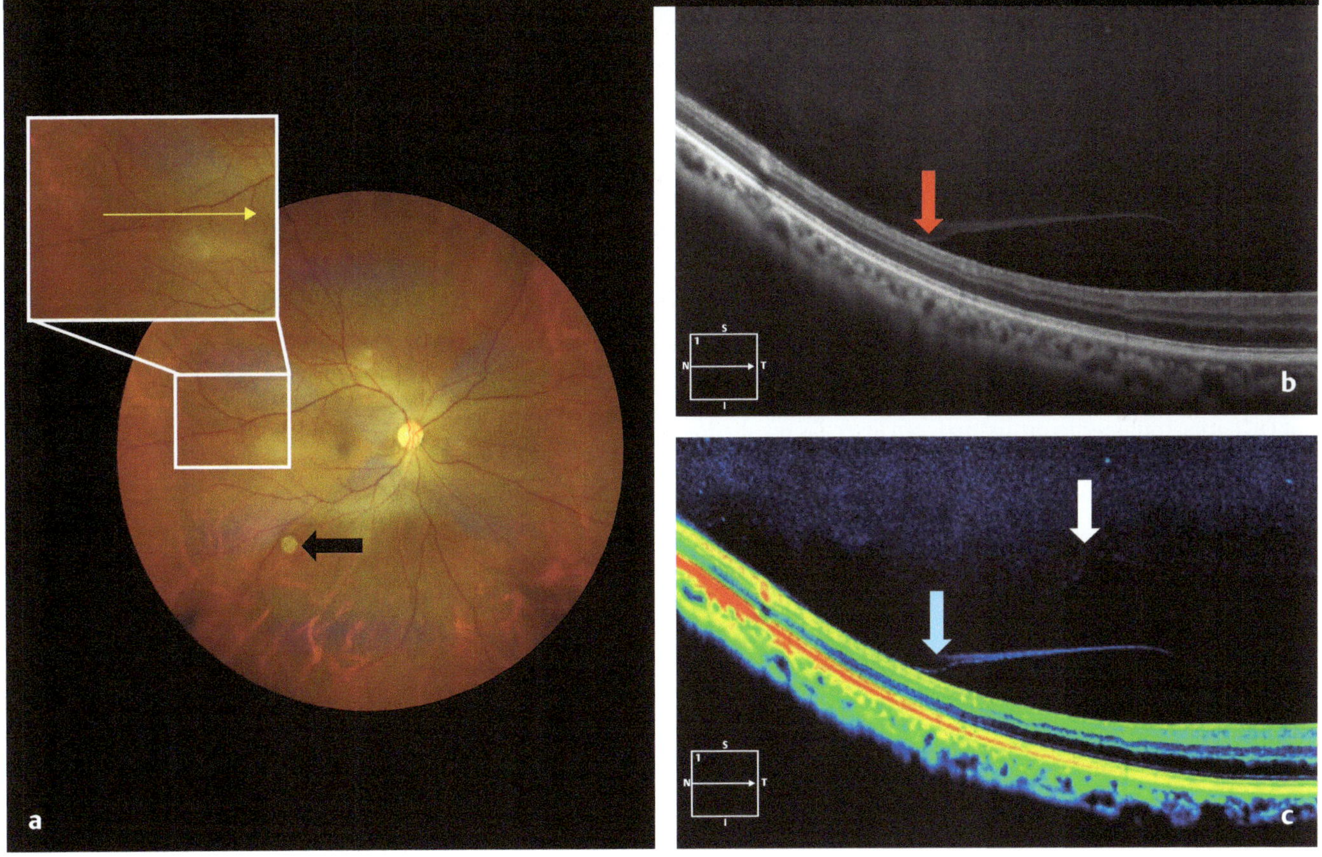

Fig. 16-12. OCT periférica. Observa-se o limite do descolamento do vítreo posterior (seta vermelha). Bursa vítrea (seta branca). Vitreosquise (seta celeste). (a) Retinografia de campo largo em que se observa atrofia do EPR na periferia média inferior temporal (seta preta). A seta amarela indica a direção do corte. (b) OCT em tons de cinza. (c) OCT em falsa escala de cores.

FOTOCOAGULAÇÃO A *LASER* NA RETINA PERIFÉRICA

As lesões retinianas causadas por lesões vitreorretinianas durante o descolamento de vítreo posterior são a principal causa de descolamento de retina regmatogênico.[4,5] Existem opiniões divergentes quanto ao tratamento ou não das diversas lesões periféricas do ponto de vista clínico, mas poucas informações sobre o tratamento por observação direta da OCT periférica com base na relação vitreorretiniana.[1] Alguns autores consideram o tratamento quando há presença de tração vítrea na borda da lesão[6] e quando há evidência de progressão ou as lágrimas aumentam de tamanho.[7,8] A fotocoagulação a *laser* induz uma desnaturação localizada das proteínas retinianas produzidas pelo calor causado pela absorção da luz do *laser* por melanócitos do epitélio pigmentar da retina.[9] Posteriormente, essas áreas são substituídas por tecido reparador rico em células pigmentares, formando a cicatriz coriorretiniana.[10] O efeito da coagulação tecidual seguida pela formação de aderências cicatriciais entre a coroide e a retina previne o descolamento neurossensorial da retina do epitélio pigmentar, bloqueando o fluxo vítreo em direção ao espaço subretiniano.[5,11,12] Diferentes técnicas preventivas de fotocoagulação a *laser* têm sido propostas na literatura: duas a três fileiras de queimaduras a *laser* confluentes ao redor da lesão periférica;[4] duas ou três fileiras de queimaduras escalonadas com distância ≤ 1 diâmetro de queima entre elas;[13,14] três ou quatro fileiras de queimaduras contíguas ao longo da borda da lesão,[15] delimitando e circundando a lesão periférica em sua totalidade e, no caso de estender-se até a *ora serrata*, pode ser delimitada até a inserção da retina em ambos os lados (Fig. 16-13).

A fotocoagulação retiniana adicional deve ser realizada em casos de novas lesões periféricas que predisponham a RD, ou que apresentem um curso progressivo da lesão retiniana.[5]

Apresentamos casos documentados fotograficamente e por OCT após tratamento profilático com *laser*. Os resultados do tratamento são avaliados 1 a 2 semanas após a fotocoagulação da retina (Fig. 16-14).

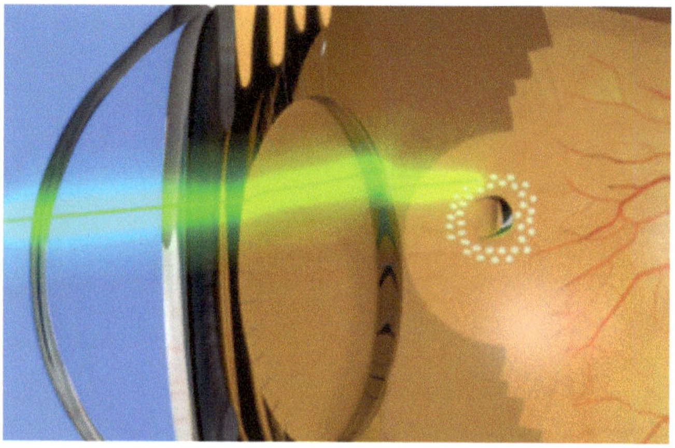

Fig. 16-13. Aplicação de fotocoagulação ao nível da ruptura da retina. (Belus. Laser photocoagulation around retinal tear. 2018. Shutterstock – id. 1047037522.)

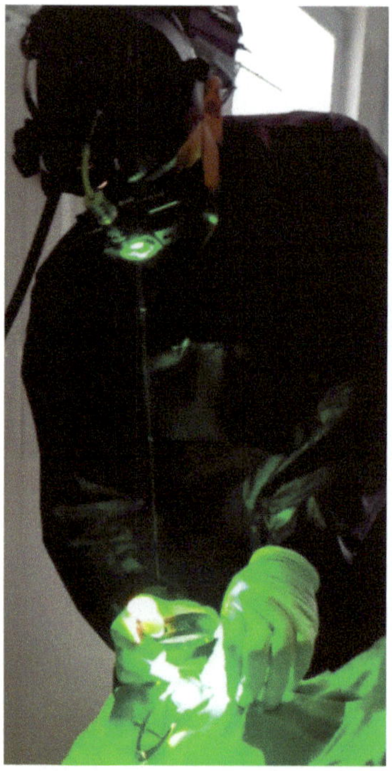

Fig. 16-14 Aplicação de *laser* em retina periférica com oftalmoscópio binocular indireto.

OCT EM RUPTURA RETINIANA NA PERIFERIA TEMPORAL TRATADA COM *LASER* (CASO 1) (FIG. 16-15)

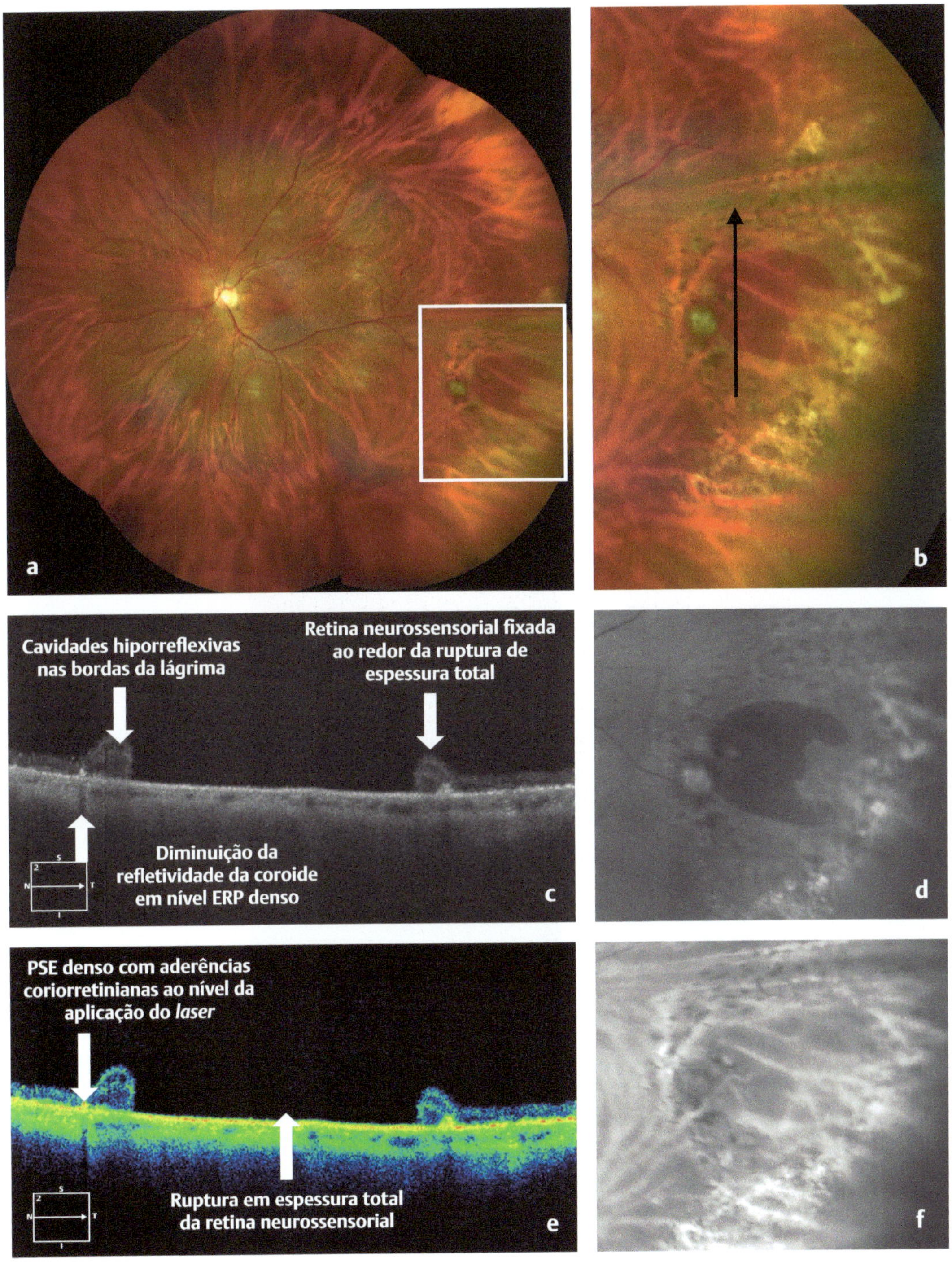

Fig. 16-15. (a) Retinografia de campo ultra-amplo. (b) A seta amarela indica a varredura da OCT. (c) Filtro verde. (d) Filtro vermelho. (e) Escaneamento OCT em tons de cinza. (f) OCT em falsa escala de cores.

OCT EM BURACO RETINIANO TRATADO COM *LASER* (CASO 2)

*Paciente com alta miopia, olho único (RD no olho contralateral), submetido à fotocoagulação 360 graus em outra instituição (Fig. 16-16).

(*) Dados clínicos excepcionais.

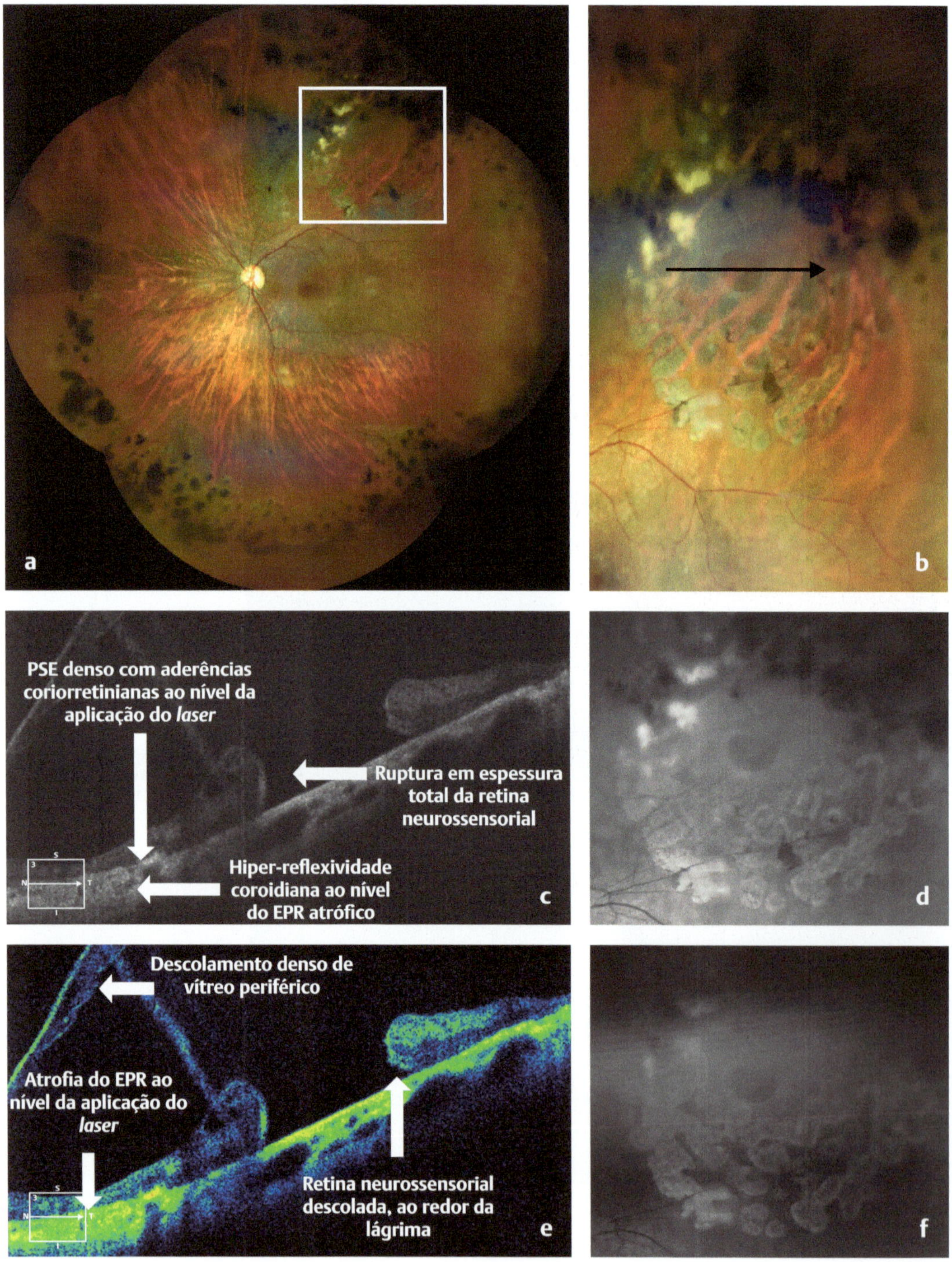

Fig. 16-16. O orifício retiniano é observado na periferia média superior delimitado com fotocoagulação a *laser*. (**a**) Retinografia de campo ultra-amplo. (**b**) A seta amarela indica a varredura da OCT. (**c**) Filtro verde. (**d**) Filtro azul. (**e**) Escaneamento de OCT em tons de cinza. (**f**) OCT em falsa escala de cores.

OCT EM OLHO ÚNICO RETINIANO PREVIAMENTE TRATADO COM *LASER* (CASO 3) (FIG. 16-17)

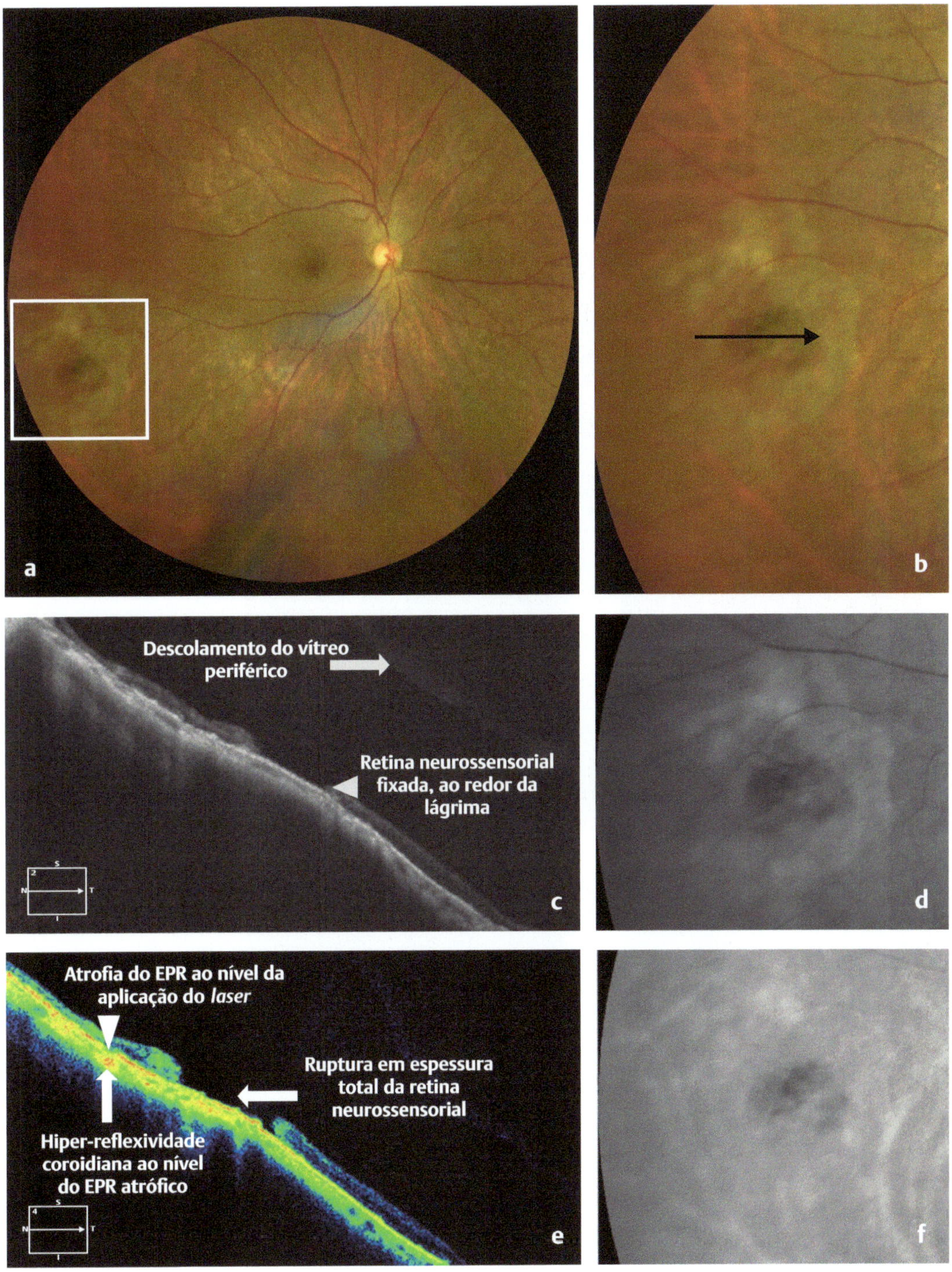

Fig. 16-17. (**a**) Retinografia de campo ultra-amplo. (**b**) A seta amarela indica a varredura da OCT. (**c**) Filtro verde. (**d**) Filtro vermelho. (**e**) Escaneamento de OCT em tons de cinza. (**f**) OCT em falsa escala de cores. Pode-se notar que haveria uma falta de tratamento na periferia das fotos coloridas e de filtro; no entanto, na OCT, você pode ver a atrofia do EPR. Tratamento periférico adicional pode ser considerado.

ATROFIA E HIPERPLASIA DO EPITÉLIO PIGMENTAR DA RETINA SECUNDÁRIAS À FOTOCOAGULAÇÃO A *LASER* (CASO 4)

*Paciente com olho único, contagem endotelial corneana muito baixa, história de três vitrectomias prévias em outro centro, fotocoagulação a *laser* e crioterapia periférica. A cerclagem foi realizada com a aplicação de gás intraocular. O orifício temporal não tratado anteriormente é selado. A retinografia de campo ultra-amplo é tão importante quanto uma OCT (Fig. 16-18).

(*) Dados clínicos sobressalientes.

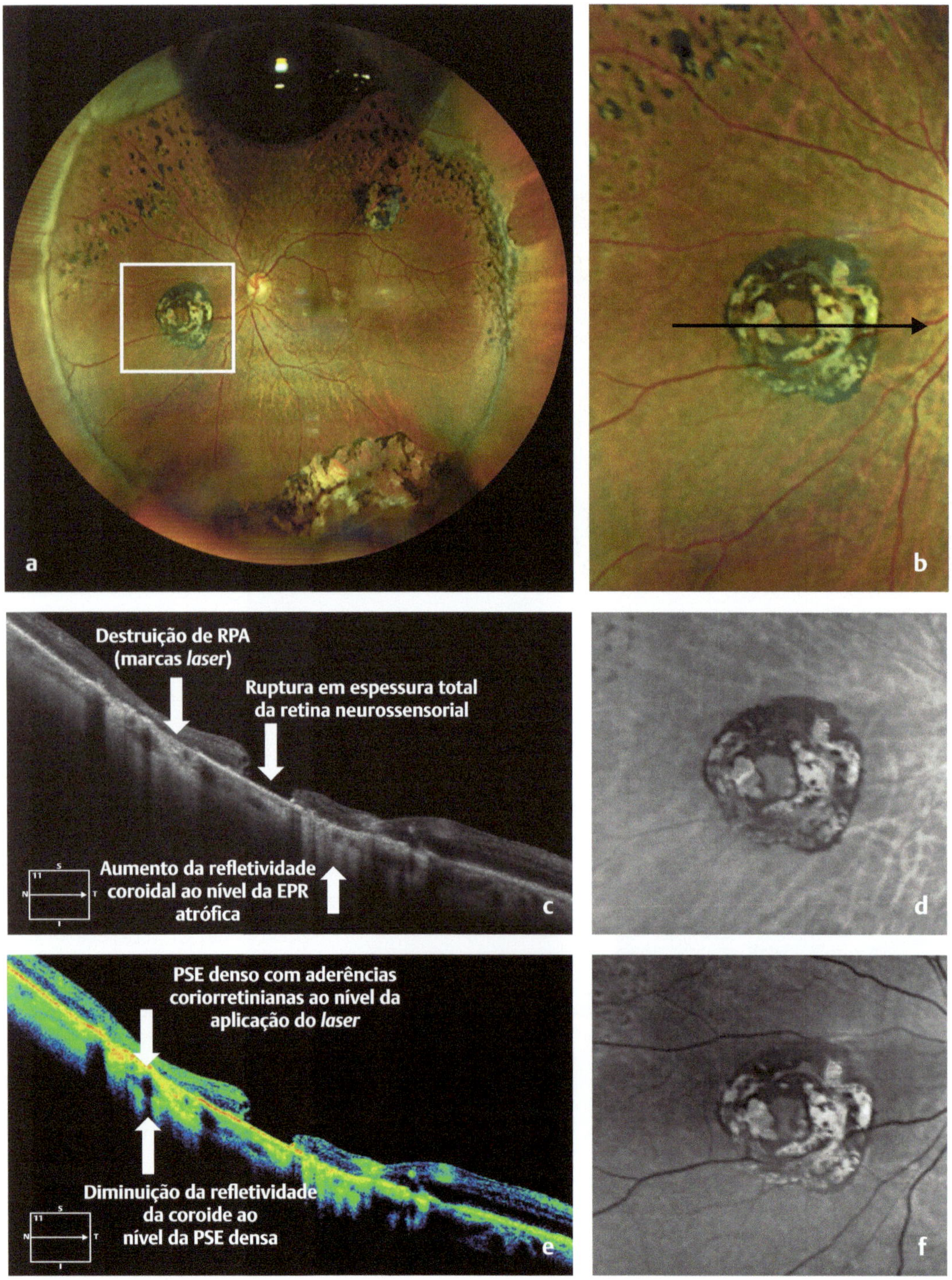

Fig. 16-18. (**a**) Retinografia de campo ultra-amplo. (**b**) A seta amarela indica o exame da OCT. (**c**) Filtro vermelho. (**d**) Filtro verde. (**e**) Escaneamento de OCT em tons de cinza. (**f**) OCT em falsa escala de cores.

REFERÊNCIAS BIBLIOGRÁFICAS

1. Shaimova VA. Peripheral retinal degenerations optical coherence tomography and retinal laser coagulation. Springer; 2017.
2. Feder RS, Chuck RS, Dunn SP, Flaxel CJ, Gedde SJ, Mah FS, et al. Posterior vitreous detachment, retinal breaks, and lattice degeneration preferred practice pattern. American Academy of Ophthalmology. 2019.
3. Kurobe R, Hirano Y, Ogura S, Yasukawa T, Ogura Y. Ultra-widefield swept-source optical coherence tomography findings of peripheral retinal degenerations and breaks. Clinical Ophthalmology. 2021;15:4739-4745.
4. Kanski J. Clinical ophthalmology: a systemic approach. Elsevier; 2016.
5. Bol'shunov AV. Laser ophthalmology problems. 2013.
6. Wilkinson CP. Interventions for asymptomatic retinal breaks and lattice degeneration for preventing retinal detachment. Cochrane Database Syst Rev. 2014(9):CD003170.
7. Byer NE. Long-term natural history of lattice degeneration of the retina. Ophthalmology. 1989 Sep;96(9):1396-401.
8. Mastropasqua L, Carpineto P, Ciancaglini M, Falconio G, Gallenga P. Treatment of retinal tears and lattice degenerations in fellow eyes in high-risk patients suffering retinal detachment: a prospective study. Br J Ophthalmol. 1999 Sep;83(9):1046-9.
9. Blindbaek SL, Peto T, Grauslund J. How do we evaluate the role of local/grid photocoagulation in the treatment of diabetic macular edema? Acta Ophthalmol. 2019 Jun;97(4):339-346.
10. Balashevich LI, Izmailov AS. Diabetic ophthalmopathySPb.: Chelovek; 2012.
11. Graue-Wiechers FA, Verduzco NS. Laser treatment for retinal holes, tears and peripheral degenerations. In: Boyd S., Wilkinson C.P. Retinal Detachment Surgery and Laser. Panama: Jaypee Highlights Med Publ; 2009.
12. Boiko EV. Lasers in ophthalmologic surgery: theoretical and practical basis. St.-Petersburg: Voen Med Acad (In Russian); 2004.
13. Franchuk AA. The clinical characteristics of different types of peripheral retinal degeneration and their relationship to retinal breaks and detachment. Oftalmol Zh. 1989:(8):451-4.
14. Krasnoshchekova EE, Pankrushova TG, Boĭko EV. Peripheral vitreochorioretinal dystrophies and retinal detachment in pregnant women: diagnosis, treatment and choice of a delivery procedure. Vestnik oftalmologii. 2009;125.
15. Graue-Wiechers FA, Verduzco NS. Laser treatment for retinal holes, tears and peripheral degenerations. In: Boyd S., Wilkinson C.P. Retinal Detachment Surgery and Laser. Panama: Jaypee Highlights Med Publ; 2009.

CAPÍTULO 17

CORIORRETINOPATIA SEROSA CENTRAL – TRATAMENTO COM *LASER*

Kelma Macedo Pohlmann Simões ▪ Mário Martins dos Santos Motta

A coriorretinopatia central serosa (CSC) é uma condição patológica em que ocorre acúmulo de líquido sob a retina neurossensorial, na região da mácula, a partir de vazamento na região do epitélio pigmentário da retina (EPR). Por razões ainda desconhecidas, a doença é mais frequente na faixa etária de 30 a 50 anos de idade, ocorrendo, principalmente, no sexo masculino numa razão aproximada de 7:1 (homem/mulher).[1]

A queixa mais comum é um borramento ou a presença de uma mancha (escotoma positivo) na visão central de um dos olhos, embora possa haver alterações no olho contralateral. Dependendo da localização e da quantidade de acúmulo de líquido sub-retiniano (LSR), os sintomas podem estar ausentes.

Geralmente a doença é autolimitada com a recuperação da alteração visual em algumas semanas ou meses, em cerca de 80% dos pacientes. Entretanto, nos pacientes não tratados, observa-se uma ou mais recorrências. Ocasionalmente o quadro pode tornar-se crônico.

As causas da CSC não são completamente definidas, mas existe uma forte associação ao uso de glicocorticoides.[1] A correlação positiva com a chamada personalidade tipo A e o estresse emocional já está bem estabelecida.[2] Além dos corticoides, outras drogas como descongestionantes nasais, medicamentos para disfunção erétil e terapia exógena com testosterona estão associados à doença.[3] Os inibidores da MEK (*mitogen-activated protein kinase*) para tratamento de diferentes tipos de câncer também foram associados à ocorrência de CSC.[4] A gravidez, principalmente no terceiro trimestre e em razão do aumento do cortisol plasmático, também está associada à CSC, ocorrendo a melhora espontânea após o parto.[5,6]

Os exames úteis para o diagnóstico são a fundoscopia/retinografia, biomicroscopia de fundo de olho, tomografia de coerência óptica *spectral domain* (SD-OCT), angiografia fluoresceínica e autofluorescência de fundo. Eventualmente, a angiografia com indocianina verde e, mais recentemente, a angiotomografia (angio-OCT) podem auxiliar e ser exames úteis. A avaliação multimodal é importante para elucidar a etiopatogenia e para estabelecer o diagnóstico diferencial com outras maculopatias.

Não existe classificação padrão para a CSC, mas geralmente se admite a distinção entre CSC aguda e crônica, baseando-se no tempo de duração da doença e nas alterações estruturais observadas na avaliação multimodal de imagens. A distinção clínica entre aguda e crônica é a mais utilizada para diagnóstico e para definição de tratamento. Na CSC aguda encontramos um ou poucos pontos de vazamento, com elevação localizada e em forma de cúpula da retina neurossensorial, com poucas alterações atróficas do EPR. Nas formas crônicas pode haver múltiplos pontos ou áreas de vazamento, com alterações difusas do EPR e elevação menos acentuada, porém, em maior extensão da retina neurossensorial. A CSC crônica frequentemente está associada a dano difuso do EPR, bem demonstrado pelas alterações bilaterais encontradas no exame de angiografia fluoresceínica em até 42% dos casos.[7]

Na maioria dos casos espera-se um período de 3 a 6 meses para que haja reabsorção espontânea do LSR e melhora da visão na primeira "crise" de CCS.[8] A suspensão do uso de corticoides é recomendada, sempre que possível, sendo uma medida terapêutica com bom nível de evidência científica (Fig. 17-1).[9]

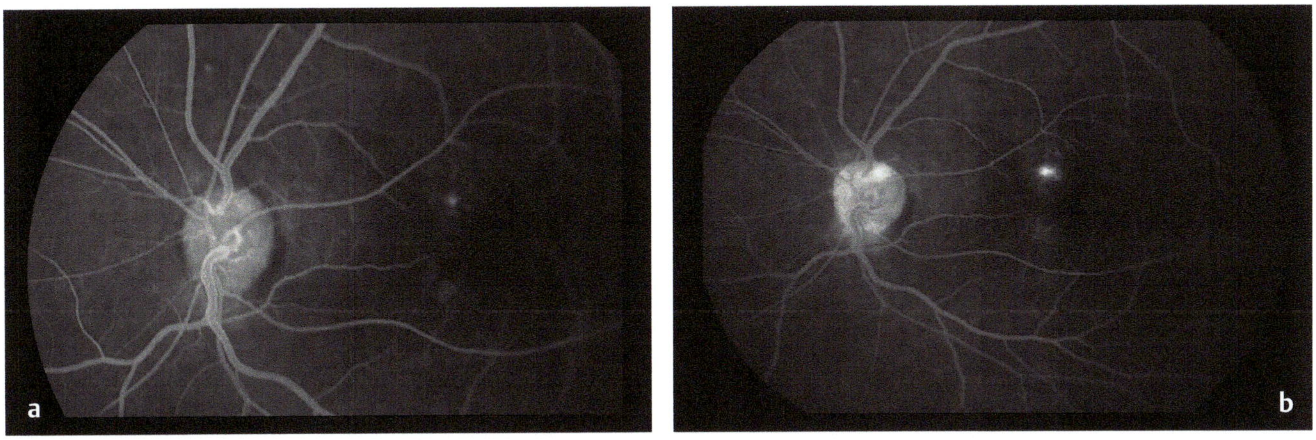

Fig. 17-1. (**a,b**) Paciente com história de doença de Behcet, em tratamento com corticoide via oral, em dose imunossupressora e, com coriorretinopatia serosa central aguda como complicação do uso do corticoide. *(Continua.)*

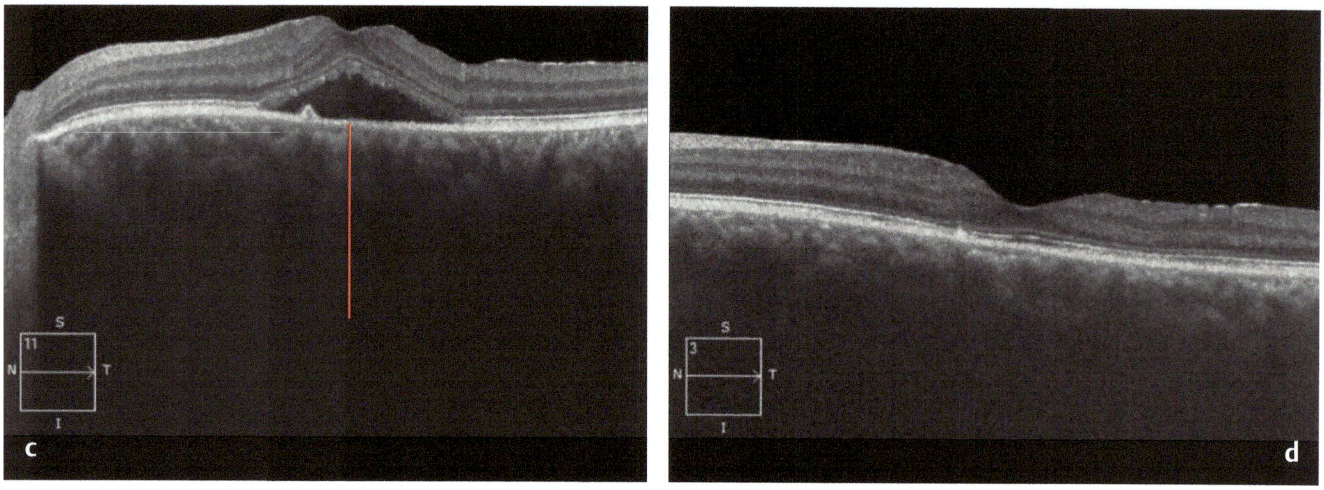

Fig. 17-1. *(Cont.)* (c) angiografia fluoresceínica apresenta um ponto de vazamento epitelial e o OCT mostra a presença de fluido sub-retiniano, com o espessamento da coroide (traço vermelho). (d) Completa reabsorção do fluido cerca de 2 meses após o desmame do medicamento. (Fotos do acervo do setor de retina do Hospital Universitário Gaffrée Guinle.)

Quando não ocorre remissão espontânea em 3 a 6 meses ou nos casos com crises recorrentes indica-se o tratamento da CSC. Existem propostas de terapia com o uso de diferentes drogas que atuam nas vias do cortisol como inibidores da anidrase carbônica,[10] medicações com efeito inibidor da ação de mineralocorticoides (aldosterona, eprelone, cetoconazol),[11] antiadrenérgicos, finasterida (inibidor da 5 alfa redutase),[12] rifampina, entre outros, porém, todos com fracas evidências científicas significativas de eficácia. Os inibidores de fatores vasculares do crescimento endotelial (anti-VEGFs) são também preconizados, mas com resultados pouco expressivos.[13]

Caso seja indicado algum tratamento local, é fundamental a realização de angiografia fluoresceínica (AF) que evidencia o padrão de vazamento e a localização em relação à fóvea. O mais típico é o vazamento puntiforme (Fig. 17-2), a partir do epitélio pigmentado da retina (EPR); alguns pacientes apresentam pontos múltiplos de vazamento ou o padrão de "fumaça de chaminé" (Fig. 17-3). Frequentemente observam-se

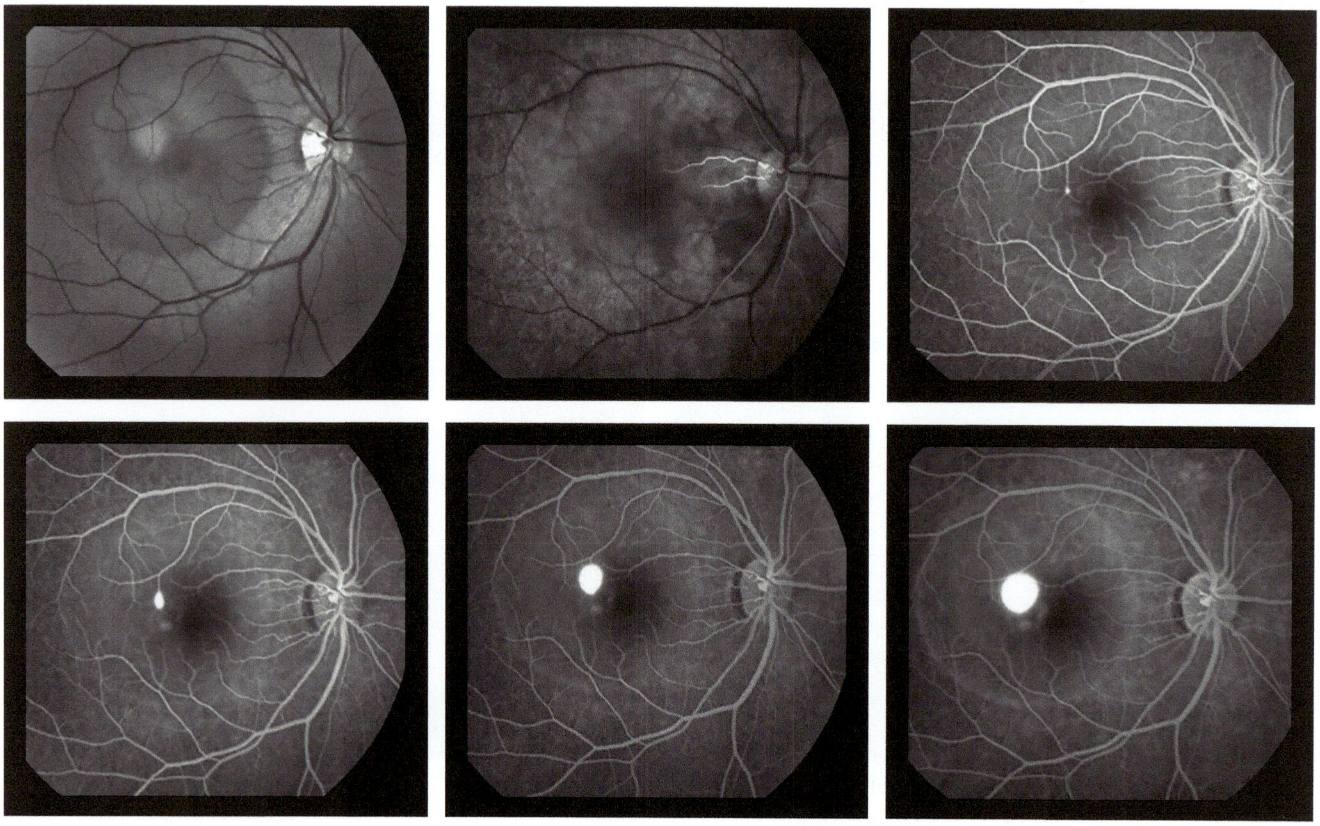

Fig. 17-2. Coriorretinopatia serosa central forma aguda: após a injeção do contraste de fluoresceína, nota-se a presença de um ponto de hiperfluorescência progressiva em decorrência da passagem do contraste da coroide através da falha no epitélio pigmentário da retina para o espaço sub-retiniano, num padrão de vazamento puntiforme. (Fotos cedidas pelo Dr. Hugo Soares Maia.)

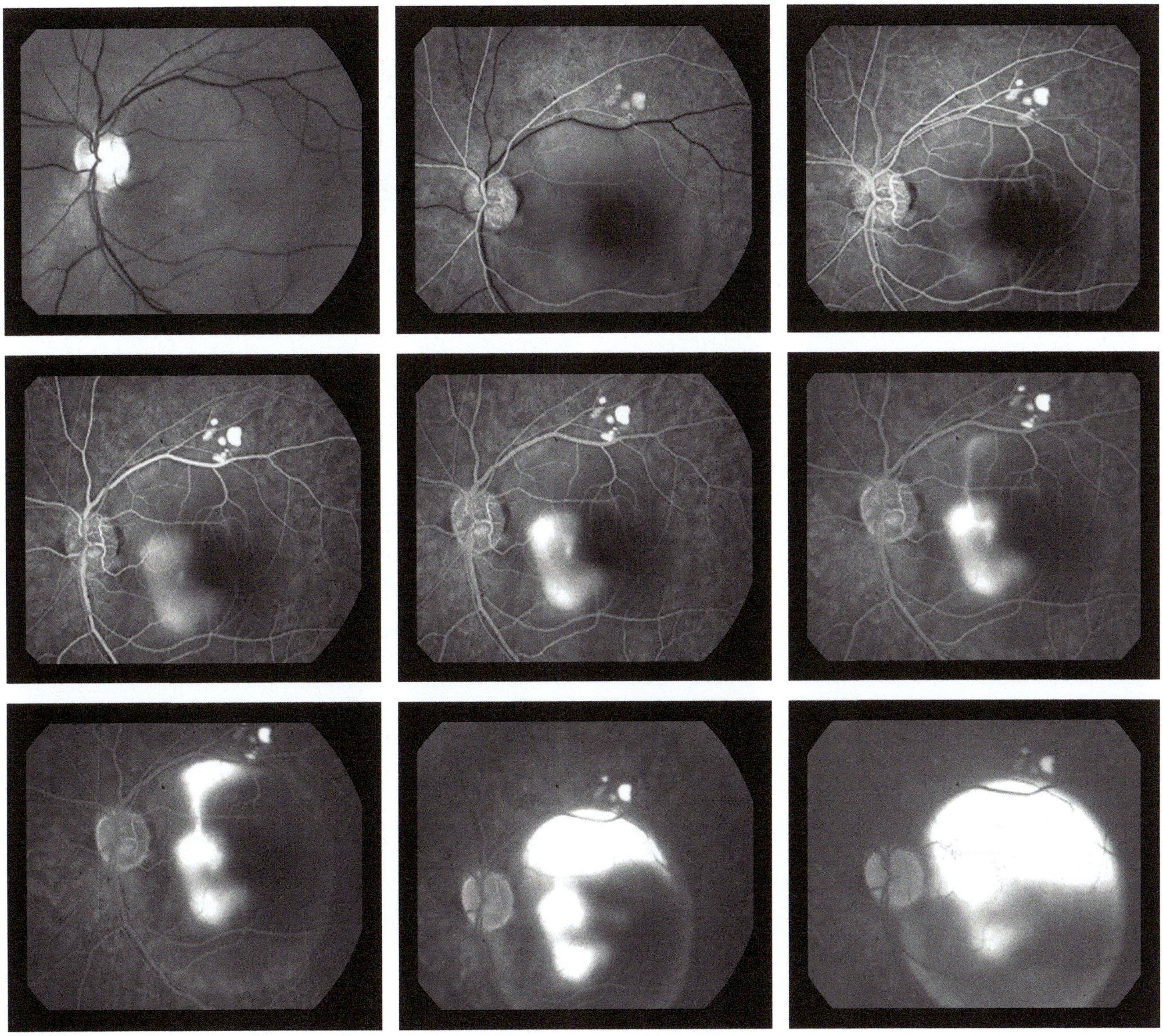

Fig. 17-3. Coriorretinopatia serosa central forma mista: presença de vazamento epitelial de contraste de fluoresceína mostrando o padrão característico em "fumaça de chaminé" da fase aguda da doença. Além disso, há áreas de hiperfluorescência puntiforme, ao longo da arcada vascular temporal superior, evidenciando episódio prévio da doença (cronicidade). (Fotos cedidas pelo Dr. Hugo Soares Maia.)

alterações de hiperfluorescência puntiforme, sem vazamento, no olho contralateral, enfatizando áreas de alteração do EPR, que não são visíveis na fundoscopia ou na biomicroscopia de fundo. Nos casos crônicos podemos encontrar um padrão de hiperfluorescência descendente ou em rastro, denotando alteração crônica do EPR. A autofluorescência de fundo (AFF) também mostra bem a imagem de "lavagem" do EPR, que se apresenta como área de hipoautofluorescência sugerindo lesão irreversível do EPR (Fig. 17-4).

Além da AF, a tomografia de coerência óptica (OCT) deve ser realizada, pois demonstra bem o descolamento seroso da retina neurossensorial e pequenos descolamentos do EPR. A OCT permite observar o aumento de espessura da coroide em ambos os olhos (paquicoroide), o que ajuda a confirmar o diagnóstico de CSC (Fig. 17-1). A OCT também é útil no acompanhamento, pois permite quantificar o LSR ao longo da evolução da doença (Figs. 17-1 e 17-5).

No exame de angiografia com indocianina verde (IV) observa-se uma impregnação tardia da porção interna da coroide, sugerindo que haja hiperpermeabilidade dessa estrutura ocasionando aumento da pressão hidrostática que favoreceria a formação de pequenos descolamentos do EPR, alterando a função de barreira do EPR (Fig. 17-6).[14]

Uma vez detectado o local ou a área de origem do vazamento, o tratamento com *laser* pode ser realizado. Existem *lasers* com diferentes comprimentos de onda, todos com boa evidência de eficácia. Os objetivos da laserterapia são promover a absorção do fluido sub-retiniano para preservar a integridade das camadas externas da retina.

A seguir relacionamos as modalidades de terapia com *laser* disponíveis.

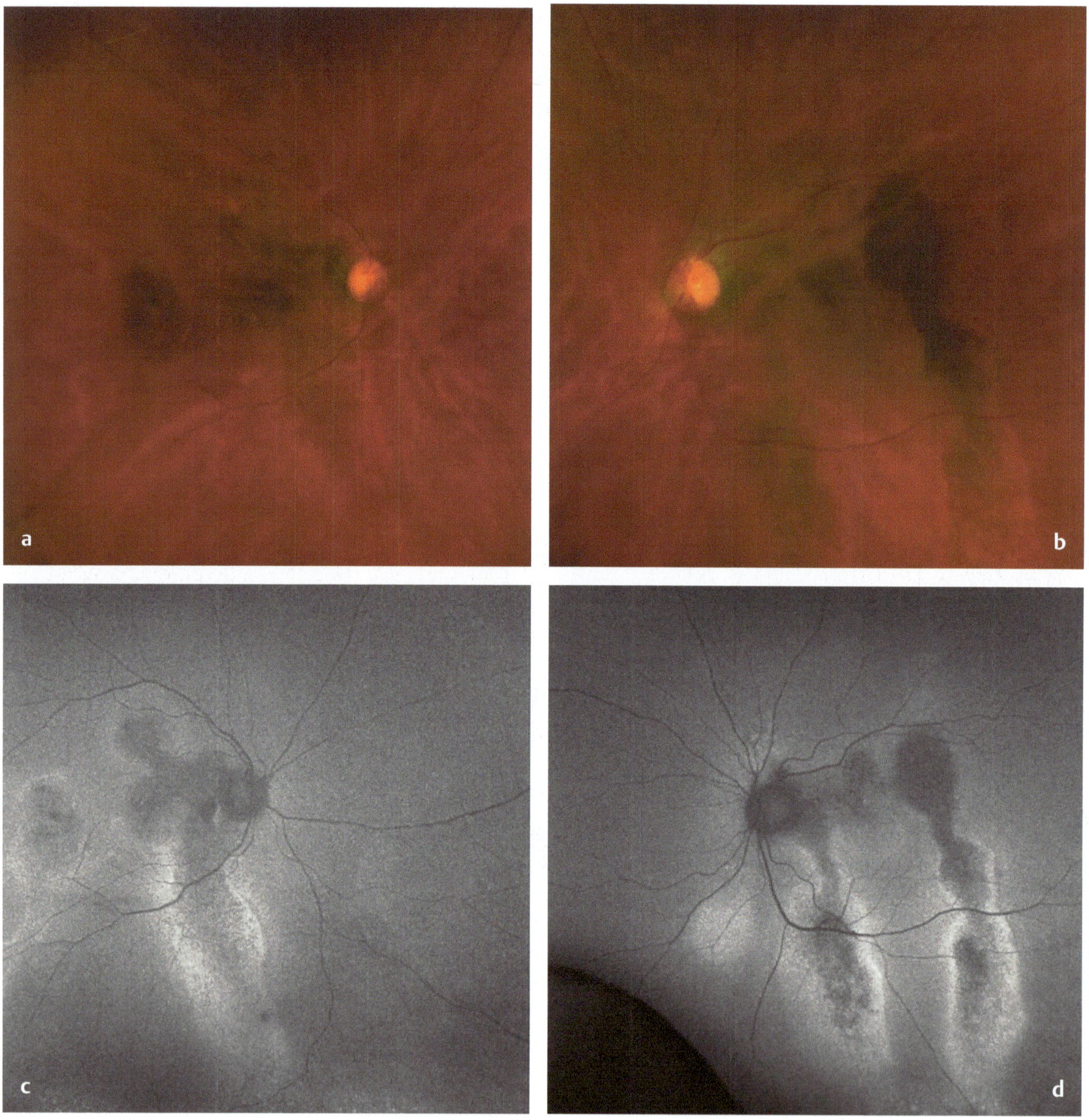

Fig. 17-4. (a, b) Retinografia mostrando áreas de epiteliopatia pigmentária num contexto de CSC crônica em ambos os olhos. (c, d) Autofluorescência evidenciando imagens de “lavagem” do EPR, onde as áreas escuras hipoautofluorescentes correspondem a lesões de aspecto irreversível. (Fotos cedidas pela Dra. Kelma Macedo P. Simões.)

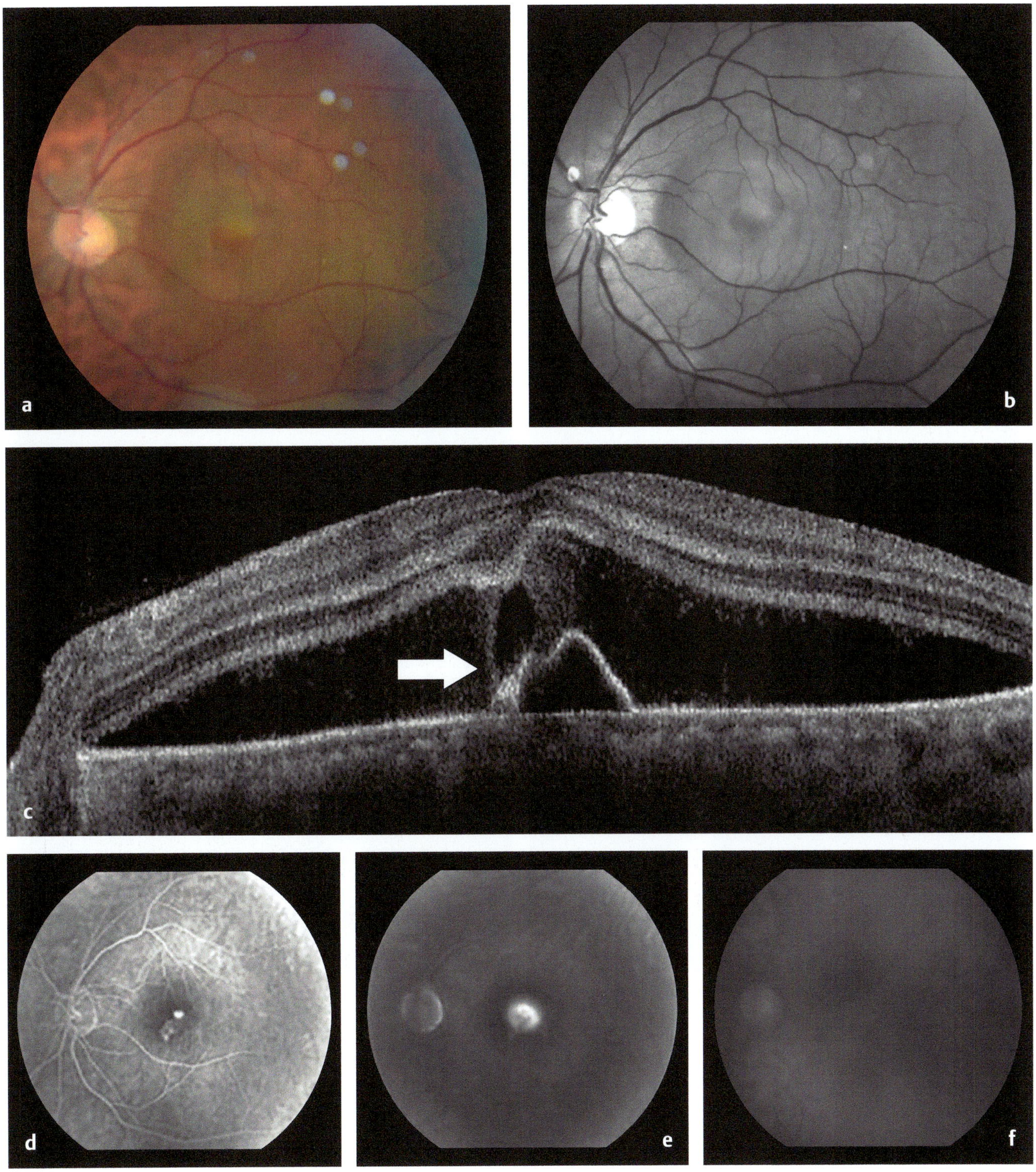

Fig. 17-5. Avaliação multimodal mostrando, na retinografia (a) e no infrared (b), a presença de descolamento seroso em área macular; (c) tomografia de coerência óptica com a presença de descolamento do epitélio pigmentário da retina - DEP (seta branca) e fluido sub-retiniano, (d-f) além da angiografia fluoresceínica mostrando, na sequência, o ponto de vazamento epitelial, além do DEP e o descolamento seroso macular. (Fotos cedidas pelo Dr. Mário Martins dos Santos Motta.)

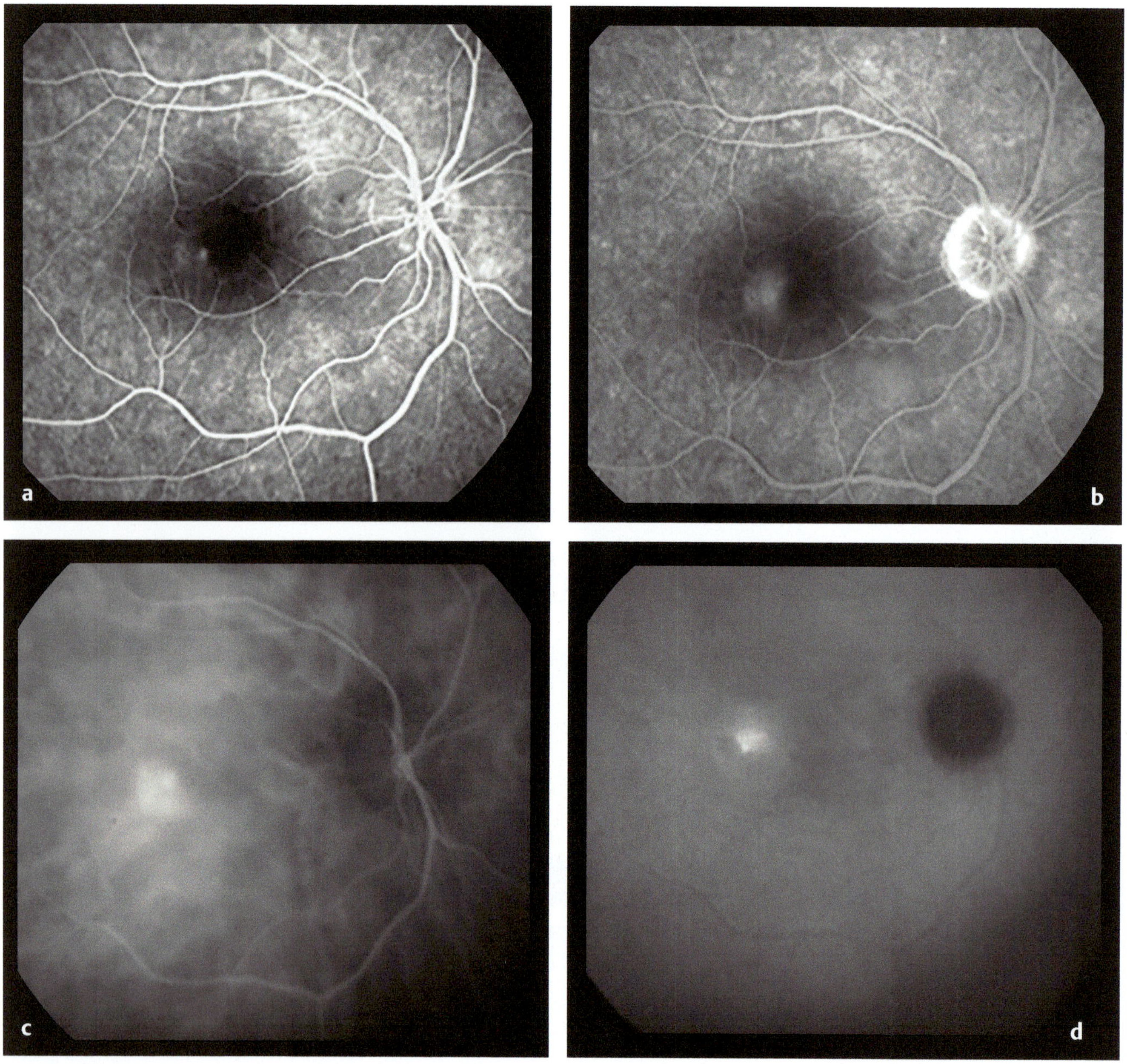

Fig. 17-6. Paciente com baixa visual causada por CSC aguda (AVc/c 20/50). Angiografia fluoresceínica (fotos acima) mostrando ponto de vazamento em área macular na fase inicial (a) e na fase tardia (b). Angiografia com indocianina verde (fotos abaixo) mostrando a área hiperfluorescente compatível com hiperpermeabilidade dos vasos da coroide, além de um ponto de vazamento central padrão *hot spot* (c). Observa-se que o *hot spot* permanece com aproximadamente o mesmo tamanho e limites na fase tardia do exame (d). (Fotos cedidas pelo Dr. Hugo Soares Maia.)

LASER TÉRMICO

O *laser* térmico de onda contínua (argônio, diodo) vem sendo utilizado desde a década de 1970. Está indicado nos casos de vazamento localizado fora da área foveal, podendo ser realizado em pontos que estejam a mais de 375 micrômetros do centro da fóvea. O objetivo é a fotocoagulação do defeito focal do EPR evidenciado pelo exame de angiografia fluoresceínica, ocasionando uma pequena cicatriz que "fecha" o ponto de escape. Alguns autores argumentam que o mecanismo de ação seria o estímulo à melhoria na função de bomba do EPR nas células próximas ao local de vazamento. O tratamento consiste na aplicação de 1 a 3 disparos de *laser* com intensidade leve a moderada, apenas o suficiente para causar discreta alteração acinzentada no EPR na área de vazamento. Geralmente há redução no tempo de absorção do LSR, porém, não há melhora da acuidade visual final em relação ao grupo-controle a longo prazo.[15,16] Não existe consenso quanto à redução nas taxas de recorrência. Nos casos de vazamentos subfoveais ou difusos, o *laser* térmico não está indicado, devendo-se optar por outras modalidades de tratamento. Uma complicação possível, embora rara, é a formação de membrana neovascular sub-retiniana, mas que costuma responder bem ao tratamento com antiangiogênicos.[17]

TERMOTERAPIA TRANSPUPILAR (TTT)

A TTT tem como fundamento o aumento moderado de temperatura na área da coroide a ser tratada, promovendo um choque de aquecimento proteico que ajudaria na reparação de células do EPR lesionadas, além de provocar a trombose localizada de vasos da coroide. Entretanto, o exato mecanismo de ação da TTT na CSC não está elucidado.

Na CSC geralmente se utiliza o *laser* de diodo com comprimento de 810 nm, por 30 a 45 segundos. A maioria dos estudos mostra redução ou absorção completa do FSR em 80 a 90% dos olhos tratados e melhora visual significativa, por longos períodos de tempo em pacientes com CSC crônica.[18] Entretanto, há relatos de casos raros de infarto macular, o que fez com que este tratamento esteja praticamente abandonado.[19]

LASER DE MICROPULSO SUBLIMIAR

O *laser* de diodo na modalidade de micropulso atua causando menos efeitos nas camadas externas da retina, quando comparado à fotocoagulação convencional. A dosagem bem selecionada de micropulsos atua sobre o EPR sem causar lesão tissular visível e preserva os fotorreceptores.

No *laser* sublimiar de micropulso, a radiação liberada sobre a retina em cada aplicação ou "envelope de pulso" tem um tempo de 0,1 a 0,5 segundo, sendo que cada envelope consiste em múltiplos disparos com tempo de 100 a 330 microssegundos, com intervalo predeterminado entre os mesmos. Isto permite a dissipação do calor entre os pulsos, reduzindo a possibilidade de danos colaterais, pois a temperatura fica abaixo do limiar para desnaturação de proteínas, não ocorrendo efeito visível na retina. Desta forma, como não ocorre lesão dos fotorreceptores, esta modalidade tem a vantagem de poder ser utilizada nos casos em que o ponto de vazamento encontra-se na fóvea.[20]

Existem vários tipos de *laser* de micropulso com diferentes comprimentos de onda (810 nm, 577 nm, 532 nm e 527 nm), duração de pulso, *duty cycle*, intensidade, tamanho de mira e outros parâmetros ajustáveis de modo que a energia liberada sobre a retina seja suficiente para induzir o efeito terapêutico, mas sem causar lesão ao EPR ou à retina neurossensorial.[21,22] Por outro lado, não existem estudos prospectivos amplos comparando os diferentes protocolos com *lasers* de micropulso para tratamento da CSC.[23]

TERAPIA FOTODINÂMICA (PDT) COM VERTEPORFIRINA

Acredita-se que o efeito benéfico deste tratamento seja devido à ação direta sobre os vasos da coroide que apresentam aumento de permeabilidade ao exame de angiografia com indocianina verde em pacientes com CSC.

Esta modalidade de tratamento mostrou-se eficaz em promover a absorção do LSR na CSC aguda e para evitar as recorrências.[23,24] Estudos em CSC crônica também foram favoráveis ao uso desta terapia.[25,26]

No preparo para a PDT injeta-se, por via venosa ao longo de 10 minutos, a verteporfirina na dose de 6 mg/m^2 de superfície corporal ou 3 mg/m^2 (meia-dose). Após 10 a 15 minutos inicia-se a aplicação de *laser* com 689 nm de comprimento de onda, na área a ser tratada, com fluência de 50 J/cm^2 durante 83 segundos.

Com o objetivo de reduzir efeitos colaterais no local de aplicação, tem-se usado metade da fluência (25 J/cm^2; meia fluência) mantendo-se a dose e o tempo de tratamento ou apenas reduz-se o tempo de aplicação do *laser* para 42 segundos.

O *laser* de baixa energia e não térmico é absorvido pela verteporfirina causando reação que leva a estresse oxidativo, podendo ocasionar lesão no endotélio dos vasos e redução da perfusão e da permeabilidade da coroide.

É importante orientar o paciente para que evite exposição à luz solar ou outras fontes de radiação ultravioleta por 48 horas após a terapia.

A mira circular do *laser* deve ter seu centro focalizado sobre o(s) ponto(s) de vazamento visível(is) à AF e tamanho suficiente para cobrir a área de hiperfluorescência detectada na angiografia com indocianina verde.

Vários estudos comprovaram a eficácia da PDT com verteporfirina, em meia fluência ou meia-dose,[27,28] guiada pelo exame de angiografia com indocianina verde na CSC aguda. Na CSC crônica, a maior parte dos estudos é retrospectiva e não comparativa.[29,30]

O estudo PLACE (PDT com meia-dose × *laser* de micropulso sublimiar) é um ensaio clínico prospectivo, multicêntrico e randomizado, que comparou os efeitos anatômicos e funcionais, com acompanhamento de 8 meses, em 67 pacientes no grupo de PDT com meia fluência e 66 indivíduos no grupo tratado com *laser* de micropulso sublimiar em casos de CSC crônica.[31] A resolução completa do líquido sub-retiniano ocorreu em 67% dos tratados com PDT de meia fluência, contra 29% nos submetidos à terapia com o *laser* de micropulso. A melhoria de função visual também foi maior no grupo de PDT. Não foram observados efeitos deletérios em ambos os grupos.

Atualmente a terapia com PDT em meia fluência (ou em meia-dose) é considerada o tratamento de escolha nas CSC agudas e crônicas, desde que estejam disponíveis todas as condições necessárias para sua execução (Figs. 17-6 e 17-7).[32]

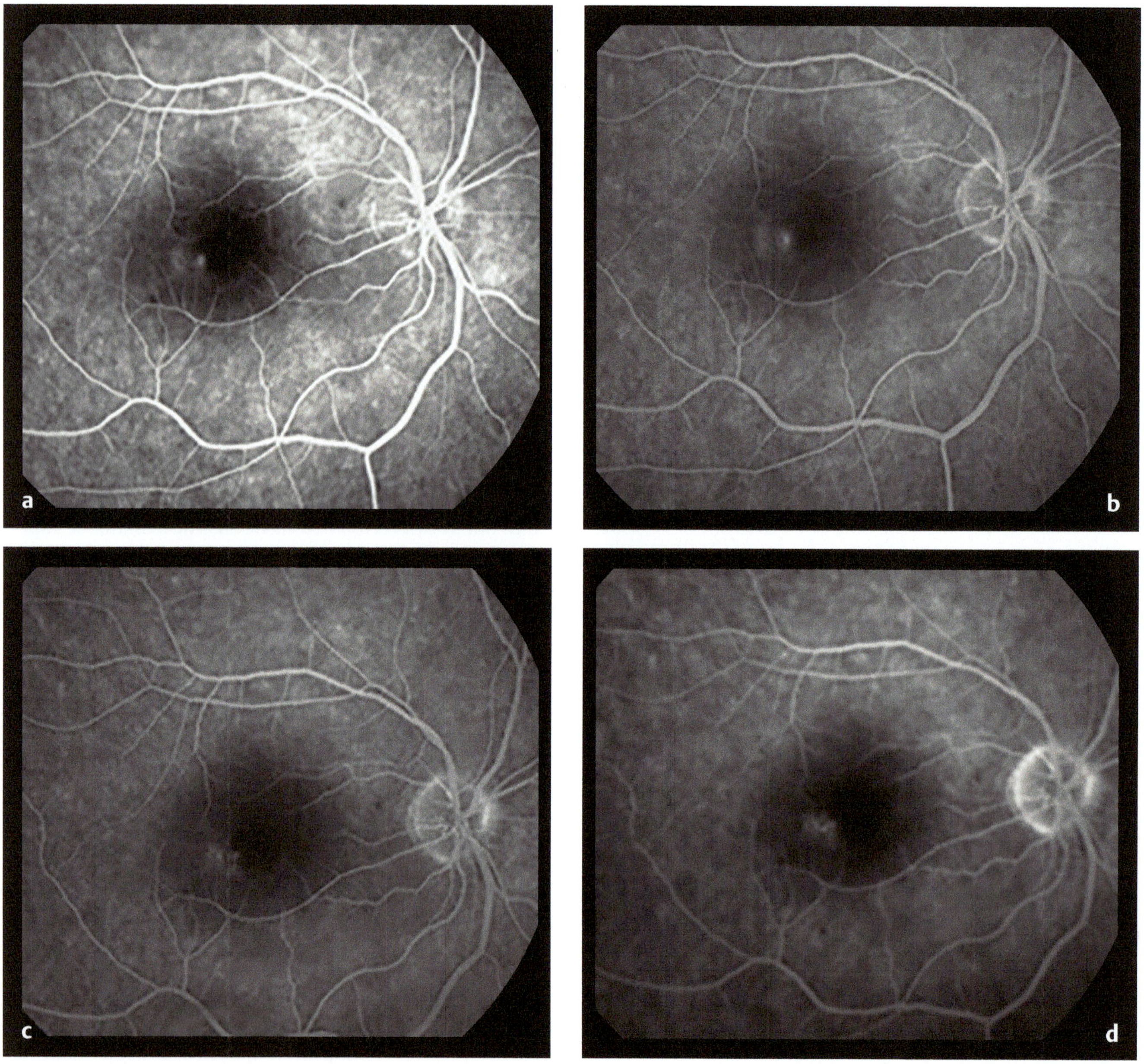

Fig. 17-7. Angiografia fluoresceínica do paciente da Figura 17-6 nas fases precoce (**a**) e tardia (**b**), pré-tratamento e com acuidade visual corrigida de 20/50. Angiografia fluoresceínica cerca de 30 dias após duas sessões de terapia fotodinâmica (meia fluência) (**c**). Angiografia fluoresceínica 1 ano após o tratamento com PDT e acuidade visual final com correção igual a 20/20 (**d**). (Fotos cedidas pelo Dr. Hugo Soares Maia.)

REFERÊNCIAS BIBLIOGRÁFICAS

1. Bouzas EA, Karadimas P, Pournaras CJ. Central serous chorioretinopathy and glucocorticoids. Surv Ophthalmol 2002 Oct;47(5):431-48.
2. Yannuzzi LA. Type A behavior and central serous chorioretinopathy. Trans Am Ophthalmol Soc 1986;84:799-845.
3. Nudleman E, Witmer MT, Kiss S, Williams GA, Wolfe JD. Central serous chorioretinopathy in patients receiving exogenous testosterone therapy. Retina 2014 Oct;34(10):2128-32.
4. Daruich A, Matet A, Dirani A, Bousquet E, Zhao M, Farman N et al. Central serous chorioretinopathy: Recent findings and new physiopathology hypothesis. Prog Retin Eye Res 2015 Sep;48:82-118.
5. Chumbley LC, Frank RN. Central serous retinopathy and pregnancy. Am J Ophthalmol 1974 Feb;77(2):158-60.
6. Cousins L, Rigg L, Hollingsworth D, Meis P, Halberg F, Brink G et al. Qualitative and quantitative assessment of the circadian rhythm of cortisol in pregnancy. Am J Obstet Gynecol 1983 Feb 15;145(4):411-6.
7. Gäckle HC, Lang GE, Freissler KA, Lang GK. [Central serous chorioretinopathy. Clinical, fluorescein angiography and demographic aspects]. Ophthalmologe 1998 Aug;95(8):529-33.
8. Klein ML, Van Buskirk EM, Friedman E, Gragoudas E, Chandra S. Experience with nontreatment of central serous choroidopathy. Arch Ophthalmol 1974 Apr;91(4):247-50.
9. Sharma T, Shah N, Rao M, Gopal L, Shanmugam MP, Gopalakrishnan M et al. Visual outcome after discontinuation of corticosteroids in atypical severe central serous chorioretinopathy. Ophthalmology 2004 Sep;111(9):1708-14.
10. Pikkel J, Beiran I, Ophir A, Miller B. Acetazolamide for central serous retinopathy. Ophthalmology 2002 Sep;109(9):1723-5.
11. Meyerle CB, Freund KB, Bhatnagar P, Shah V, Yannuzzi LA. Ketoconazole in the treatment of chronic idiopathic central serous chorioretinopathy. Retina 2007 Sep;27(7):943-6.
12. Forooghian F, Meleth AD, Cukras C, Chew EY, Wong WT, Meyerle CB. Finasteride for chronic central serous chorioretinopathy. Retina 2011 Apr;31(4):766-71.
13. Lim JW, Kim MU. The efficacy of intravitreal bevacizumab for idiopathic central serous chorioretinopathy. Graefes Arch Clin Exp Ophthalmol 2011 Jul;249(7):969-74.
14. Nicholson B, Noble J, Forooghian F, Meyerle C. Central serous chorioretinopathy: update on pathophysiology and treatment. Surv Ophthalmol 2013 Apr;58(2):103-26.
15. Robertson DM. Argon laser photocoagulation treatment in central serous chorioretinopathy. Ophthalmology. 1986 Jul;93(7):972-4.
16. Battaglia Parodi M, Arrigo A, Iacono P, Falcomatà B, Bandello F. Central serous chorioretinopathy: treatment with laser. Pharmaceuticals (Basel). 2020 Nov 2;13(11):E359.
17. Chhablani J, Pichi F, Silva R, Casella AM, Murthy H, Banker A et al. Antiangiogenics in choroidal neovascularization associated with laser in central serous chorioretinopathy. Retina 2016 May;36(5):901-8.
18. Shukla D, Kolluru C, Vignesh TP, Karthikprakash S, Kim R. Transpupillary thermotherapy for subfoveal leaks in central serous chorioretinopathy. Eye (Lond). 2008 Jan;22(1):100-6.
19. Benner JD, Ahuja RM, Butler JW. Macular infarction after transpupillary thermotherapy for subfoveal choroidal neovascularization in age-related macular degeneration. Am J Ophthalmol 2002 Nov;134(5):765-8.
20. Luttrull JK. Low-intensity/high-density subtreshold diode micropulse laser for central serous chorioretinopathy. Retina 2016 Sep;36(9):1658-63.
21. Yadav NK, Jayadev C, Mohan A, Vijayan P, Battu R, Dabir S et al. Subthreshold micropulse yellow laser (577 nm) in chronic central serous chorioretinopathy: safety profile and treatment outcome. Eye (Lond). 2015 Feb;29(2):258-64; quiz 265.
22. Ambiya V, Goud A, Mathai A, Rani PK, Chhablani J. Microsecond yellow laser for subfoveal leaks in central serous chorioretinopathy. Clin Ophthalmol 2016;10:1513-9.
23. Kim KS, Lee WK, Lee SB. Half-dose photodynamic therapy targeting the leakage point on the fluorescein angiography in acute central serous chorioretinopathy: a pilot study. Am J Ophthalmol 2014 Feb;157(2):366-373.e1.
24. Zhao M, Zhang F, Chen Y, Dai H, Qu J, Dong C et al. A 50% vs 30% dose of verteporfin (photodynamic therapy) for acute central serous chorioretinopathy: one-year results of a randomized clinical trial. JAMA Ophthalmol 2015 Mar;133(3):333-40.
25. Yannuzzi LA, Slakter JS, Gross NE, Spaide RF, Costa DLL, Huang SJ et al. Indocyanine green angiography-guided photodynamic therapy for treatment of chronic central serous chorioretinopathy: a pilot study. Retina 2003 Jun;23(3):288-98.
26. Cardillo Piccolino F, Eandi CM, Ventre L, Rigault de la Longrais RC, Grignolo FM. Photodynamic therapy for chronic central serous chorioretinopathy. Retina 2003 Dec;23(6):752-63.
27. Ozkaya A, Alkin Z, Ozveren M, Yazici AT, Taskapili M. The time of resolution and the rate of recurrence in acute central serous chorioretinopathy following spontaneous resolution and low-fluence photodynamic therapy: a case-control study. Eye (Lond) 2016 Jul;30(7):1005-10.
28. Chan WM, Lai TYY, Lai RYK, Liu DTL, Lam DSC. Half-dose verteporfin photodynamic therapy for acute central serous chorioretinopathy: one-year results of a randomized controlled trial. Ophthalmology 2008 Oct;115(10):1756-65.
29. Nicoló M, Eandi CM, Alovisi C, Grignolo FM, Traverso CE, Musetti D et al. Half-fluence versus half-dose photodynamic therapy in chronic central serous chorioretinopathy. Am J Ophthalmol 2014 May;157(5):1033-7.
30. Shiode Y, Morizane Y, Kimura S, Hosokawa M, Kawata T, Doi S et al. Comparison of halving the irradiation time or the verteporfin dose in photodynamic therapy for chronic central serous chorioretinopathy. Retina 2015 Dec;35(12):2498-504.
31. van Dijk EHC, Fauser S, Breukink MB, Blanco-Garavito R, Groenewoud JMM, Keunen JEE et al. Half-dose photodynamic therapy versus high-density subthreshold micropulse laser treatment in patients with chronic central serous chorioretinopathy: The PLACE Trial. Ophthalmology 2018 Oct;125(10):1547-55.
32. van Rijssen TJ, van Dijk EHC, Yzer S, Ohno-Matsui K, Keunen JEE, Schlingemann RO et al. Central serous chorioretinopathy: Towards an evidence-based treatment guideline. Prog Retin Eye Res 2019 Nov;73:100770.

LASER NO TRATAMENTO DA RETINOPATIA DA PREMATURIDADE

CAPÍTULO 18

Luís Eduardo Mateus Duarte ▪ Maurício Abujamra Nascimento

Critérios para encaminhar o recém-nascido a exame com oftalmologista:

- Peso ao nascer ≤ 1.500 g e/ou idade gestacional ≤ 32 semanas.
- Presença de fatores de risco: síndrome do desconforto respiratório, sepse, transfusões sanguíneas, gestação múltipla e hemorragia intraventricular.

O primeiro exame deverá ser realizado entre a 4ª e a 6ª semana de vida. O exame de mapeamento de retina com oftalmoscópio indireto deve ser realizado por oftalmologista treinado com experiência em exame de recém-nascidos prematuros.

A retinopatia é classificada de acordo com o estágio evolutivo, a localização e a extensão da doença, além da presença ou não de doença *plus*. Os estágios evolutivos vão de um a cinco. No estágio 1, uma linha branca e plana separa a retina vascularizada posterior da retina avascular periférica. No estágio 2, a linha é elevada, chamada de crista. No estágio 3, a linha apresenta proliferação fibrovascular. No estágio 4, ocorre o descolamento tracional da retina (4A: descolamento periférico, 4B: descolamento central). No estágio 5, há o descolamento completo da retina.

Com relação a localização, a retina é esquematicamente dividida em três zonas. A zona I é a mais posterior, seu raio é o dobro da distância entre o centro da papila e a fóvea. A zona II tem como raio o centro da papila e o fim da retina nasal. A zona III é a mais periférica, compreende a retina periférica temporal, excluindo as zonas I e II.

A retinopatia da prematuridade não ocorre de forma homogênea em toda a periferia retiniana. Com relação a extensão dos achados, a retina periférica é dividida em 12 horas, como um relógio, e cada hora corresponde a 30 graus. Quanto maior o número de horas acometidas, maior a gravidade do quadro (Fig. 18-1).

A Doença *Plus* é definida pela ocorrência de ingurgitação e tortuosidade dos vasos sanguíneos do polo posterior. É considerada um sinal de gravidade.

Os prematuros deverão ser acompanhados até que se complete a vascularização da retina periférica. Na maioria dos casos, a doença regride gradualmente, sem necessidade de tratamento. Serão tratados aqueles que atingirem determinados critérios de classificação. Estes critérios foram definidos pelos estudos CRYO-ROP (Crioterapia para Retinopatia da Prematuridade) e ETROP (Tratamento Precoce para Retinopatia da Prematuridade) (Quadro 18-1).

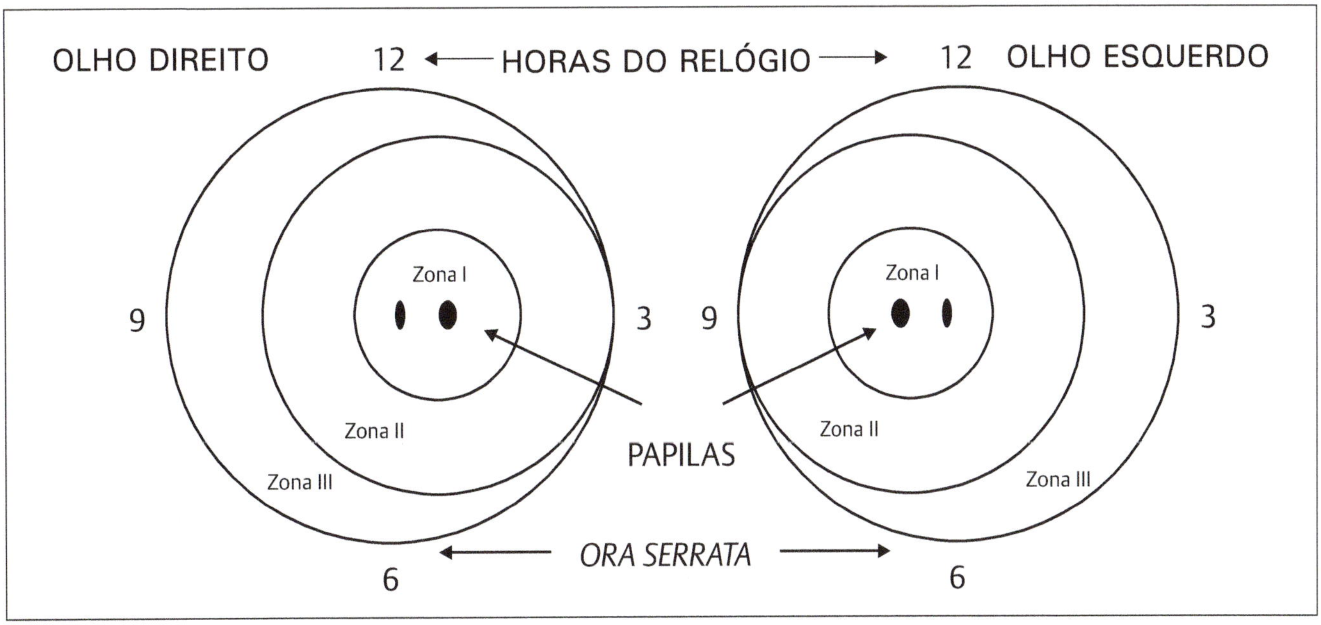

Fig. 18-1. Representação esquemática do fundo de olho. (Acervo pessoal do autor.)

Quadro 18-1. Indicações de Tratamento em Retinopatia da Prematuridade

- Pré-limiar tipo 1 (ETROP): preferencial
- Zona I: qualquer estágio com *plus*
- Zona I: estágio 3
- Zona II: ROP 2 ou 3 com *plus*
- Doença limiar (CRYO-ROP): não mais a única indicação
- Retinopatia estágio 3, em zona I ou II, com pelo menos 5 horas de extensão contínuas ou 8 horas intercaladas, na presença de doença *plus*

Casos que atinjam critérios para tratamento são tratados com fotocoagulação a *laser* ou crioterapia das áreas isquêmicas. O racional deste tratamento é destruir as áreas avasculares periféricas, onde a isquemia retiniana estimula a produção de fatores de crescimento vasoendotelial (VEGFs), evitando o desenvolvimento de neovasos.

Em 2020, a ANVISA liberou, em casos específicos, o tratamento com injeções intravítreas de medicações antiangiogênicas. O primeiro antiangiogênico liberado para tratamento da retinopatia da prematuridade foi o ranibizumabe, e as indicações são:

- Retinopatia em zona I com doença *plus*.
- Retinopatia em zona II, estágio 3, com doença *plus*.
- Retinopatia agressiva posterior.

Os casos que evoluírem com descolamento de retina são tratados com cirurgia de vitrectomia posterior, tendo um prognóstico visual mais reservado. Embora o tratamento com anti-VEGFs venha ganhando espaço, o tratamento padrão da retinopatia da prematuridade é a ablação da retina periférica avascular a *laser*.

LASER

Desde o final da década de 1980, com o desenvolvimento de sistemas de *laser* por oftalmoscopia indireta, a crioterapia tem sido menos utilizada na ablação da retina periférica. Atualmente o tratamento padrão para a retinopatia da prematuridade utiliza o *laser* de diodo vermelho (comprimento de onda de 810 nanômetros) por oftalmoscopia indireta. Comparado à crioterapia, o *laser* causa menos dor, edema palpebral, descolamento de retina exsudativo, tração vítreo-retiniana e hemorragia vítrea, devido à redução na quebra da barreira hematorretiniana. Em casos de tratamento insuficiente com resposta inadequada, o procedimento a *laser* pode ser repetido. Sempre que disponível, o tratamento a laser é preferível ao tratamento com crioterapia.

A anestesia pode ser administrada com intubação endotraqueal em centro cirúrgico ou por sedação, sem anestesia geral, na UTI neonatal. É importante a atenção com a temperatura do ambiente durante o procedimento, a fim de evitar o risco de hipotermia.

As pupilas são dilatadas com colírio de tropicamida 1% e fenilefrina 2,5%, instilados duas vezes com intervalo de dez minutos, pelo menos trinta minutos antes do procedimento. É necessário material em tamanho adequado para o recém-nascido: blefaróstato e depressor escleral. As lentes mais utilizadas são as de 20 e 28 dioptrias.

A potência do *laser* vai depender da pigmentação do fundo de olho e da área a ser tratada. Geralmente se inicia o tratamento com potência em cerca de 200 mW e duração em torno de 200 milissegundos. O intervalo entre os disparos fica entre 200 e 300 milissegundos. As marcas devem ser acinzentadas e de moderada intensidade, com espaço entre elas quase confluente. O número de marcas vai depender da extensão da área avascular, geralmente algo entre 1.000 e 4.000 por olho.

A fotocoagulação é realizada na faixa entre a linha de separação (entre a parte vascularizara e a parte avascular) e a *ora serrata*, nos 360 graus da retina. É essencial que a fotocoagulação compreenda toda a região avascular. A existência de áreas não tratadas pode resultar em falha no tratamento.

BIBLIOGRAFIA

An International Classification of Retinopathy of Prematurity. The Committee for the Classification of Retinopathy of Prematurity. Arch Ophthalmol. 1984;102(8):1130e4.

Dogra MR, Vinekar A, Viswanathan K, Sangtam T, Das P, Gupta A, et al. Laser treatment for retinopathy of prematurity through the incubator wall. Ophthalmic Surg Lasers Imaging. 2008;39:350-2.

Early Treatment for Retinopathy of Prematurity Cooperative Group. Revised indications for the treatment of retinopathy of prematurity: results of the early treatment for retinopathy of prematurity randomized trial. Arch Ophthalmol. 2003;121(12):1684e94.

Fierson WM. Screening examination of premature infants for retinopathy of prematurity. Pediatrics. 2013;131(1):189e95.

Good WV. Early Treatment for Retinopathy of Prematurity Cooperative Group. Final results of the Early Treatment for Retinopathy of Prematurity (ETROP). Trans Am Ophthalmol Soc. 2004;102:233-50.

Hardy RJ, Palmer EA, Schaffer DB, Phelps DL, Davis BR, Cooper CJ. Outcome-based management of retinopathy of prematurity. Multicenter Trial of Cryotherapy for Retinopathy of Prematurity Cooperative Group. J AAPOS. 1997;1(1):46e54.

Hartnett ME, Penn JS. Mechanisms and management of retinopathy of prematurity. N Engl J Med. 2012;367(26):2515e26.

Higgins RD, Mendelsohn AL, DeFeo MJ, Ucsel R, Hendricks-Munoz KD. Antenatal dexamethasone and decreased severity of retinopathy of prematurity. Arch Ophthalmol. 1998;116:601e5.

Kumar H, Shapiro MJ. Selection of eyes for ablative management. In: Kumar H, Shapiro MJ, Azad RV, editors. A practical approach to retinopathy of prematurity screening and management. New Delhi, India: Malhotra enterprises; 2001. p. 67-9.

Sato Y, Oshiro M, Takemoto K, Hosono H, Saito A, Kondo T, et al. Multicenter observational study comparing sedation/analgesia protocols for laser photocoagulation treatment of retinopathy of prematurity. J Perinatol. 2015;35(11):965e.

The International Classification of Retinopathy of Prematurity Revisited. Arch Ophthalmol. 2005;123(7):991e9.

O PAPEL DO *LASER* NO TRATAMENTO DOS TUMORES INTRAOCULARES

Maristela Amaral Palazzi ▪ Gabriela Chaves Hoehr ▪ Débora de Oliveira Lomba

INTRODUÇÃO

O uso do *laser* no tratamento dos tumores intraoculares teve início na década de 1940, por Gerhard Meyer-Schwickerath. Oftalmologista alemão, Gerhard começou a estudar esta nova energia leve ao observar pacientes que tinham sofrido danos, na retina, após a exposição a um eclipse solar prolongado, em julho de 1945. "O dano retiniano aparentava um tipo de cicatriz resultante de uma diatermia superficial". O estudo teve início com o uso da luz solar natural para realizar coagulação da retina e evoluiu com o emprego de lâmpadas de carbono e xenônio.[1]

Até então, o tratamento dos tumores intraoculares era restrito à enucleação. Em 1952, o *laser* foi utilizado, pela primeira vez, para tratamento de um melanoma da coroide.[2] Iniciava-se uma nova era no tratamento dos tumores intraoculares.

Os estudos avançaram e o tempo revelou restrições, vantagens e indicações precisas para o uso do *laser*, que se mostrou eficiente no tratamento dos tumores, especialmente em associação a outras modalidades de terapia como quimioterapia sistêmica, quimioterapia intra-arterial seletiva e braquiterapia.

MODALIDADES

O *laser* é, com frequência, utilizado no tratamento dos tumores intraoculares, porém, raramente como intervenção primária isolada. O sucesso no tratamento dos tumores intraoculares está relacionado, em grande parte, a uma adequada e consciente indicação terapêutica que decorre do conhecimento das particularidades de cada tumor pelo clínico e de sua habilidade em julgar quando e como o tratamento pode ser benéfico ao paciente.[3]

Os efeitos tissulares, fotoquímicos e térmicos dos diversos tipos de *laser* empregados para o tratamento dos tumores intraoculares são semelhantes. Os pigmentos encontrados nas estruturas oculares como xantofila, hemoglobina e melanina podem absorver a energia do *laser* e esta absorção depende do comprimento de onda do *laser* utilizado.

A escolha desse *laser* depende do objetivo da proposta terapêutica: fotocoagulação, termoterapia (via transpupilar ou transescleral) ou terapia fotodinâmica.

Tanto no emprego da fotocoagulação quanto na termoterapia transpupilar (TTT), por familiaridade e experiência, preferimos o sistema de *laser* acoplado ao oftalmoscópio indireto, sob anestesia, por bloqueio ou sedação.

FOTOCOAGULAÇÃO

A temperatura alcançada na fotocoagulação pode ser superior a 65ºC com penetração de até 1 mm de profundidade. A fotocoagulação é indicada como terapia complementar, para tumores selecionados e tem, como objetivo principal, a oclusão dos vasos nutridores da lesão a ser tratada.[4] A seleção dos parâmetros é baseada nas características da lesão, com ajustes de potência que podem variar de 100-300 mW, mira de 200-500 mμ e duração de 0,5-1,0 s.

TERMOTERAPIA TRANSPUPILAR

A termoterapia transpupilar (TTT) foi introduzida como tratamento para os melanomas da coroide, na década de 1990. O calor gerado pela luz do *laser* Diodo (810 nm) penetra até 4 mm no interior da lesão e induz à hipertermia local, que pode levar ao desejado efeito de necrose tumoral.[5]

A elevação local da temperatura é próxima a 45ºC, inferior àquela alcançada na fotocoagulação. Desse modo, empregando energia mais baixa (300-600 mW), tempo mais prolongado de exposição (30 s a 1 minuto), maior mira (2-5 mm), têm-se parâmetros favoráveis à obtenção do resultado esperado.[6]

TERAPIA FOTODINÂMICA

A terapia fotodinâmica (PDT) é um procedimento terapêutico que utiliza a combinação do *laser* infravermelho de baixa potência (50 J/cm^3), espectro entre 570 e 689 nm com administração endovenosa de uma substância cromófora (indocianina ou verteporfirina). A droga fotossensibilizadora é ativada pela exposição direta do *laser* e promove a destruição do tecido-alvo por dano celular direto ou indireto, por fototrombose intraluminal dos vasos nutridores da lesão.[7]

A PDT é uma das modalidades que podem ser empregadas no tratamento de tumores selecionados.[8,9]

ABORDAGEM DOS TUMORES: INDICAÇÕES, OBJETIVOS E COMPLICAÇÕES

- Melanoma da coroide.
- *Nevus* da coroide.
- Osteoma da coroide.
- Hemangioma circunscrito da coroide.
- Hemangioma difuso da coroide.
- Hemangioma capilar da retina.
- Retinoblastoma.

MELANOMA DA COROIDE

Nas últimas décadas, a braquiterapia consagrou-se o tratamento de escolha para a maioria dos melanomas da coroide, entretanto, o *laser* pode ser eficiente como tratamento associado para casos selecionados.[10]

Fotocoagulação no Melanoma da Coroide

O *laser* pode ser empregado no tratamento de tumores que não ultrapassam 2,5 mm de espessura e 8 mm de diâmetro e que se situam a mais de 3 mm da fóvea. Tumores cuja margem está situada próxima à fóvea são preferencialmente abordados pela braquiterapia, pois o tratamento por *laser*, nesta situação, tem potencial para redução mais imediata e profunda da visão.[11]

O procedimento inicial com o objetivo de delimitar a lesão e reduzir seu aporte nutricional é feito com 1 ou 2 fileiras concêntricas de disparos aplicadas ao redor do tumor, evitando-se os vasos da retina. Não havendo crescimento da lesão, demonstrado pelo ultrassom e pela oftalmoscopia, a abordagem do tumor, propriamente dita, será feita em 3 a 4 semanas após as aplicações em seu entorno, empregando intensidade superior à inicial e duração mais prolongada a partir de 1 segundo.[12]

O resultado esperado é caracterizado por cicatriz plana ou deprimida que se mostra hipofluorescente na angiografia com fluoresceína. Nas fases tardias da angiografia, a observação de hiperfluorescência intralesional revela a persistência de tumor viável. O controle periódico, clínico e por imagem ultrassonográfica ou OCT é mandatório, para identificação de potencial recidiva.[13,14]

Nos casos de proximidade do tumor ao nervo óptico, a fotocoagulação pode ser realizada em associação à braquiterapia, entre a margem tumoral e o disco óptico, por ocasião da remoção da placa episcleral.[15]

São considerados critérios de exclusão: sinais de invasão tumoral da retina, do vítreo, do nervo óptico e/ou da esclera. Hemorragia sub-retiniana, opacidade de meios e a presença de descolamento seroso associado ao tumor são condições desfavoráveis ao método. São complicações potenciais do *laser* (tanto fotocoagulação quanto TTT): oclusão vascular da retina e coroide, hemorragia retiniana, edema macular cistoide, edema da papila, neovascularização, formação de membrana epirretiniana, rotura, descolamento seroso ou tracional, atrofia de íris e sinéquia anterior.[16]

Termoterapia Transpupilar no Melanoma da Coroide

Os tumores elegíveis para tratamento por TTT são aqueles com espessura inferior a 3,0 mm, localizados posteriormente ao equador do globo e sem a presença de fluido sub-retiniano. O ajuste da energia será norteado pela densidade de pigmentação do tumor, com menor energia requerida pelos tumores densamente pigmentados.[17]

As lesões que envolvem o disco óptico ou aquelas amelanóticas, com frequência, mostram pobre resposta à TTT, se ela for empregada de forma isolada, e podem ter maior benefício com a braquiterapia ou terapia combinada, assim como os sinais de recorrência local do tumor, com frequência associadas a maior risco de disseminação metastática.[18]

O uso da TTT como modalidade inicial e exclusiva de tratamento revelou altas taxas de recidiva local a longo prazo, mostrando-se necessária a complementação com braquiterapia para controle local da lesão ou até mesmo enucleação.[19]

Pequenos tumores que apresentam múltiplos fatores de risco preditivos para crescimento tumoral devem, preferencialmente, ser abordados por braquiterapia.[20]

Terapia Fotodinâmica no Melanoma da Coroide

A utilização da PDT no melanoma da coroide é reservada para lesões pequenas, amelanóticas ou minimamente pigmentadas. Essas condições permitem a penetração da luz do *laser* nos vasos intrínsecos do tumor. Entre suas vantagens estão a capacidade de preservar a acuidade visual, o tecido retiniano adjacente e ser indolor. Estudos mostraram que a terapia fotodinâmica pode ser uma opção de terapia adjuvante especialmente pós-braquiterapia em casos selecionados.[20,21]

NEVUS DA COROIDE

O *nevus* da coroide é uma lesão benigna e assintomática e, na maioria das vezes, não requer qualquer tratamento. A abordagem terapêutica passa a ser considerada necessária quando ocorre redução da visão, por exemplo, por descolamento seroso da fóvea, na presença de membrana neovascular sub-retiniana associada ou, quando há crescimento inequívoco da lesão.[22]

Fotocoagulação do *Nevus* da Coroide

A fotocoagulação pode ser empregada com o objetivo de delimitar as lesões com espessura inferior a 2,5 mm e margem ou descolamento seroso, distando mais de 2,0 mm da fóvea. Quando a lesão se encontra mais próxima da fóvea, a angiografia poderá nortear o tratamento, demonstrando os pontos de vazamento específicos, direcionando assim a aplicação do *laser*. Quando há crescimento progressivo de um *nevus* acima de 3 mm de espessura, a braquiterapia é o tratamento de escolha.[23]

Terapia Fotodinâmica no *Nevus* da Coroide

A terapia fotodinâmica pode ser usada para tratar *nevus* da coroide quando há membrana neovascular e fluido sub-retiniano associados. Estudos apontam boas taxas de resolução do fluido sub-retiniano e melhora da acuidade visual.[24]

OSTEOMA DA COROIDE

O osteoma de coroide é um tumor benigno que, na maioria das vezes, não requer tratamento. Entretanto, quando ele induz a formação de membrana neovascular associada, a PDT pode constituir uma boa opção terapêutica.[25,26]

HEMANGIOMA CIRCUNSCRITO DA COROIDE

O hemangioma circunscrito da coroide é um tumor benigno, não requerendo tratamento na maioria das vezes. As modalidades usuais de tratamento são *laser* e braquiterapia. As indicações são baseadas na localização e na presença de fluido sub-retiniano associado. Lesões distantes da fóvea e sem líquido sub-retiniano associado podem ser observadas.

A TTT deve ser evitada em tumores próximos à fóvea e ao nervo óptico, pelo risco de efeitos colaterais como: edema macular cistoide, oclusão de ramo venoso e fibrose pré-retiniana.[27]

A PDT pode ser uma modalidade indicada para o hemangioma circunscrito da coroide por promover oclusão seletiva dos neovasos da coroide.[28-30]

HEMANGIOMA DIFUSO DA COROIDE

A maioria das lesões não necessita de tratamento. Nos casos em que há descolamento seroso associado ou baixa de acuidade visual, a PDT ou braquiterapia podem ser opções terapêuticas, capazes de produzir redução do descolamento e regressão do tumor.[31] A braquiterapia é uma opção terapêutica que pode ser eficiente para o controle da hipertensão ocular refratária a drogas, observada com frequência em pacientes portadores de Síndrome de Sturge-Weber.[32]

HEMANGIOMA CAPILAR DA RETINA

Hemangioma capilar da retina é um tumor benigno que poder estar localizado apenas na retina (hemangioma capilar isolado) ou fazer parte da síndrome de Von Hippe-Lindau, caracterizada pela presença de hemangiomas múltiplos localizados no sistema nervoso central e retina, que tendem a ser mais agressivos que os hemangiomas isolados.[33]

Lesões pequenas podem ser observadas. As maiores, sem descolamento de retina e distantes do nervo óptico, podem ser tratadas com fotocoagulação, de preferência com *laser* verde.[34]

A PDT pode ser considerada uma modalidade de tratamento não ablativo para tumores com menos de 4,5 mm de diâmetro, porém, mais estudos são necessários a longo prazo.[35]

OUTROS TUMORES VASCULARES

Hemangiomas cavernosos, racemosos e tumores vasoproliferativos secundários, assim como a maioria dos tumores benignos, têm indicação de tratamento quando induzem exsudação progressiva, fluido sub-retiniano e algum sangramento, resultando em perda visual. A fotocoagulação e a PDT são opções de tratamento que podem ser associadas ao uso de antiangiogênicos e mesmo a braquiterapia.[36]

Os astrocitomas retinianos de comportamento agressivo podem ser abordados pela PDT ou braquiterapia. Estudos relatam bons resultados no controle da exsudação macular, edema e fluido sub-retiniano, mesmo sem a regressão parcial ou total do tumor.[37-39]

RETINOBLASTOMA

O *laser* faz parte do arsenal terapêutico disponível para o tratamento do retinoblastoma. tanto a fotocoagulação (*laser* Argônio 532 nm) quanto a termoterapia transpupilar (*laser* Diodo 810 nm) têm suas indicações em situações específicas, porém, raramente, são empregados como intervenção isolada. O tratamento do retinoblastoma envolve uma equipe multidisciplinar e a associação de múltiplas modalidades terapêuticas.[40]

Fotocoagulação no Retinoblastoma (Fig. 19-1)

Os retinoblastomas são tumores amelanóticos e, portanto, pouco absorvem a energia do *laser*. A fotocoagulação desses tumores, no momento indicado, tem como objetivo a oclusão dos vasos que irão nutrir o tumor. Pode ser empregada como tratamento primário ou complementar de tumores pequenos e selecionados, com diâmetro inferior a 3 mm, e espessura inferior a 2,5 mm, preferencialmente situados no polo posterior, não envolvendo a fóvea, o nervo óptico ou vítreo.

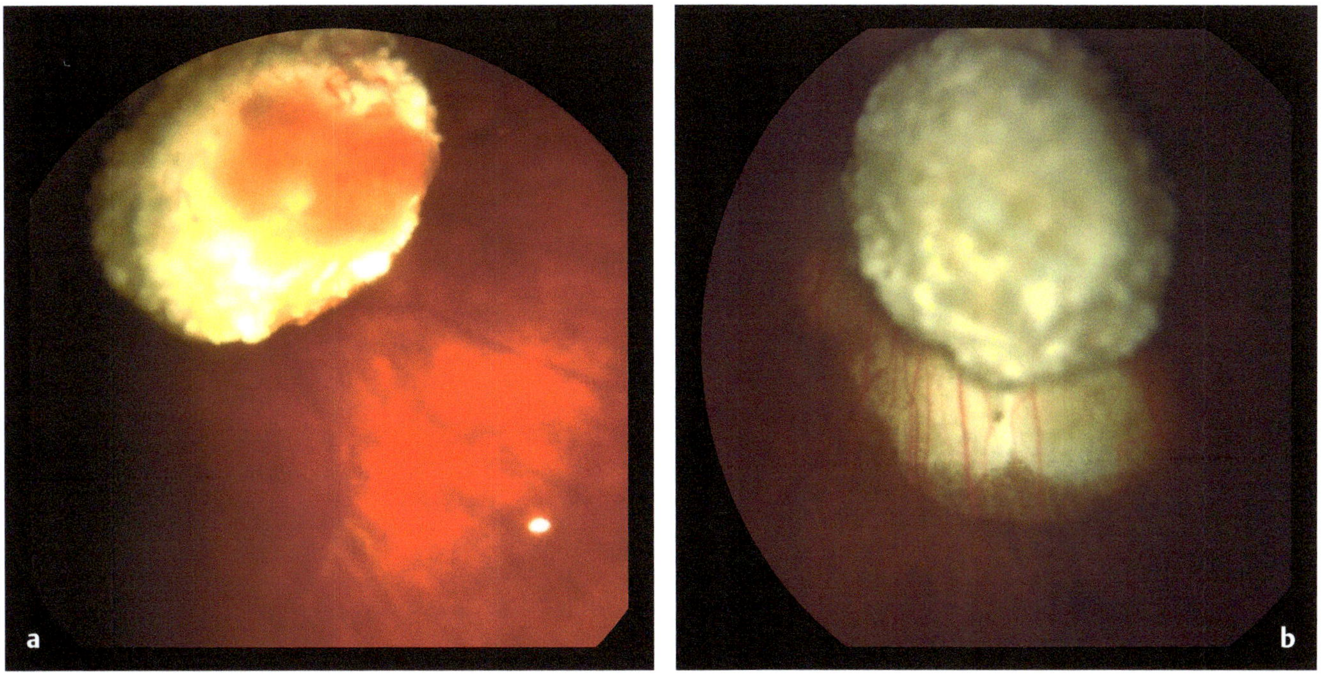

Fig. 19-1. (**a**) Retinoblastoma mostrando recidiva focal (área vascularizada na superfície da lesão calcificada) após tratamento com quimioterapia sistêmica. (**b**) Retinoblastoma controlado após tratamento combinado com quimioterapia intra-arterial superseletiva e fotocoagulação.

Disparos em fileiras concêntricas devem margear o tumor, sem abordá-lo diretamente. Algumas semanas após uma fotocoagulação marginal eficiente, o tumor regredirá a uma condição de cicatriz plana ou escavada. A abordagem direta do tumor não é realizada por fotocoagulação, pelo risco de provocar sedimentação tumoral para o vítreo. Complicações da fotocoagulação incluem: oclusão vascular retiniana e baixa de visão, tração da retina, fibrose pré-retiniana e rotura da retina.[41]

Termoterapia Transpupilar no Retinoblastoma (Figs. 19-2 e 19-3)

A TTT é um método que emprega o espectro da luz próximo ao infravermelho do *laser* Diodo (810 nm) para gerar calor entre 42 e 47ºC, temperatura inferior à de coagulação, porém, capaz de induzir necrose focal e consequente destruição tumoral localizada. Empregando baixa potência e maior tempo de exposição, quando comparado à fotocoagulação, obtém-se a hipertermia desejada para o tratamento efetivo de tumores selecionados.[42]

A associação do *laser* Diodo contínuo próximo à administração endovenosa de quimioterapia com carboplatina é um dos recursos terapêuticos no tratamento do retinoblastoma. Evidências sugerem que a hipertermia provocada pelo *laser* exerce efeito potencializador sobre a droga. O sucesso no tratamento pelo *laser* é definido pela obtenção de uma cicatriz coriorretiniana plana e atrófica, sem resíduo tumoral, podendo exibir restos calcificados, próprios da regressão deste tipo de tumor.[43]

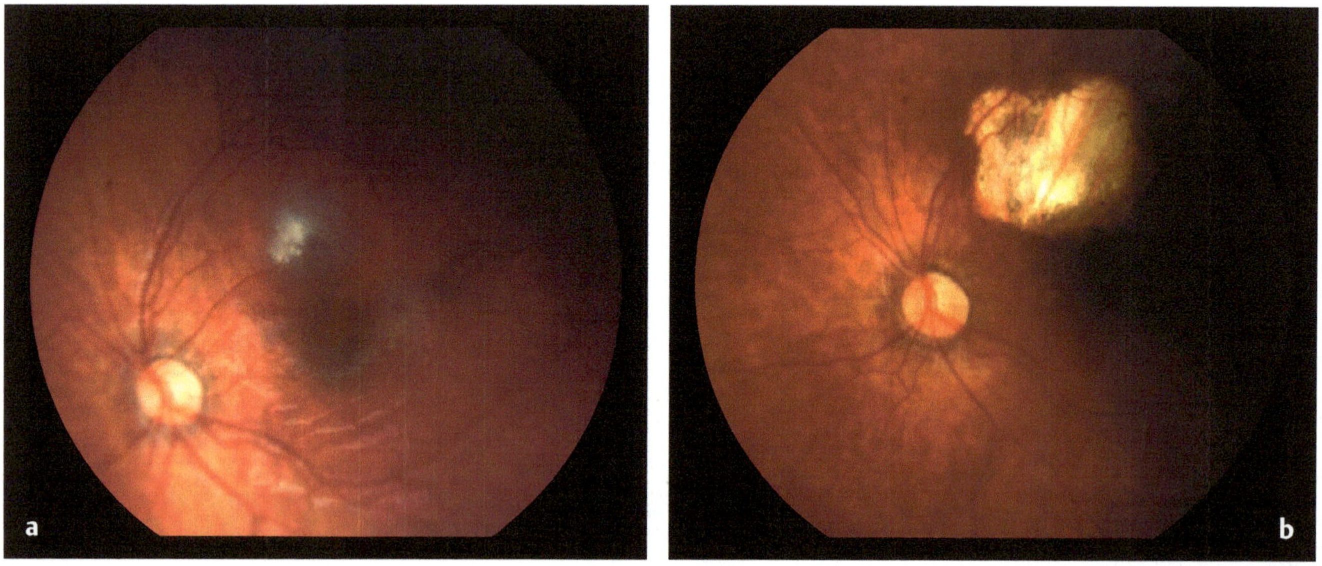

Fig. 19-2. (a) Retinoblastoma justamacular ao diagnóstico (pré-tratamento) – estádio A (Murphree). (b) Retinoblastoma pós-tratamento por TTT exibindo destruição da lesão, caracterizada por área de atrofia total, com preservação da fóvea.

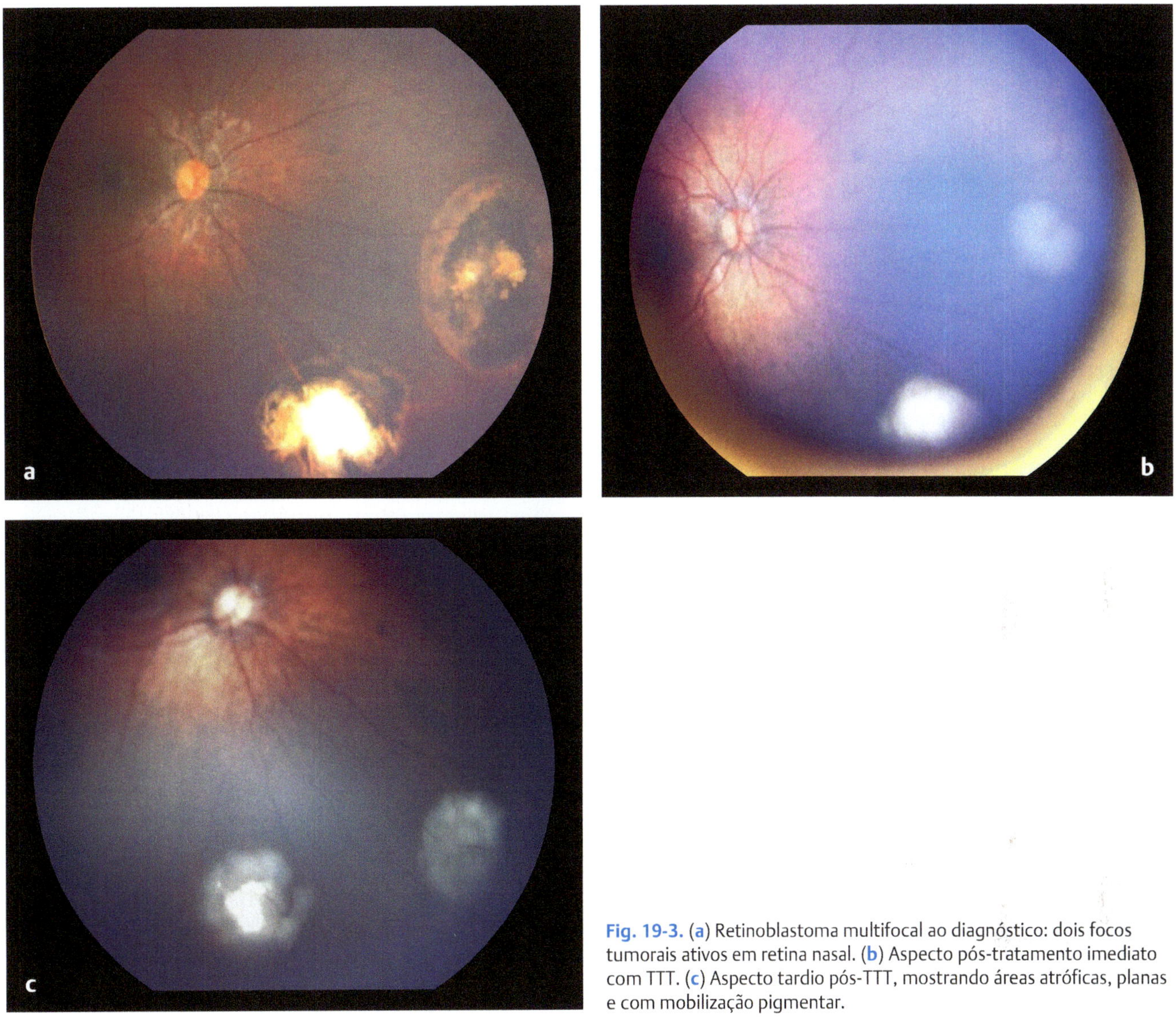

Fig. 19-3. (**a**) Retinoblastoma multifocal ao diagnóstico: dois focos tumorais ativos em retina nasal. (**b**) Aspecto pós-tratamento imediato com TTT. (**c**) Aspecto tardio pós-TTT, mostrando áreas atróficas, planas e com mobilização pigmentar.

REFERÊNCIAS BIBLIOGRÁFICAS

1. Meyer-Schwickerath GRE. The history of photocoagulation. Aust N Z J Ophthalmol 1989;17:427-34.
2. Meyer-Schwickerath G. The preservation of vision by treatment of intraocular tumors with light coagulation. Arch Ophthalmol 1961;66:458-46.
3. Shields JA. The expanding role of laser photocoagulation for intraocular tumors. The 1993 H. Christian Zweng Memorial Lecture 1994;14(4):310-22.
4. Houston SK, Wykoff CC, Berrocal AM, Hess DJ, Murray TG. Lasers for the treatment of intraocular tumors. Lasers Med Sci 2013;28(3):1025-34.
5. Journee-de Korver JG, Oosterhuis JA, de Wolff-Rouendaal D, Kemme H. Histopathological findings in human choroidal melanoma after transpupillary thermotherapy. Br J Ophthalmol 1997;81:234-9.
6. Journee-de Korver JG, Oosterhuis JA, Kakebeeke-Kemme HM, de Wolff-Rouendaal D. Transpupillary thermotherapy (TTT) by infrared irradiation of choroidal melanoma. Doc Ophthalmol 1992;82:185-91.
7. Rishi P, Agarwal V. Current role of photodynamic therapy in ophthalmic practice. Sci J Med & Vis Res Foun 2015;XXXIII:97-9.
8. Josefsen LB, Boyle RW. Photodynamic therapy and the development of metal-based photosensitisers. Met Based Drugs 2008; 2008:276109.
9. Mazloumi M, Dalvin LA, Abtahi SH, Yavari N, Yaghy A, Mashayekhi A et al. Photodynamic therapy in ocular oncology. Oncology J Ophthalmic Vis Res 2020;15(4):547-58.
10. Collaborative Ocular Melanoma Study Group: Factors predictive of growth and treatment of small choroidal melanoma. COMS Report No. 5. Arch Ophthalmol 1997;115:1537-44.
11. Shields CL, Shields JA, Perez N, Singh AD, Cater J. Primary transpupillary thermotherapy for small choroidal melanoma in 256 consecutive cases: outcomes and limitations. Ophthalmology 2002;109:225-34.
12. Foulds WS, Damato BE. Low-energy long-exposure laser therapy in the management of choroidal melanoma. Graefes Arch Clin Exp Ophthalmol 1986; 224:26-31.
13. Pettit TH, Barton A, Foos RY, Christensen RE. Fluorescein angiography of choroidal melanomas. Arch Ophthalmol 1970;83(1):27-38.

14. Shields CL, Kaliki S, Rojanaporn D, Ferenczy SR, Shields JA. Enhanced depth imaging optical coherence tomography of small choroidal melanoma: comparison with choroidal nevus. Arch Ophthalmol 2012;130(7):850-6.
15. Collaborative Ocular Melanoma Study Group. The COMS randomized trial of iodine 125 brachytherapy for choroidal melanoma: V. Twelve-year mortality rates and prognostic factors: COMS report No. 28. Arch Ophthalmol 2006;124(12):1684-93.
16. Mashayekhi A, Shields CL, Rishi P, Atalay HT, Pellegrini M, McLaughlin JP et al. Primary transpupillary thermotherapy for choroidal melanoma in 391 cases: importance of risk factors in tumor control. Ophthalmology 2015;122(3):600-9.
17. Shields CL, Shields JA, Cater J, Lois N, Edelstein C, Gündüz K et al. Transpupillary Thermotherapy for choroidal melanoma. Tumor control and visual results in 100 consecutive cases. Ophthalmology 1998;105(4):581-10.
18. Shields CL, Shields JA, Perez N, Singh AD, Cater J. Primary transpupillary thermotherapy for small choroidal melanoma in 256 consecutive cases: outcomes and limitations. Ophthalmol 2002; 109(2):225-34.
19. Shields CL, Dalvin LA, Ancona-Lezama D, Yu MD, Di Nicola M, Williams BK Jr et al. Choroidal nevus imaging features in 3,806 cases and risk factors for transformation into melanoma in 2,355 cases: The 2020 Taylor R. Smith and Victor T. Curtin Lecture. Retina. 2019;39(10):1840-51.
20. Blasi MA, Laguardia M, Tagliaferri L, Scupola A, Villano A, Caputo CG et al. Brachytherapy alone or with neoadjuvant photodynamic therapy for amelanotic choroidal melanoma: Functional outcomes and local tumor control. Retina 2016; 36:2205-12.
21. Tuncer S, Kir N, Shields CL. Dramatic regression of amelanotic choroidal melanoma with PDT following poor response to brachytherapy. Ophthalmic Surg Laser Imag 2012;43:e38-e40.
22. Chien JL, Sioufi K, Surakiatchanukul T, Shields JA, Shields CL. Choroidal nevus: a review of prevalence, features, genetics, risks, and outcomes. Curr Opin Ophthalmol 2017;28(3):228-37.
23. Collaborative Ocular Melanoma Study Group. Collaborative ocular melanoma study (COMS) randomized trial of I-125 brachytherapy for medium choroidal melanoma. I. Visual acuity after 3 years COMS report no. 16. Ophthalmol 2001;108(2):348-66.
24. Pointdujour-Lim R, Mashayekhi A, Shields JA, Shields CL. Photodynamic therapy for choroidal nevus with subfoveal fluid. Retina 2017;37(4):718-23.
25. Shields CL, Materin MA, Mehta S, Foxman BT, Shields JA. Regression of extrafoveal choroidal osteoma following photodynamic therapy. Arc Ophthamol. 2008;126:135-7.
26. Mazloumi M, Dalvin LA, Ancona-Lezama D, Mashayekhi A, Shields CL. Photodynamic therapy for extrafoveolar choroidal osteoma. Retina. 2020;40:966-71.
27. Shields JA, Shields CL, Materin MA, Marr BP, Demirci H, Mashayekhi A. Changing concepts in management of circumscribed choroidal hemangioma: the 2003 J. Howard Stokes Lecture, Part 1. Ophthalmic Surg Lasers Imaging 2004;35(5):383-94.
28. Boixadera A, Garcia-Arumi J, Martinez-Castillo V, Encinas JL, Elizalde J, Blanco-Mateos G et al. Prospective clinical trial evaluating the efficacy of photodynamic therapy for symptomatic circumscribed choroidal hemangioma. Ophthalmology 2009;116:100-5.
29. Subirà O, Brosa H, Lorenzo-Parra D, Arias-Barquet L, Català-Mora J, Cobos E et al. Choroidal haemangioma and photodynamic therapy. Anatomical and functional response of patients with choroidal hemangioma treated with photodynamic therapy. Arch Soc Esp Oftalmol 2017;92(6):257-64.
30. Dalvin LA, Lim LS, Chang M, Udyaver S, Mazloumi M, Vichitvejpaisal P et al. Circumscribed choroidal hema/ngioma: visual outcome in the pre-photodynamic therapy era versus photodynamic therapy era in 458 cases. Ophtahlmol Retina 2020;4:100-10.
31. Mazloumi M, Dalvin LA, Abtahi SH, Yavari N, Yaghy A, Mashayekhi A et al. Photodynamic therapy in ocular oncology. J Ophthalmic Vis Res 2020. 25;15(4):547-58.
32. Arepalli S, Shields CL, Kaliki S, Emrich J, Komarnicky L, Shields JA. Diffuse choroidal hemangioma management with plaque radiotherapy in 5 cases. Ophthalmology. 2013;120(11):2358-9.
33. Shanmugam PM, Ramanjulu R. Vascular tumors of the choroid and retina. Indian J Ophthalmol. 2015;63(2):133-40.
34. Wiley HE, Krivosic V, Gaudric A, Gorin MB, Shields C, Shields J et al. Management of retinal hemangioblastoma in Von Hippel-Lindau disease. Retina 2019;39(12):2254-63.
35. Sachdeva R, Dadgostar H, Kaiser PK, Sears JE, Singh AD. Verteporfin photodynamic therapy of six eyes with retinal capillary haemangioma. Acta Ophthalmol 2010;88(8):e334-40.
36. Russo V, Stella A, Barone A, Scott IU, Noci ND. Ruthenium-106 brachytherapy and intravitreal bevacizumab for retinal capillary hemangioma. Int Ophthalmol 2012;32(1):71-5.
37. Shields CL, Materin MA, Marr BP, Krepostman J, Shields JA. Resolution of exudative retinal detachment from retinal astrocytoma following photodynamic therapy. Arch Ophthalmol 2008;126(2):273-4.
38. Mennel S, Hausmann N, Meyer CH, Peter S. Photodynamic therapy for exudative hamartoma in tuberous sclerosis. Arch Ophthalmol 2006;124(4):597-9.
39. House RJ, Mashayekhi A, Shields JA, Shields CL. Total regression of acquired retinal astrocytom using photodinamic therapy. Retin Cases Brief Rep 2016;10(1):41-3.
40. Abramson DH. Retinoblastoma: saving life with vision. Annu Rev Med 2014; 65:171-84.
41. Shields CL, Shields JA, Kiratli H, De Potter PV. Treatment of retinoblastoma with indirect ophthalmoscope laser photocoagulation. J Pediatr Ophthalmol Strabismus 1995;32(5):317-22.
42. Abramson DH, Schefler AC. Transpupillary thermotherapy as initial treatment for small intraocular retinoblastoma: technique and predictors of success. Ophthalmology 2004;111(5):984-91.
43. Lumbroso L, Doz F, Levy C, Dendale R, Vedrenne J, Bours D, et al. Thermothérapie et thermochimiothérapie au laser diode dans le traitement du rétinoblastome [Diode laser thermotherapy and chemothermotherapy in the treatment of retinoblastoma]. J Fr Ophtalmol 2003;26(2):154-9.

ÍNDICE REMISSIVO

Entradas acompanhadas por um *f* em itálico ou um **q** em negrito indicam figuras e quadros, respectivamente.

K

L

M

N

O

P